AF532255

Praxisbuch
molekularer Wasserstoff

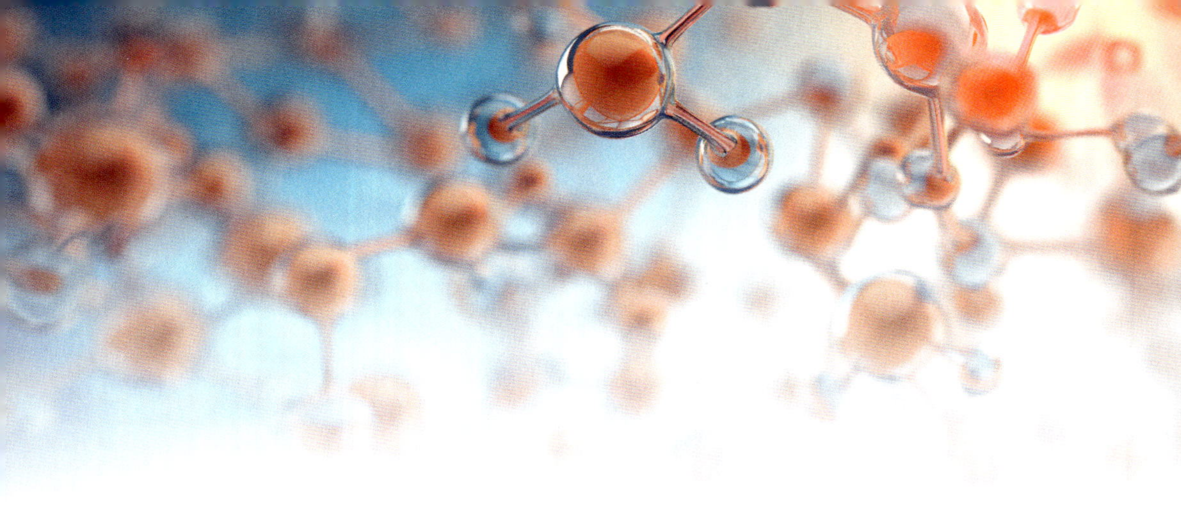

1. Auflage Oktober 2024

Lektorat: Alain Estermann

Umschlaggestaltung: Nicole Lechner
Satz und Layout: Karas Grafik, Wien

ISBN: 978-3-98992-045-3

Gerne senden wir Ihnen unser Verlagsverzeichnis
Kopp Verlag
Bertha-Benz-Straße 10
D-72108 Rottenburg
E-Mail: info@kopp-verlag.de
Tel.: (0 74 72) 98 06–10
Fax: (0 74 72) 98 06–11

Unser Buchprogramm finden Sie auch im Internet unter:
www.kopp-verlag.de

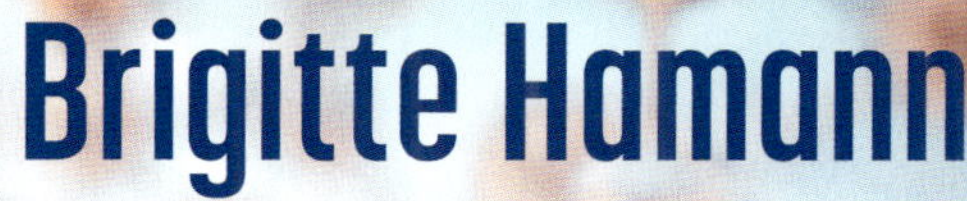

Praxisbuch molekularer Wasserstoff

Die natürliche Medizin der Zukunft

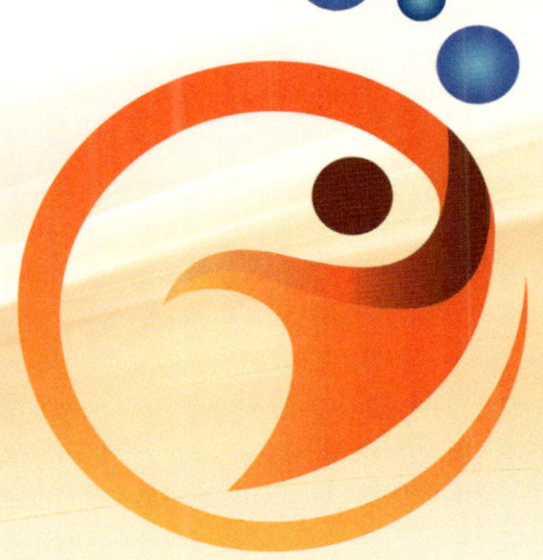

KOPP VERLAG

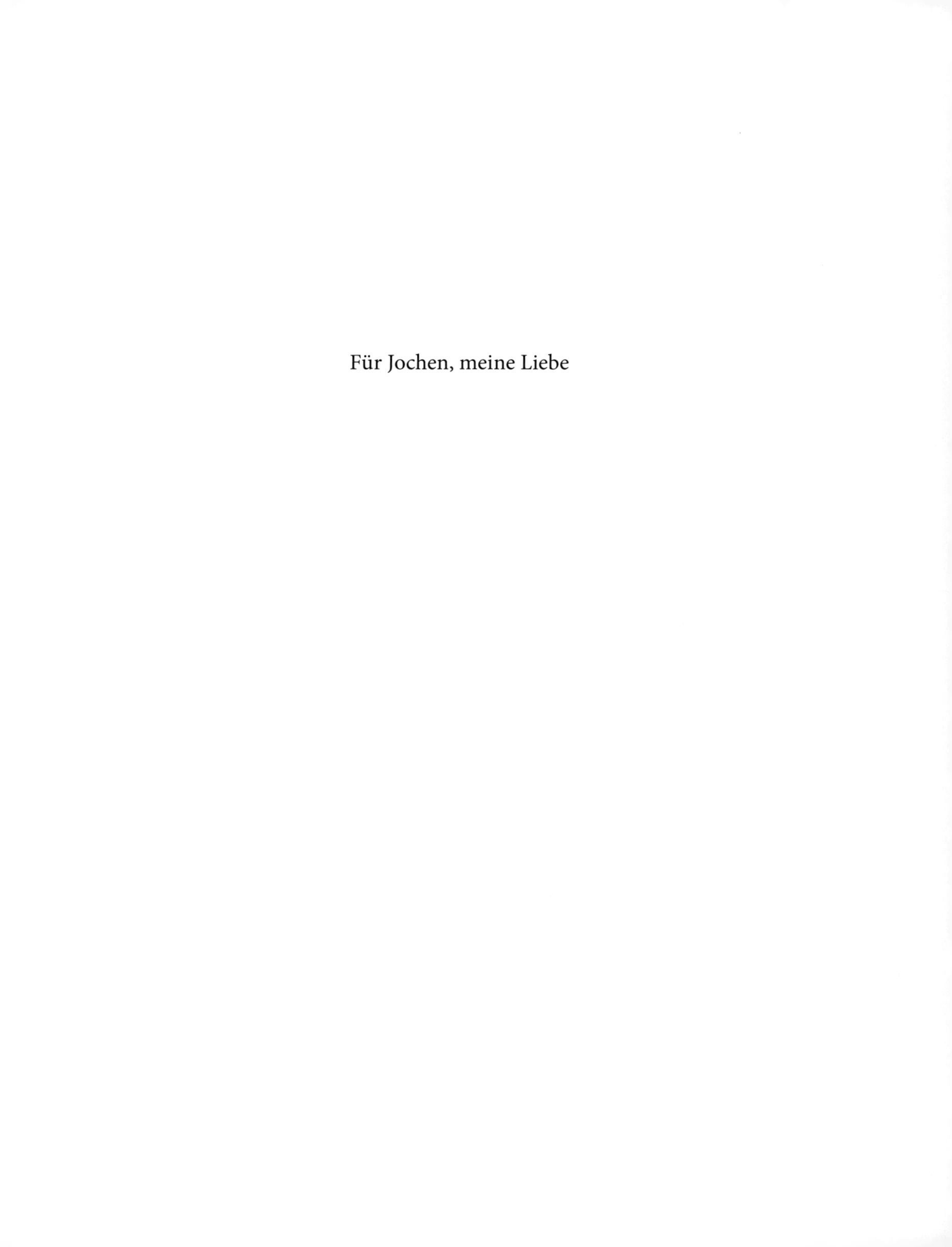

Für Jochen, meine Liebe

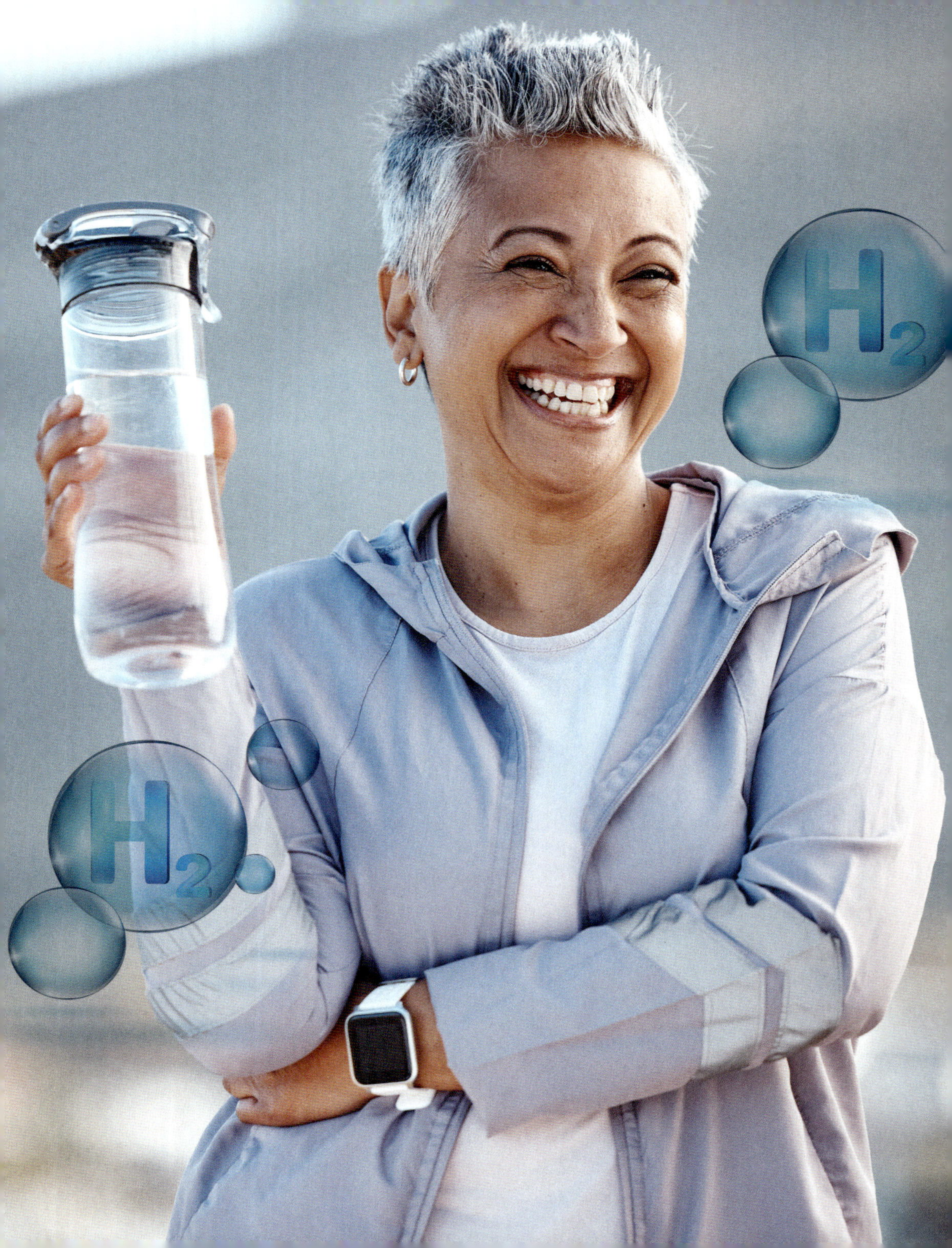
H_2
H_2

Inhaltsverzeichnis

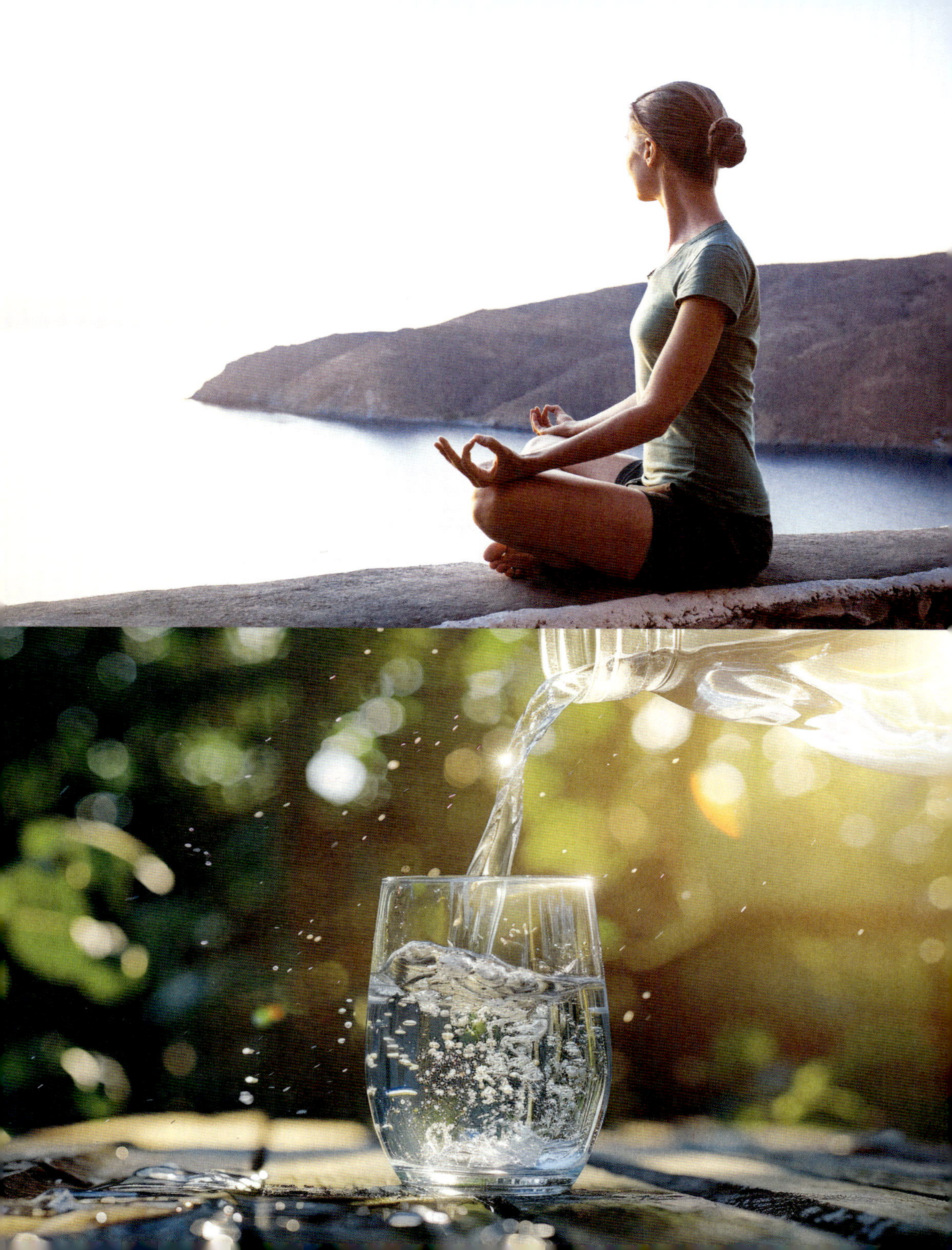

Vorwort

»Gleichgewicht ist die Grundlage des großen Werkes.«

– Aus der Alchemie

Suchen Sie ein geniales Heilmittel, das in der Lage ist, zu unterscheiden, wann und wo es aktiv werden muss und in welche Richtung diese Aktivität gehen soll? Diese Fähigkeit haben nur Adaptogene – Pflanzen, die über die Intelligenz verfügen, immer nur in die Richtung zu wirken, in der etwas ausgeglichen werden muss. Das tun sie so lange und genau mit der richtigen Intensität, bis das Gleichgewicht im Körper – und in der Seele – wiederhergestellt ist. Molekularer Wasserstoff ist keine Pflanze. Er besteht aus zwei Wasserstoffatomen, kommt aber in Pflanze, Mensch und Tier sowie in der gesamten Natur vor. Anders als adaptogene Pflanzen besitzt molekularer Wasserstoff spezielle Eigenschaften, die ihn zu einem überlegenen Heilmittel und zu einem überlegenen Antioxidans machen. Lassen Sie sich überraschen!

Molekularer Wasserstoff ist eine sanfte Medizin. Die ihm innewohnende Intelligenz ist in der Lage, an den richtigen Stellen und im richtigen Maß Ungleichgewichte auszugleichen. Dank dieser besonderen Fähigkeit übt molekularer Wasserstoff einen wunderbar harmonisierenden Einfluss auf den Körper und in der Folge auch auf Geist und Psyche aus. Er kann Ihnen dabei helfen, mit der Zeit in einen Gleichgewichtszustand zu gelangen. Das kann schnell gehen oder etwas länger dauern, je nach Ihrer Ausgangslage. Molekularer Wasserstoff ist nicht wie Aspirin, das in kurzer Zeit Schmerzen verschwinden lässt, obwohl die Wirkung in manchen Fällen sehr schnell spürbar ist. Unermüdlich wirkt molekularer Wasserstoff schädlichen Einflüssen und Erkrankungen entgegen und hilft, Stress und Schadstoffe abzubauen. Er stimmt den Organismus um und wirkt in Richtung Ausgleich in allen Körpersystemen. Zudem sorgt er für einen ausgeglichenen Säure-Basen-Haushalt, neutralisiert reaktive Sauerstoffspezies (ROS), aktiviert die anderen großen Radikalfänger wie Glutathion und Superoxiddismutase (SOD) und leitet Giftstoffe aus. Besonders wichtig ist er im Zellstoffwechsel, da molekularer Wasserstoff aufgrund seiner minimalen Größe bis hinein in den Zellkern gelangen kann. Selbst die Blut-Hirn-Schranke kann er leicht durchdringen und seine heilsamen Wirkungen im Gehirn entfalten. Zu diesen Wirkungen zählt auch, dass er Entzündungen vermindert und dabei hilft, neurodegenerativen Krankheiten vorzubeugen. Molekularer Wasserstoff regeneriert Zellen und Mitochondrien, liefert Energie und stellt Elektronen bereit, die oxidativem Stress entgegenwirken. In der Energiewirtschaft wird er schon lange als Energielieferant untersucht, nicht zuletzt, weil er für die Umwelt völlig unschädlich ist. Erst in neuerer Zeit hat sich die Forschung seinem Heilungspotenzial zugewandt. Die Studienlage belegt: Gesunde können ihre Gesundheit mit molekularem Wasserstoff erhalten, Kranke können sie ganz oder weitgehend zurückgewinnen. In jedem Fall bewirkt molekularer Wasserstoff eine Verbesserung der Gesamtsituation, wenn er regelmäßig angewendet wird und man ihm Zeit gibt.

Es liegt mir fern, molekularen Wasserstoff als ein unfehlbares Allheilmittel anzupreisen. So wie einige andere Stoffe, beispielsweise NADH, kommt er einem Allheilmittel allerdings sehr nahe. Das verdankt molekularer Wasserstoff nicht zuletzt seiner Wirkung auf den Energiehaushalt. Denn immer dort, wo die Mitochondrien, die Kraftwerke in den Zellen, optimal funktionieren, ist (fast) alles möglich.

Das bedeutet nicht, dass Sie auf Vitamine, Mineralstoffe, Enzyme oder Aminosäuren verzichten können, wenn Sie molekularen Wasserstoff zu sich nehmen. Aber molekularer Wasserstoff schafft die Basis für ihre optimale Wirkung. Stellen Sie sich vor, dass unter all diesen Substanzen, so grundlegend wichtig sie auch für uns sind, noch eine tiefere Ebene existiert – die Ebene der Urbausteine des Universums. Wasserstoff entstand bereits mit dem Urknall. Auf der Erde stand er am Ursprung des Lebens und lieferte Energie für die ersten Zellen, aus denen Lebewesen wie Bakterien hervorgingen. Sauerstoff und Wasserstoff machten das Leben auf der Erde möglich, und noch heute bilden diese beiden Stoffe die Basis unseres Daseins. Entscheidend ist, ob sie sich im Gleichgewicht befinden.

In unserer Umwelt und in unseren Körpern ist dieses Gleichgewicht aus mehrfachen Gründen meist nicht mehr gegeben. Wie unerlässlich molekularer Wasserstoff für uns ist, kann man daran erkennen, dass der menschliche Körper im Optimalfall zu 10 Prozent seines Gewichts aus Wasserstoff besteht. Wenn Sie 80 Kilogramm wiegen, sind das immerhin 8 Kilogramm! Ist das nicht der Fall, herrscht Ungleichgewicht, und je nach Gesundheitszustand und Lebensumständen brauchen wir manchmal auch mehr davon. Die Schieflage kann mit zusätzlichem molekularem Wasserstoff ausgeglichen werden, und neben vielen weiteren positiven Wirkungen haben reaktive Sauerstoffspezies (ROS) keine Chance.

Entdecken Sie molekularen Wasserstoff und seine wunderbaren Eigenschaften zusammen mit mir in diesem Buch. Finden Sie heraus, was er für Sie tun kann und wie Sie ihn am besten aufnehmen. Es ist nicht schwierig, ihn in das tägliche Leben zu integrieren.

Ich wünsche Ihnen eine schöne Reise in die Welt des molekularen Wasserstoffs, über den Jules Verne schon 1874 in seinem Buch *Die geheimnisvolle Insel* schrieb: »Wasserstoff und Sauerstoff werden auf absehbare Zeiten hinaus die Energieversorgung der Erde sichern.« Fügen wir hinzu: Und das gilt auch für die Energieversorgung (und die Gesundheit) des menschlichen Körpers.

Brigitte Hamann,
August 2024

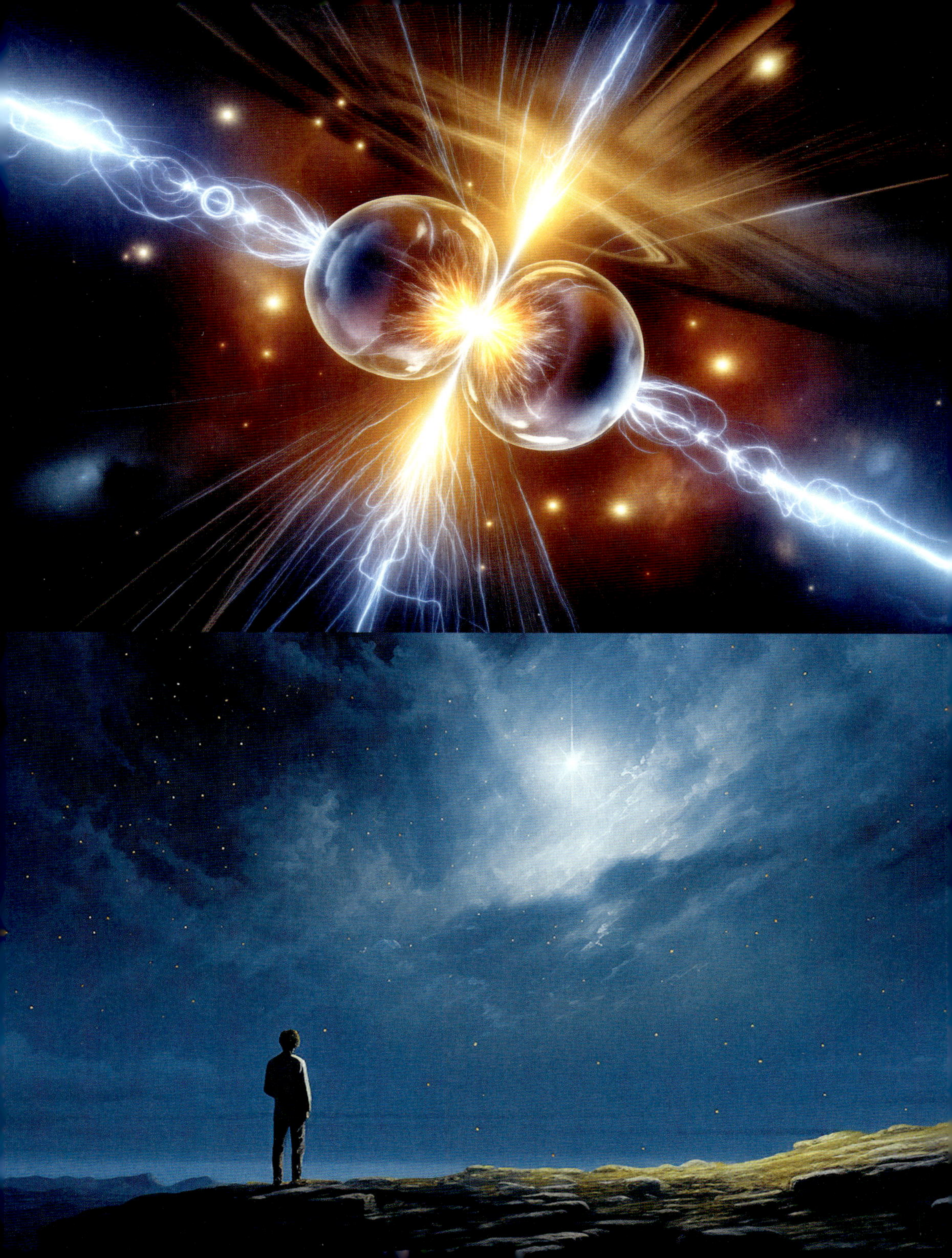

Atomarer und molekularer Wasserstoff
im Weltall und auf der Erde

Was ist Wasserstoff?

Alles im Weltall begann mit Wasserstoff und Helium. Die beiden leichten Elemente entstanden schon kurz nach dem Urknall, und es dauerte Jahrmillionen, bis sich schwerere Atome durch Verschmelzungsprozesse in den Sternen und durch gewaltige Explosionen bildeten. Wasserstoffgaswolken ballten sich zu Galaxien zusammen, und der wachsende Druck der Schwerkraft brachte die Kernfusion hervor. Die ersten Sterne und unsere Sonne wurden geboren, und noch heute durchziehen Wasserstoffgaswolken den Raum um Sterne und Galaxien. In diesem gigantischen Entstehungsprozess ist Wasserstoff das wichtigste Element. Wasserstoff (H) ist das kleinste und leichteste aller chemischen Elemente. Im Periodensystem, der Liste aller bekannten chemischen Elemente, nimmt Wasserstoff deshalb den ersten Platz ein. Im Weltall kommt Wasserstoff in atomarer Form vor, während sich auf der Erde zwei Wasserstoffatome zu einem Molekül verbinden – H_2, molekularer Wasserstoff, die Form, die für unsere Gesundheit wichtig ist. Molekularer Wasserstoff ist ein Bestandteil fast jeder organischen Verbindung, und in Kombination mit anderen Elementen kommt er in allen lebenden Organismen vor. Die Erdatmosphäre enthält nur sehr geringe Mengen an molekularem Wasserstoff, nur etwa 0,00005 Prozent. Im Vergleich dazu sind es 21 Prozent Sauerstoffgas und 75 Prozent Stickstoffgas.

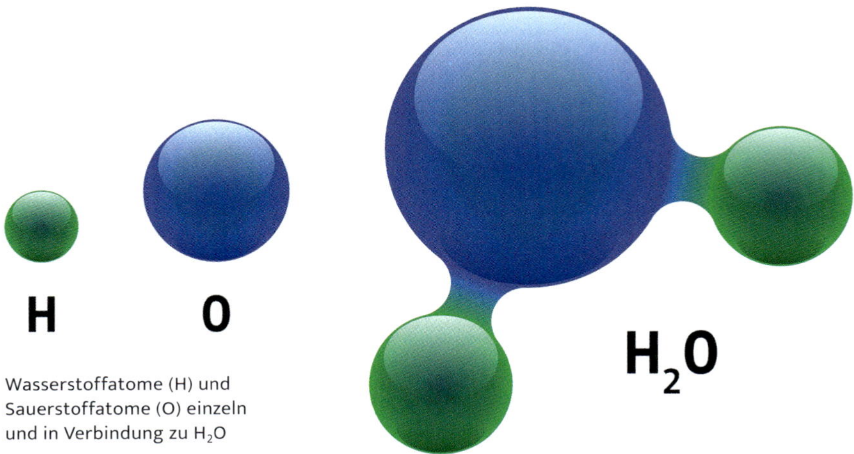

Wasserstoffatome (H) und Sauerstoffatome (O) einzeln und in Verbindung zu H_2O

Wasserstoff ist der Stoff, aus dem der größte Teil des Weltalls besteht. Rund 70 Prozent der Atome im All sind Wasserstoffatome. Die Sonne besteht aus Wasserstoff und Helium, wobei der große Druck im Innern der Sonne bewirkt, dass Wasserstoffatome verschmelzen und zu Helium werden, ein Vorgang, den wir als Kernfusion kennen.

Was ist molekularer Wasserstoff?

- Wasserstoff ist ein Atom (H) und das häufigste und erste Element im Weltall.
- Wasserstoffatome kommen auf der Erde nur selten vor, weil sie leicht eine Verbindung mit anderen Elementen eingehen und zu einem Molekül werden: als molekularer Wasserstoff (H_2) oder im Wasser, in dem sich zwei Wasserstoffatome (H) mit einem Sauerstoffatom (O) verbinden. Wasser hat deshalb die Formel H_2O.
- Durch die Art ihrer Bindung bilden die beiden Wasserstoffatome im molekularen Wasserstoff eine sehr stabile Verbindung.
- Molekularer Wasserstoff ist das kleinste und leichteste Molekül auf der Erde, also das mit der geringsten Dichte.

- Molekularer Wasserstoff ist ein farbloses, geruchloses, geschmackloses, ungiftiges und nicht metallisches Gas.
- Molekularer Wasserstoff hat eine neutrale Ladung.
- Wasserstoffmoleküle haben eine starke kovalente Bindung, weshalb sie unipolar sind. Eine kovalente Bindung ist eine Form der chemischen Bindung, die für besonders festen Zusammenhalt zwischen den Atomen sorgt.
- Wasserstoffgas (H_2) in Verbindung mit Sauerstoff beziehungsweise Luft ist explosiv, jedoch nicht, wenn es in einer Flüssigkeit wie Wasser, Blut oder Zellflüssigkeit enthalten ist. Dabei löst Wasserstoff sich nicht auf wie beispielsweise Salz, das in seine Bestandteile zerfällt.
- Das Wasserstoffmolekül bleibt auch im Wasser als vollständiges Molekül erhalten und bildet so Wasserstoffwasser – Wasserstoff in Wasser.
- Bei -253 Grad Celsius geht molekularer Wasserstoff in den flüssigen Zustand über.
- Molekularer Wasserstoff ist hitzeempfindlich und zerfällt bei Temperaturen über 40 Grad Celsius.
- Wasserstoffgas ist in Konzentrationen von etwa 5 bis 78 Prozent hochexplosiv.
- Molekularer Wasserstoff ist nicht mehr explosiv und entzündlich, wenn er in gebundener Form wie in Wasser vorkommt.
- Die hohe Bioverfügbarkeit von molekularem Wasserstoff erfüllt die wichtigste Bedingung, damit ein Wirkstoff im Organismus biologisch wirksam sein kann. Hohe Bioverfügbarkeit bedeutet, dass Wasserstoff leicht aufgenommen wird und überallhin gelangen kann.
- Immer mehr Studien dokumentieren die vielfältigen Wirkungen von molekularem Wasserstoff in Tieren, Pflanzen, Mikroorganismen und im Menschen.
- Die umfangreichen biologischen Wirkungen von molekularem Wasserstoff können bis heute nicht vollständig erklärt, nur festgestellt werden.

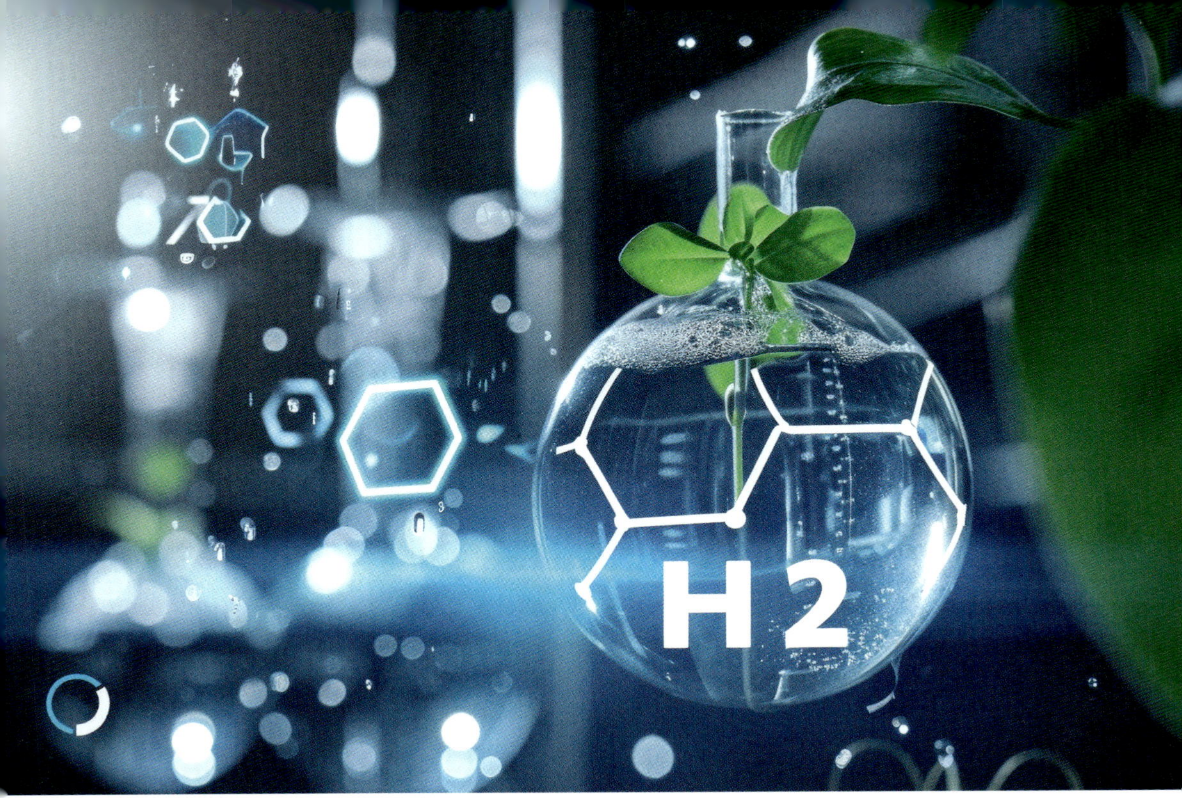

Wasserstoff (H) im Periodensystem

1 H Hydrogen																	2 He Helium
3 Li Lithium	4 Be Beryllium											5 B Boron	6 C Carbon	7 N Nitrogen	8 O Oxygen	9 F Fluorine	10 Ne Neon
11 Na Sodium	12 Mg Magnesium											13 Al Aluminum	14 Si Silicon	15 P Phosphorus	16 S Sulfur	17 Cl Chlorine	18 Ar Argon
19 K Potassium	20 Ca Calcium	21 Sc Scandium	22 Ti Titanium	23 V Vanadium	24 Cr Chromium	25 Mn Manganese	26 Fe Iron	27 Co Cobalt	28 Ni Nickel	29 Cu Copper	30 Zn Zinc	31 Ga Gallium	32 Ge Germanium	33 As Arsenic	34 Se Selenium	35 Br Bromine	36 Kr Krypton
37 Rb Rubidium	38 Sr Strontium	39 Y Yttrium	40 Zr Zirconium	41 Nb Niobium	42 Mo Molybdenum	43 Tc Technetium	44 Ru Ruthenium	45 Rh Rhodium	46 Pd Palladium	47 Ag Silver	48 Cd Cadmium	49 In Indium	50 Sn Tin	51 Sb Antimony	52 Te Tellurium	53 I Iodine	54 Xe Xenon
55 Cs Cesium	56 Ba Barium	57 La Lanthanum	72 Hf Hafnium	73 Ta Tantalum	74 W Tungsten	75 Re Rhenium	76 Os Osmium	77 Ir Iridium	78 Pt Platinum	79 Au Gold	80 Hg Mercury	81 Tl Thallium	82 Pb Lead	83 Bi Bismuth	84 Po Polonium	85 At Astatine	86 Rn Radon
87 Fr Francium	88 Ra Radium	89 Ac Actinium	104 Rf Rutherfordium	105 Db Dubnium	106 Sg Seaborgium	107 Bh Bohrium	108 Hs Hassium	109 Mt Meitnerium	110 Ds Darmstadtium	111 Rg Roentgenium	112 Cn Copernicium	113 Nh Nihonium	114 Fl Flerovium	115 Mc Moscovium	116 Lv Livermorium	117 Ts Tennessine	118 Og Oganesson

58 Ce Cerium	59 Pr Praseodymium	60 Nd Neodymium	61 Pm Promethium	62 Sm Samarium	63 Eu Europium	64 Gd Gadolinium	65 Tb Terbium	66 Dy Dysprosium	67 Ho Holmium	68 Er Erbium	69 Tm Thulium	70 Yb Ytterbium	71 Lu Lutetium
90 Th Thorium	91 Pa Protactinium	92 U Uranium	93 Np Neptunium	94 Pu Plutonium	95 Am Americium	96 Cm Curium	97 Bk Berkelium	98 Cf Californium	99 Es Einsteinium	100 Fm Fermium	101 Md Mendelevium	102 No Nobelium	103 Lr Lawrencium

Die sanfte Kraft einer intelligenten Medizin

Besondere Eigenschaften, die molekularen Wasserstoff so wirksam machen

- Das Wasserstoffatom hat eine geringe Masse und ist das kleinste Element im Weltall. Es steht deshalb im Periodensystem, der Liste aller bekannten Elemente, an erster Stelle. Aufgrund ihrer minimalen Größe können Wasserstoffmoleküle alle Gewebe durchdringen und sich überall im Körper bis hinein in den Zellkern verteilen. Das gilt auch für die Blut-Hirn-Schranke, sodass molekularer Wasserstoff im Gehirn wirken kann.
- Molekularer Wasserstoff ist sowohl fett- als auch wasserlöslich. Deshalb kann er durch die Lipidschicht dringen, die die Zellen umhüllt, und bis hinein in das flüssigkeitsgefüllte Zellinnere gelangen.
- Molekularer Wasserstoff wird schnell aufgenommen. Schon wenige Minuten nach der Aufnahme in Form von Wasserstoffwasser oder als Inhalation gelangt er in alle Zellen und Organe.
- Molekularer Wasserstoff unterstützt eine optimale Zellenergie. Er liefert Brennstoff für die Zellen und intensiviert die Energieproduktion in den Mitochondrien.
- Molekularer Wasserstoff besitzt zwei Elektronen, die er für die Neutralisation freier Sauerstoffradikale zur Verfügung stellen kann. Diese reaktiven Sauerstoffspezies (ROS) (engl. *reactive oxygen species*) sind zerstörerische Moleküle, die Zellen, Proteine oder die DNA schädigen, weil sie die Elektronen, die ihnen fehlen, aus ihnen heraus-

können überhandnehmen, die hilfreichen schwinden, und die Wasserstoffproduktion nimmt ab. Die Folgen eines Wasserstoffmangels sind auf Dauer gravierend. Systeme, die auf Ausgleich angewiesen sind, wie die Oxidations- und Reduktionsprozesse im Energiestoffwechsel der Zellen und der Säure-Basen-Haushalt, geraten aus dem Lot. Die Bildung freier Sauerstoffradikale, die nicht mehr neutralisiert werden können, nimmt zu, und es können sich viele, ganz unterschiedliche Beschwerden und Krankheiten entwickeln. Es ist daher sinnvoll, den Wasserstoff im Körper zusätzlich aufzufüllen wie etwa durch das Trinken von Wasserstoffwasser. Seit vielen Jahren sieht vor allem die ganzheitlich orientierte Medizin oxidativen Stress als die Hauptursache für den Großteil unserer Krankheiten. Das Problem liegt nicht darin, dass freie Radikale gebildet werden, denn das ist ein ganz normaler Vorgang unseres Stoffwechsels, sondern im Ausmaß, in dem dies geschehen kann. Wenn reaktive Sauerstoffspezies (ROS) unkontrolliert auftreten, entsteht oxidativer Stress.

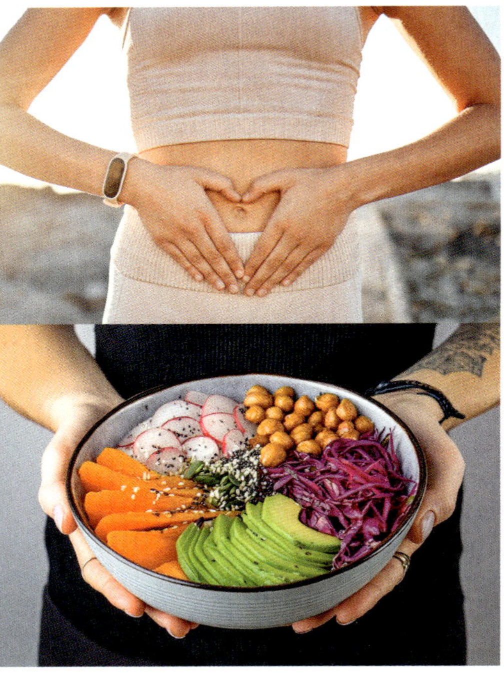

Bis heute wurde von keiner Aufsichtsbehörde wie zum Beispiel der U.S. Food and Drug Administration (FDA) eine Sicherheitsobergrenze für die Aufnahme molekularen Wasserstoffs festgelegt. Hunderte von Humanstudien zum Thema Tiefseetauchen haben gezeigt, dass die Inhalation von Wasserstoffgas in weitaus größeren Mengen, als sie für therapeutische Zwecke verwendet werden, vom Körper gut vertragen werden und keine toxischen Wirkungen haben. Selbst bei der Aufnahme hoher Konzentrationen sind weder unerwünschte Wirkungen noch Toxizität bekannt. Dagegen hat sich eine große Wirksamkeit bei fast allen pathogenen Zuständen gezeigt, die mit oxidativem Stress und Entzündungen verbunden sind.

Aber obwohl molekularer Wasserstoff unschädlich ist, sollten Sie trotzdem einige Hinweise beachten, wenn Sie mit dessen Aufnahme beginnen. Diese Hinweise finden Sie im Kapitel »Wie beginnen Sie mit der Aufnahme von Wasserstoffwasser, und was ist zu beachten?« auf Seite 187.

Wir brauchen Wasserstoff und Sauerstoff im richtigen Verhältnis

Wasser wird nicht umsonst als Lebenselixier bezeichnet. Wenn Wasser ein Lebenselixier ist, wird sofort klar, dass die Qualität des Wassers, das wir zu uns nehmen, eine fundamentale Rolle spielt. Wenn wir einfach irgendein Wasser trinken oder Wasser, das sogar Schadstoffe enthält, bewirken wir Mängel und Belastungen im Körper, deren Folgen nicht zu unterschätzen sind.

Was macht Wasser so wichtig? Es sind die beiden Bestandteile, aus denen sich Wasser zusammensetzt: Zwei Wasserstoffatome (H_2, engl. *hydrogen*) und ein Sauerstoffatom (O, engl. *oxygen*) verbinden sich, und daraus wird Wasser mit der Summenformel H_2O.

Wasser – Quell des Lebens

Sauerstoff ist mit einem Anteil von etwa 65 Prozent an der Körpermasse das am häufigsten vorkommende Element im menschlichen Körper. Der größte Teil des Sauerstoffs ist in Wasser gebunden, das bis zu 60 Prozent unseres Körpers ausmacht. Forschungen haben ergeben, dass Herz und Gehirn zu rund 73 Prozent aus Wasser bestehen, die Lungen zu etwa 83 Prozent und die Nieren ebenso wie die Muskeln zu etwa 79 Prozent. Die Haut ist mit einem Wasseranteil von 64 Prozent ebenfalls ein großer Wasserspeicher, und selbst die Knochen bestehen zu etwa 31 Prozent aus Wasser.[4]

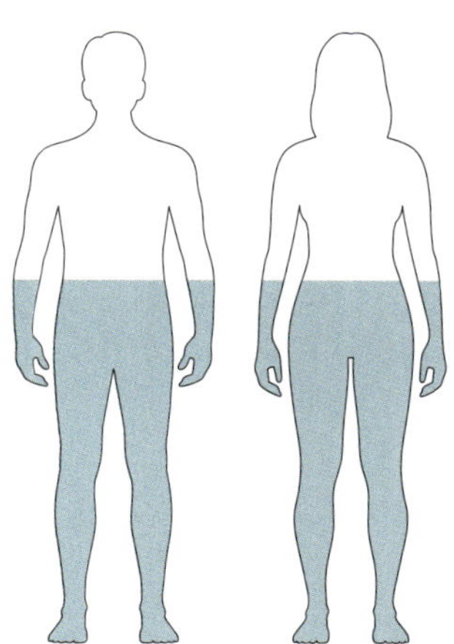

Wasser macht bis zu 60 Prozent unseres Körpers aus

Sauerstoff spielt eine entscheidende Rolle im Stoffwechsel sowie in der Atmung, und er ist in allen wichtigen organischen Molekülen des Körpers enthalten, einschließlich Proteinen, Kohlenhydraten, Fetten und Nukleinsäuren. Wasserstoff ist der Stoff, auf den unsere Zellen vor allem wegen seiner zellschützenden Wirkung nicht verzichten können.

Wir brauchen Wasserstoff und Sauerstoff, um überhaupt leben zu können, aber wir benötigen beide im richtigen Verhältnis zueinander. Und genau das ist das Problem: Inzwischen hat sich dieses Verhältnis zuungunsten des Wasserstoffs verschoben, Sauerstoff dominiert und bringt aggressive freie Sauerstoffradikale hervor (ROS, engl. *reactive oxygen species*), denen der neutralisierende Gegenspieler in Form von Wasserstoff fehlt. Zellalterung, Energieabfall, Mitochondriopathie und Krankheit wird so die Tür geöffnet. Obwohl wir molekularen Wasserstoff mit der Nahrung aufnehmen und er auch im Darm hergestellt wird, reicht die Menge oft nicht mehr aus. Der heute weitverbreitete oxidative Stress, Umweltbelastungen, beruflicher und/oder privater Stress, Schlafmangel, Krankheit und Ähnliches: Die Liste von Faktoren, die den ausgleichenden molekularen Wasserstoff nötig machen, ist lang.

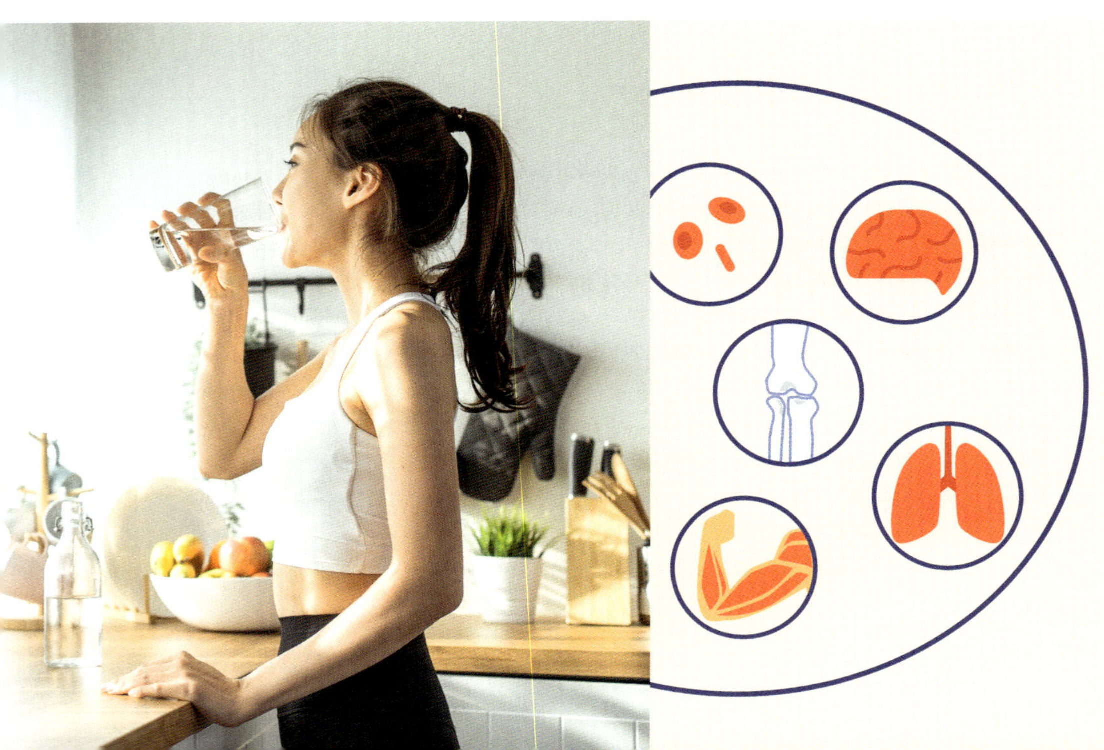

Molekularer Wasserstoff ist ein intelligentes Heilmittel

»Molekularer Wasserstoff (H_2) galt in Säugetierzellen als inert und funktionslos. Wir haben dieses Konzept umgestoßen, indem wir gezeigt haben, dass H_2 mit hochreaktiven Oxidantien wie Hydroxylradikalen und Peroxynitrit in Zellen reagiert. H_2 hat mehrere Vorteile, die für medizinische Anwendungen von großer Bedeutung sind: Es ist mild genug, um weder metabolische Redoxreaktionen zu stören noch die Signalübertragung durch reaktive Sauerstoffspezies zu beeinträchtigen. Daher sollte er keine oder nur geringe nachteilige Auswirkungen haben. H_2 kann mit einer H_2-spezifischen Elektrode oder durch Gaschromatographie überwacht werden. H_2 diffundiert schnell in Gewebe und Zellen und entfaltet dort eine effiziente Wirkung. Daher haben wir das Potenzial von H_2 für präventive und therapeutische Anwendungen vorgeschlagen.«

– Dr. Shigeo Ohta, Pionier der Wasserstoffforschung, 2015[5]

Molekularer Wasserstoff sorgt auf sanfte, nachhaltige Weise für Gleichgewicht und Harmonie im Körper. Oft wird gesagt, Wasserstoff sei das stärkste Antioxidans, das es gibt. Das ist nur begrenzt richtig. Wasserstoff ist das stärkste Antioxidans in einem bestimmten, aber fundamental wichtigen Bereich. Molekularer Wasserstoff neutralisiert reaktive Sauerstoffspezies (ROS), macht jedoch nicht alle freien Radikale unschädlich, die sich im Körper bilden. Stattdessen beeinflusst Wasserstoff das körpereigene antioxidative System und steuert die optimale Bildung wichtiger Antioxidantien wie Glutathion, Superoxiddismutase (SOD) und Katalase, die sich während ihrer Neutralisationsarbeit verbrauchen. Damit folgt molekularer Wasserstoff dem adaptogenen Prinzip, dem großen Prinzip des Lebens, das dafür sorgt, dass Überschuss reduziert und Mangel aufgefüllt wird. »Adaptogen« ist von dem lateinischen

Wort *adaptare* abgeleitet, das »anpassen« bedeutet. Adaptogene Pflanzen erkennen, was im Körper gebraucht wird, und passen sich an. Sie bauen keinen Widerstand auf und entfalten keine massiven Wirkungen, sondern wirken sanft und beharrlich in die Richtung, in der sich schließlich ein Gleichgewicht einstellen kann. Ähnlich verhält es sich mit molekularem Wasserstoff: Er ist nicht auf eine spezielle Art der Wirkung festgelegt, sondern kann bei den unterschiedlichsten Beschwerden und Erkrankungen das gesunde Gleichgewicht wiederherstellen. Geduldig wie die Natur entfaltet molekularer Wasserstoff seine Wirkung in Körper, Geist und Seele.

Klug vorbeugen: Über die adaptogene Intelligenz des molekularen Wasserstoffs

»Vorbeugen ist besser als heilen!« Diese Worte haben Christoph Wilhelm Hufeland bis heute berühmt gemacht. Geschrieben hat er sie 1860 in seinem Buch *Die Kunst das menschliche Leben zu verlängern.* Auch wenn das Zitat ein wenig abgedroschen ist, an seiner Kraft hat es nichts verloren.

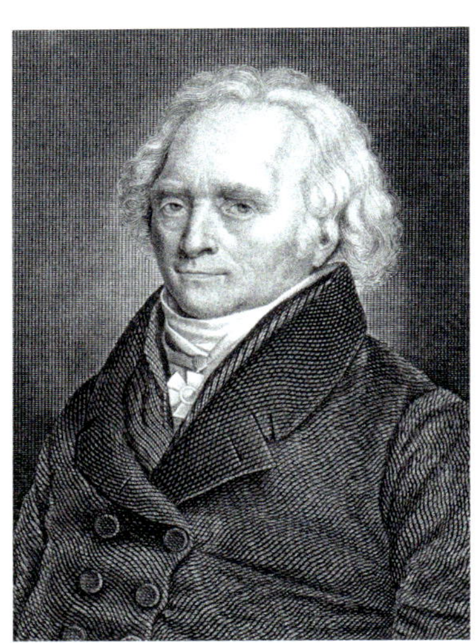

Porträt von Christoph Wilhelm Hufeland

Kaum jemand kennt seinen Namen, und doch ist der Leibarzt von Friedrich Wilhelm III. bis heute in den Köpfen der Menschen. Wie kaum einem anderen ist es ihm gelungen, einen gewichtigen Sachverhalt mit wenigen Worten überzeugend auszudrücken. Wie beugt man vor? Natürlich wirkt letztlich alles, was einer gesunden Lebensführung entspricht, vorbeugend, doch molekularer Wasserstoff ist gewissermaßen das Tüpfelchen auf dem i, denn er beugt dem vor, was die wohl größte Gefahr für den menschlichen Körper darstellt: der Zerstörung unseres Körpers von innen heraus durch reaktive Sauerstoffspezies und dem damit verbundenen Verfall der Mitochondrien, ohne die keine Lebensenergie mehr fließt. Mitochondrien, die immer schwächer werden, verursachen ein langsames Verlöschen. Die körperliche Kraft geht verloren, das Immunsystem, das Gehirn und alle Organe lassen nach, Regeneration und Heilung können immer weniger stattfinden. Erkrankungen der Mitochondrien werden heute mit fast allen Krankheiten in Verbindung gebracht. Es ist also fundamental wichtig, diesem Teil unserer Zellen größte Aufmerksamkeit zu schenken. Also lieber vorbeugen als heilen, und dazu eignet sich molekularer Wasserstoff ganz besonders, denn er wirkt vorbeugend und heilt, wenn sich bereits oxidativer Stress, also ein Überhang an ROS, ausgebreitet hat.[6]

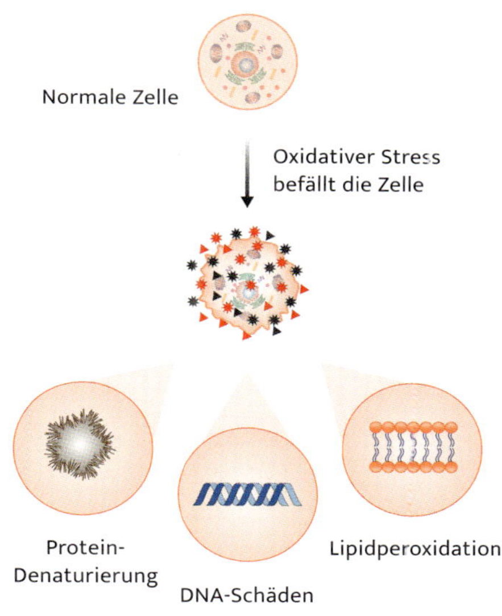

Nur wenige Pflanzen besitzen eine ähnliche Fähigkeit, zu erkennen, was sie tun müssen und wie viel davon nötig ist, um Gesundheit zu bewirken. Diese Fähigkeit wird als adaptogene Intelligenz bezeichnet, und die Pflanzen, die über diese Fähigkeit verfügen, sind diejenigen, die wir als Adaptogene kennen wie Ginseng, Ashwagandha, Kurkuma und Heilpilze wie *Cordyceps* – sie alle orten, was gebraucht wird, und bewirken genau das, aber eben nicht mehr. Molekularer Wasserstoff hat jedoch einen besonderen zusätzlichen Vorteil: die minimale Größe seiner Atome. Sie sind in der Lage, durch alle Gewebe und Membranen zu diffundieren und bis hinein in den Zellkern zu gelangen.

Adaptogene Pflanzen haben jedoch ebenfalls bemerkenswerte Vorteile. Sie können zwar nicht ebenso effektiv durch Gewebe und Strukturen dringen wie molekularer Wasserstoff, schenken jedoch ein breites Spektrum an wertvollen Vitaminen, Mineralstoffen und Enzymen. Molekularer Wasserstoff und adaptogene Pflanzen können zusammen ein unschlagbares, sich ergänzendes Team bilden.[7]

In einem Interview, das Dr. Mercola mit Tyler LeBaron, dem Gründer des Molecular Hydrogen Institute (MHI) durchführte, berichtet Tyler LeBaron von einer Studie, während der molekularer Wasserstoff zusammen mit einem

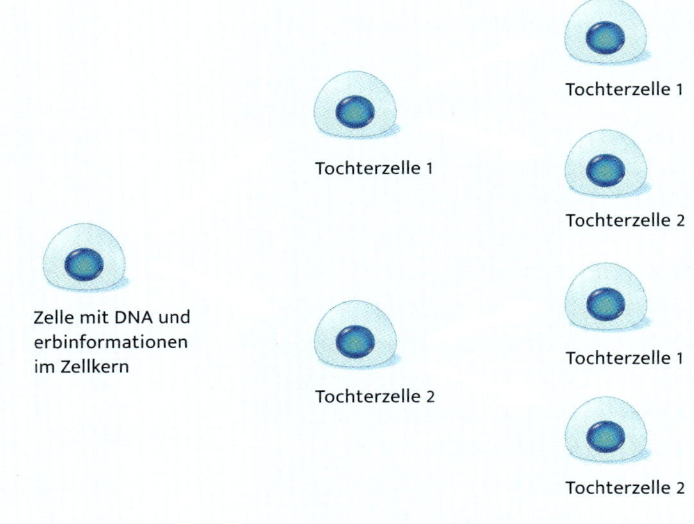

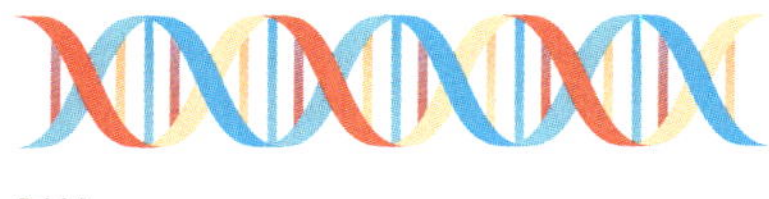

DNA

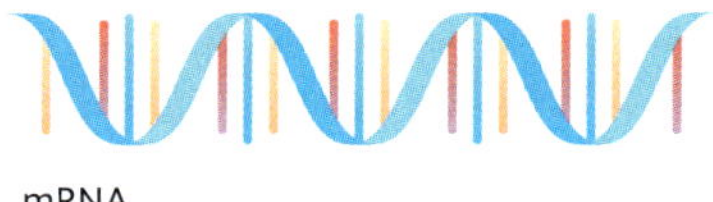

mRNA

üblichen Umweltgift in eine Zellkultur eingebracht wurde. Eine weitere Zellkultur erhielt keinen Wasserstoff, sondern nur den Giftstoff. In der Zellkultur ohne Wasserstoff sank die Menge der aktiven Antioxidantien, die Superoxiddismutase-Werte gingen zurück, und die Marker für oxidativen Stress stiegen an. Außerdem verringerte sich das Verhältnis von NAD+ zu NADH, wobei ein hohes Verhältnis typisch für eine gesunde, optimale Zellfunktion ist. Die Zellen, die mit molekularem Wasserstoff vorbehandelt worden waren, wiesen dagegen keine Veränderung auf. Die Schutzwirkung hielt 24 Stunden an und war noch in der DNA nachweisbar, als sich das Wasserstoffgas aus der Zellkultur verflüchtigt hatte und kein molekularer Wasserstoff mehr vorhanden war. Der Grund dafür ist, dass molekularer Wasserstoff epigenetisch wirkt, also auf der Ebene der Gene, indem er Proteine und Signalwege positiv beeinflusst.[8]

Vielfältige Wirkungen bis hinein in den Zellkern

Können Sie sich vorstellen, dass Ihr Körper nur überleben, sich erneuern und wachsen kann, weil in den Zellkernen ganz erstaunliche Programme ablaufen? Die Zellkerne enthalten den genetischen Bauplan unseres Körpers, die DNA. Außerdem sind dort die Erbinformationen über unsere geistigen und seelischen Anlagen gespeichert – das, was wir ererbt haben.

Zellen leben aber nicht ewig, deshalb müssen sie sich teilen und ihren Bauplan an neue Zellen weitergeben, um unseren Fortbestand zu sichern. Aus einer Mutterzelle entstehen zwei Tochterzellen, und die Replikation sorgt dafür, dass sie ebenfalls einen Bauplan erhalten. Es wird eine Kopie der Ursprungs-DNA angefertigt, verdoppelt und im Zellkern der Tochterzellen gespeichert. Was ich hier in einfachen Worten zusammenfasse, ist ein hochkomplexer Prozess.

Nachdem frische Zellen gebildet worden sind, müssen die Bauanleitungen, die sie in sich tragen, noch von der DNA auf die RNA umgeschrieben werden. Sie kennen die RNA vielleicht als mRNA, messenger-RNA (engl. *messenger*, der Bote). Sie heißt Boten-RNA, weil sie die Erbinformation der DNA als Bote zu den Zellen im Körper transportiert, die dann die Anweisungen konkret umsetzen. So sind in der DNA die Baupläne für die körpereigenen Eiweiße gespeichert, die nach Bedarf für die RNA umgeschrieben werden. Wird ein Eiweiß gebraucht, bildet sich im Zellkern eine spezifisch auf ein bestimmtes Eiweiß ausgerichtete RNA. Diese verlässt den Zellkern und wird von Ribosomen abgelesen, die das gewünschte Protein herstellen. Dies ist nur während einer begrenzten Zeit möglich, da die mRNA wieder abgebaut wird, wenn sie ihre Aufgabe erfüllt hat, was bereits nach wenigen Minuten, höchstens aber nach einigen Stunden der Fall ist. Das Ergebnis sind körperliche Merkmale wie Körpergröße, Augenfarbe, Blutgruppe ebenso wie Größe und Funktion der Organe und so weiter, aber auch die körperliche Regeneration.

Diese kurzen Informationen sollen Ihnen zeigen, dass alles, was auf den Zellkern einwirken kann, sich an der Basis unserer Existenz auswirkt, weil Einflüsse auf den Zellkern die Genexpression beeinflussen, also die Art und Weise, wie unsere genetischen Anlagen tatsächlich zum Ausdruck kommen. Unsere Gene sind unser Lebensprogramm – wenn in unvorsichtiger Weise daran »hantiert« wird, kann das folgenreich sein. Molekularer Wasserstoff ist ein intelligentes und sanftes Mittel, das immer nach Harmonie und Ordnung strebt und die Genexpression positiv beeinflussen kann.[9]

Molekularer Wasserstoff regt die Autophagie an

Autophagie ist ein genialer Reinigungsmechanismus, mit dem die Zellen sich selbst säubern. Zellmüll wird abgebaut, und es entsteht Platz für neue Zellen. Der Abbau triggert die Neubildung, beschädigtes Gewebe kann repariert werden. Der »Hausputz« erreicht auch geschädigte DNA und entfernt schädliche Stoffwechselprodukte. Autophagie ist im Kern ein Recycling – was noch brauchbar ist, wird wiederverwertet, alles andere ausgeschieden.

Dieser geniale Prozess in unseren Körpern reduziert aggressive freie Sauerstoffradikale und schützt die Zellen vor oxidativem Stress. Nicht zuletzt wirkt sich die Autophagie auf die Hormonausschüttung und auf Entzündungsreaktionen aus. Autophagie ist überlebenswichtig, und alles, was sie auf gute Weise anregt, schenkt uns Gesundheit und Lebenszeit. Sie ist eine kraftvolle Form des Anti-Agings.

Wussten Sie, dass Ihre Leber Autophagie betreibt, wenn Sie fasten? Der Entgiftungseffekt kann beachtlich sein, weshalb Fastenzeiten oder intermittierendes Fasten Hochkonjunktur haben. Das Signal für die Autophagie kommt vom Gehirn, wie Forscher 2023 festgestellt haben.[10]

Fastenkuren zählen zu den ältesten Heilmitteln der Welt. Sie entstanden, ohne dass man von ihren besonderen Wirkungen wusste. Doch nicht nur Fasten regt die Autophagie an. Auch molekularer Wasserstoff stimuliert die Selbstreinigung der Zellen.[11]

Zu viel Autophagie ist schädlich, denn Sie wissen ja: nichts im Übermaß. Wenn dieser Mechanismus aus dem Ruder läuft, können Organschäden und

Entzündungen entstehen, wie es bei der Sepsis (Blutvergiftung) der Fall ist. Die gleiche adaptogene Intelligenz, die molekularer Wasserstoff bei der Reduktion von reaktiven Sauerstoffspezies (ROS) zeigt, tritt auch hier zutage: Im Normalfall regt H_2 die Autophagie an, wenn nötig geschieht auch das Gegenteil. Mehr darüber finden Sie im folgenden Kapitel, denn Autophagie und Apoptose wirken zusammen, und beides kann molekularer Wasserstoff sowohl anregen als auch begrenzen, je nachdem, was nötig ist.

Molekularer Wasserstoff kann den programmierten Zelltod (Apoptose) verhindern

Apoptose und Autophagie

Die Apoptose und die Autophagie sind wie Geschwister: Beide sind Selbstreinigungsmechanismen des Körpers. Bei der Apoptose begehen die Zellen »Selbstmord«, der durch körpereigene Signalwege ausgelöst wird. Deshalb wird sie als »programmierter Zelltod« bezeichnet. Das klingt im ersten Moment nach einer Katastrophe, deshalb, so wird man denken, ist es ein Glück, dass molekularer Wasserstoff den programmierten Zelltod verhindern kann. Und es ist tatsächlich ein Vorteil, aber wie bei fast allem im Leben ist auch hier eine differenzierte Sichtweise wichtig. Molekularer Wasserstoff kann den programmierten Zelltod nicht nur bremsen, sondern auch anregen.

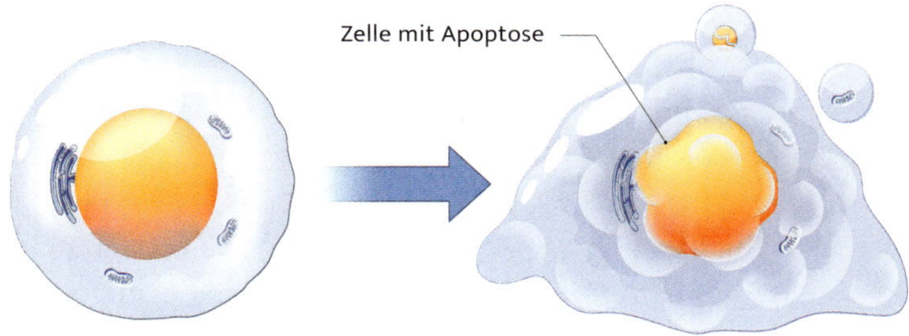

Die Apoptose ist ein lebenswichtiger Vorgang, bei dem sich unser Körper von entarteten oder potenziell schädlichen Zellen befreit. Außerdem begrenzt sie die Anzahl an Zellen und damit die Größe von Geweben. Bestehende differenzierte Zellen werden mittels der Apoptose durch undifferenzierte Stammzellen ersetzt, die sich noch neu ausdifferenzieren und damit die Form annehmen können, die gerade gebraucht wird. Außerdem werden während der Apoptose die Keimzellen ausgewählt, die noch für eine Fortpflanzung geeignet sind. Die Apoptose ist gewissermaßen ein Hausputz auf biologischer Ebene, der auch bei Erkrankungen eine wichtige Rolle spielt. Jeder durch Signalwege ausgelöste Vorgang wird genetisch kontrolliert. Die Apoptose entspricht also einem genetisch regulierten Programm, das nicht ungebremst in unseren Körpern wüten kann. Wichtig ist auch, dass durch Apoptose unbrauchbare Zellen zerstört werden können, ohne eine Entzündungsreaktion auszulösen.[12] Eine Sonderform bildet die Pyroptose, bei der der programmierte Zelltod mit Entzündungen verbunden ist, um eine schnelle Immunreaktion auszulösen, zum Beispiel nach bakteriellen Infektionen. Außer Entzündungen sind reaktive Sauerstoffspezies (ROS) an der Pyroptose beteiligt. Wenn die Pyroptose aus dem Ruder läuft, können sich Krankheiten verschlimmern. Wasserstoff wirkt entzündungshemmend und antioxidativ und kann eine überschießende Pyroptose eindämmen.

Im Normalfall hemmt molekularer Wasserstoff die Apoptose, indem er sich auf die auslösenden Signalwege auswirkt, und sorgt so dafür, dass die Apoptosewirkung im sinnvollen Rahmen bleibt. Neben dem direkten, bremsenden Einfluss auf die Signalwege, die die Apoptose steuern, kann molekularer Wasserstoff die Apoptose auch indirekt über seinen Einfluss auf die Autophagie hemmen.

Differenzierter Einfluss auf die Autophagie: Das Zünglein an der Waage

Untersuchungen haben gezeigt, dass molekularer Wasserstoff unterschiedliche Wirkungen auf die Autophagie haben kann, die als Aufräumkommando die Apoptose unterstützt. Während der Autophagie »verdaut« unser Körper die Zellen, die durch Apoptose ihr Leben lassen mussten. Der Begriff Autophagie kommt aus dem Altgriechischen und bedeutet »sich selbst verzehren«. Autophagie ist ein kleines Wunder, denn sie entsorgt nicht nur Zellen, indem sie sie sozusagen auffrisst, sondern verwertet noch brauchbares Material aus dem Zellmüll wieder für den Körperaufbau. Autophagie ist ein ausgeklügelter Mechanismus unseres Körpers, durch den unser Zellmaterial gereinigt, erneuert und regeneriert wird.

Molekularer Wasserstoff ist sozusagen das Zünglein an der Waage, das für ein Gleichgewicht zwischen Apoptose und Autophagie sorgt. Außerdem reduziert molekularer Wasserstoff Entzündungen und oxidativen Stress, wodurch die Apoptose weniger beschädigte Zellen beseitigen muss.[13]

Als intelligentes Heilmittel kann molekularer Wasserstoff den programmierten Zelltod jedoch auch fördern. Bei einigen Krebsarten wurde festgestellt, dass Wasserstoff die frühe und späte Apoptose stimuliert, wodurch Tumorzellen entfernt werden und das Wachstum des Tumors eingedämmt wird.[14]

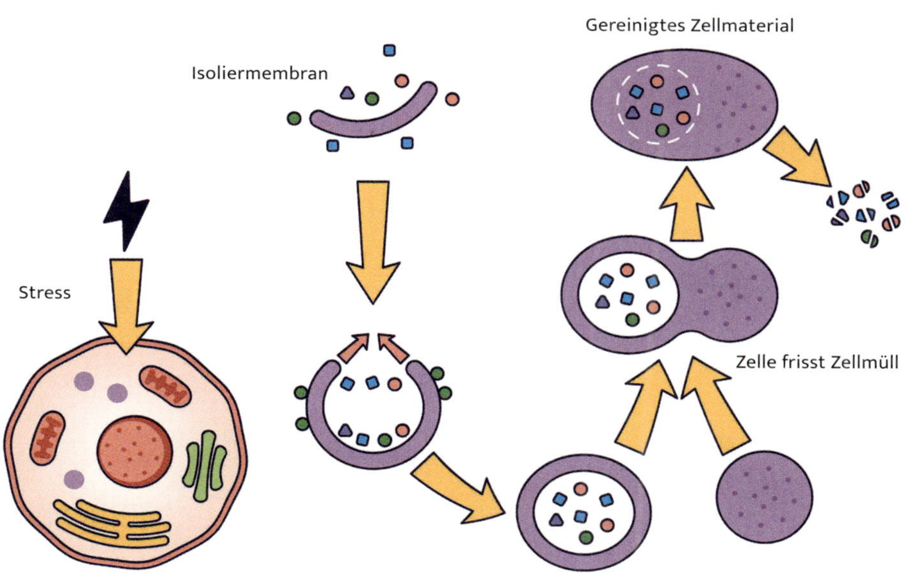

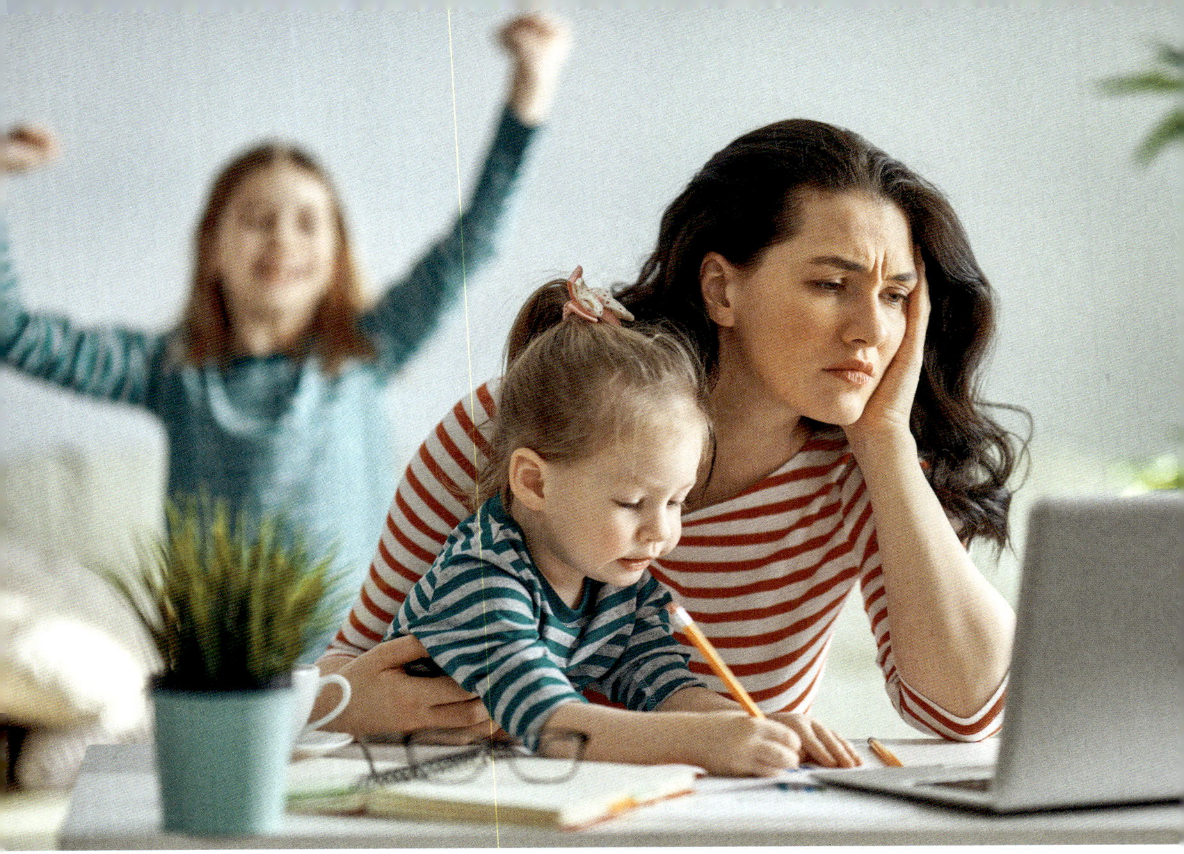

Hilfe bei Oxidativem Stress: In der gesunden Zelle ist alles vorhanden, um freie Radikale unschädlich zu machen

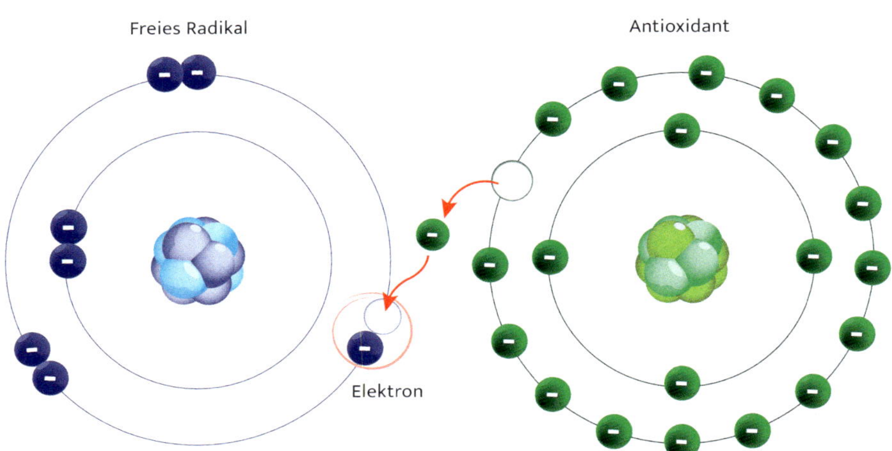

Molekularer Wasserstoff ist ein überlegenes Antioxidans

Oxidativer Stress: Wasserstoff kann sehr viel mehr als andere Radikalfänger

Wie viele Zellen hat der menschliche Körper?

Im September 2023 erschien eine Metaanalyse von mehr als 1500 Studien und sechzig Gewebearten zur Anzahl der Zellen im menschlichen Körper. Das Ergebnis ist beeindruckend. Der durchschnittliche erwachsene Mann mit einem Gewicht von 70 Kilogramm hat etwa 36 Billionen Zellen in seinem Körper, während es bei der durchschnittlichen erwachsenen Frau mit einem Gewicht von 60 Kilogramm 28 Billionen sind.[15] Dieser ungeheuren Menge steht eine enorme Anzahl freier Sauerstoffradikale gegenüber, die ganz normal im täglichen Energiestoffwechsel in den Mitochondrien, den Kraftwerken in den Zellen, anfallen. Hinzu kommen freie Radikale, die durch Krankheit, Stress, Medikamente, Lipidoxidation, immunologische Reaktionen, Strahlung und ultraviolettes Licht, Rauchen und Alkohol entstehen. Studien zufolge produzieren die Mitochondrien rund 90 Prozent aller im Körper vorhandenen reaktiven Sauerstoffspezies (ROS).[16]

In der gesunden Zelle ist alles vorhanden, um diese Radikale unschädlich zu machen. Vor allem Wasserstoff wird dafür gebraucht. Gelingt diese Neutralisation nicht oder nur mangelhaft, entsteht oxidativer Stress, der Krankheit, Alterung, Entzündungen, allergischen Reaktionen und Schäden von Kopf bis Fuß die Tür öffnet. Dazu gehören neurodegenerative Erkrankungen wie Parkinson, Alzheimer, Genmutationen, Krebserkrankungen, das chronische

Müdigkeitssyndrom, das Fragile-X-Syndrom (eine erbliche kognitive Behinderung), Herz- und Blutgefäßerkrankungen, Herzversagen, Arteriosklerose, Herzinfarkt und Entzündungskrankheiten.

Rostiges Eisen und braune Banane

Denken Sie an rostiges Eisen, dann haben Sie ein perfektes Bild von Oxidation. Eisen rostet schnell, weil es leicht mit Sauerstoff und Wasser reagiert. Dabei wird die Oberfläche zersetzt, indem der Sauerstoff Elektronen an sich reißt. Das Eisen nimmt dadurch eine rötliche (rostige) Farbe an. Auch die braunen Stellen an einer Banane entstehen durch Oxidation, also durch eine chemische Reaktion mit dem Sauerstoff in der Luft, genau so, als würden Sie Kohle oder Holz auf einem Grill oder im Ofen verbrennen. Sauerstoff ist sozusagen der Bösewicht, aber ohne Sauerstoff und Oxidation wäre es zum Beispiel nicht möglich, zu heizen, könnten die Mitochondrien in unseren Zellen keine Energie produzieren, und es könnte auch kein benzinbetriebenes Auto fahren. Die Frage ist also nicht, wie wir Oxidation entfernen, sondern wie wir Schäden vermeiden können, indem wir der Oxidation eine Reduktion gegenüberstellen, sodass ein gesundes Redox-Gleichgewicht in den Zellen entsteht (Redox: gleichzeitige Reduktion und Oxidation).

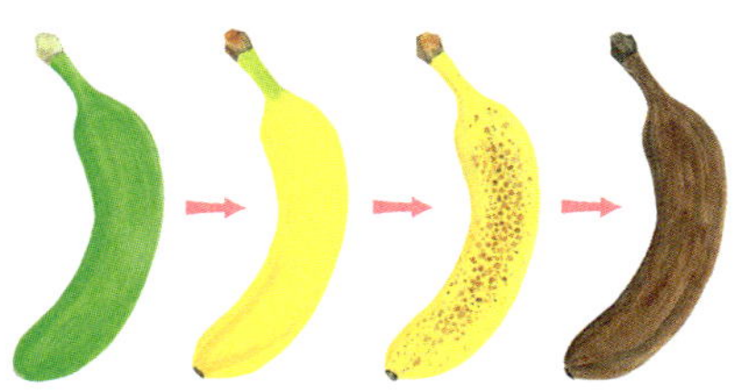

Mit den Jahren nimmt die Kraft des körpereigenen antioxidativen Systems ab, und der Körper kann sich weniger effektiv gegen reaktive Sauerstoffspezies (ROS) und andere freie Radikale verteidigen. Hinzu kommt, dass große Mengen an ROS durch anstrengende geistige und körperliche Arbeit, Sport, Rauchen, Alkohol, Luftverschmutzung und Strahlung aller Art produziert werden, wodurch sich das Gleichgewicht zwischen der entstehenden Menge an ROS und dem System, das freie Radikale neutralisiert, negativ verschiebt. Aus diesem Missverhältnis entstehen Schäden an den Zellen und der DNA.

Krankheiten, die mit einer übermäßigen Bildung von ROS verbunden sind, treten in vielen unterschiedlichen Organen und Geweben auf, vom Gehirn,

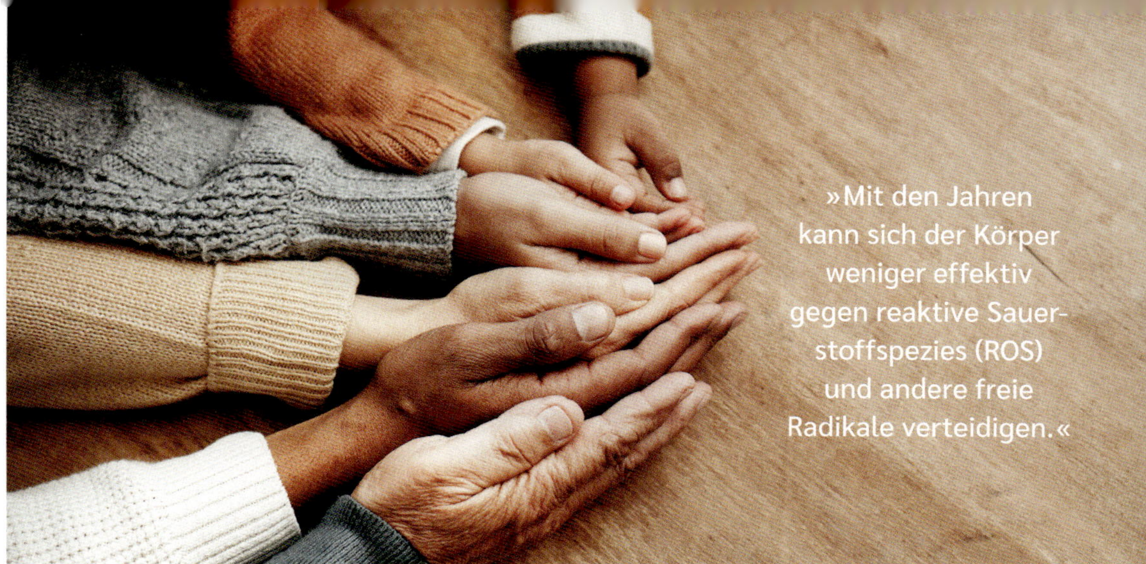

von den Nerven, den Augen, der Nase, den Zähnen über das Herz-Kreislauf-System, den Verdauungstrakt, das Atmungssystem, die Blutbildung, das Harnwegssystem bis zum Hormonsystem und zur Haut. Oxidativer Stress macht nirgendwo halt, wenn er aus dem Ruder gelaufen ist.

Laboruntersuchungen und Redox-Homöostase

Mit speziellen Laboruntersuchungen können freie Radikale im Blut gemessen werden. Sie geben einen Hinweis darauf, wie groß die Gefahr von Zellschädigungen ist. Energiemangel, Beschwerden, Haarausfall – eine lange Liste an Symptomen lässt daran denken, dass die Redox-Homöostase, das Gleichgewicht zwischen oxidierenden und reduzierenden Vorgängen, gestört ist. Die einen zerstören, was abgebaut werden soll, indem sie den jeweiligen Molekülen Elektronen entreißen (Oxidation), die anderen füllen auf, indem sie Elektronen abgeben und Moleküle wieder vervollständigen. Oxidation im Zellstoffwechsel ist ganz normal, wenn Energie gewonnen wird. Da sie im Übermaß aber trotzdem schädlich ist, haben alle Arten von Antioxidantien – Moleküle, die ein oder mehrere Elektronen abgeben und der Oxidation entgegenwirken (»reduzieren«) – Hochkonjunktur. Nicht alle Antioxidantien sind jedoch gleichwertig. Sie wissen, dass Gemüse und Obst ebenso antioxidativ wirken können wie bestimmte Nahrungsergänzungsmittel. Was ist der Unterschied zu Wasserstoff?

Wasserstoff ist mehr als ein normaler Radikalfänger

Molekularer Wasserstoff ist sehr viel mehr als normale Radikalfänger, so kraftvoll sie auch sein mögen. Er reagiert wie ein Adaptogen, das sozusagen den Finger in den Wind hält, um zu spüren, »woher der Wind weht«. Wenn er herausgefunden hat, ob, wo und wie stark oxidativer Stress – also zu viele Oxidationsprozesse – im Körper vorherrscht, beginnt er über zwei Wege Ordnung zu schaffen. Zum einen neutralisiert molekularer Wasserstoff die notwendige Menge an reaktiven Sauerstoffspezies, während wichtige reaktive Sauerstoffspezies (ROS) erhalten bleiben, die für die zelluläre Signalübertragung gebraucht werden. Zum anderen aktiviert er das körpereigene antioxidative System, indem er die DNA und die RNA anregt, Antioxidantien zu bilden, vor allem Superoxiddismutase (SOD), Glutathion und Katalase.

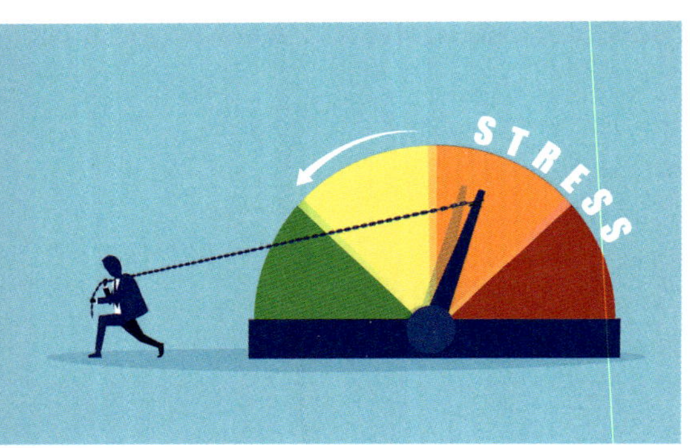

Superoxiddismutase (SOD) ist ein besonders wichtiges Enzym zum Schutz vor oxidativem Stress, weil es das besonders gefährliche Superoxidradikal neutralisieren kann. Das Superoxidradikal kann mit Stickstoffmonoxid reagieren und die Bildung zusätzlicher Sauerstoff- und Stickstoffradikale provozieren.

Wasserstoff ist ein inertes Gas, das heißt, es reagiert mit anderen Substanzen in nur sehr geringem Maße. Deshalb kann Wasserstoff nur das Hydroxylradikal und das Peroxynitritradikal unschädlich machen, nicht aber weitere ROS wie Hyperoxidanion, Wasserstoffperoxid und Stickstoffmonoxid. Die Natur hat auch das gut eingerichtet: Diese ROS-Signalmoleküle sind nicht einfach nur schädlich, sondern haben wichtige Aufgaben bei der Zellvermehrung und Zelldifferenzierung sowie für die Apoptose (den programmierten Zelltod). Während man lange Zeit glaubte, wir müssten große Mengen an Antioxidantien aufnehmen und möglichst alle ROS entfernen, weiß man heute, dass eine zu geringe Menge an ROS im Körper das Krebsgeschehen fördert und die Sterblichkeit erhöht.

Keine Antioxidantienaktivierung in Zellen im ausgeglichenen Redox-Zustand

Dank seiner adaptogenen Intelligenz aktiviert molekularer Wasserstoff keine Bildung von Antioxidantien in gesunden Zellen mit einem ausgeglicheneren Energiestoffwechsel und einer Redox-Homöostase. Herrscht jedoch oxidativer Stress oder ist die Zelle voller Giftstoffe, wird Wasserstoff die Bildung des Nrf2-Proteins und vieler anderer Proteine anregen, die Antioxidantien bilden, um die Zellen vor Zerstörung zu schützen.

Wasserstoff reduziert Hydroxylradikale, aber nicht Wasserstoffperoxid

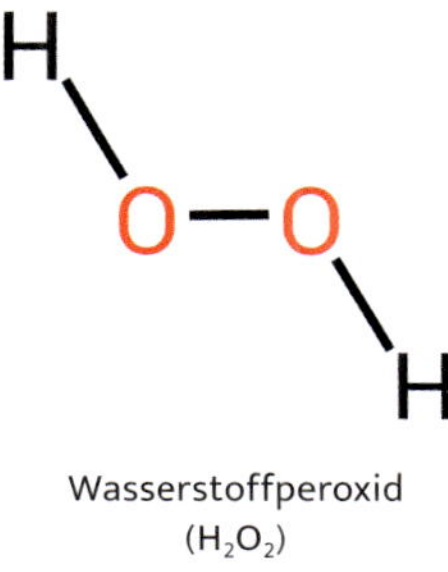

Wasserstoffperoxid (H_2O_2)

Wasserstoffperoxid (H_2O_2) ist ein starkes Oxidationsmittel, das oft als Desinfektions- und Bleichmittel im Haushalt und in der Industrie verwendet wird. Es besteht aus zwei Wasserstoffatomen (H_2) und zwei Sauerstoffatomen (O_2). Lange wurde angenommen, Wasserstoffperoxid sei ein gefährliches Stoffwechselprodukt, das die Zellen durch Oxidation schädigt. Inzwischen weiß man: Der menschliche Körper bildet selbst Wasserstoffperoxid, und das aus gutem Grund. H_2O_2 leitet Signale weiter, indem es bestimmte Proteine oxidiert und damit entweder an- oder abschaltet. Die Entdeckung, dass Oxidation zielgerichtet Zellfunktionen steuert, war bahnbrechend und wird unter anderem für die Erforschung des Krebsgeschehens genutzt.[17]

Oxidativer und reduktiver Stress

Als intelligentes Molekül sorgt Wasserstoff dafür, dass immer nur genau die Menge an Antioxidantien hergestellt wird, die für die Neutralisation benötigt wird. Molekularer Wasserstoff provoziert niemals einen Überschuss oder Mangel, was bei der Aufnahme von Antioxidantien über die Nahrung oder Nahrungsergänzungsmittel vorkommen kann. Sensibel reguliert Wasserstoff die benötigte Menge an Antioxidantien und stört niemals die Redox-Homöostase in der Zelle.[18] Dieses Gleichgewicht kann leicht aus der Balance geraten, zum Beispiel wenn Signalwege wie Nrf2 zu stark aktiviert werden. Dann entsteht reduktiver Stress, was ebenso schädlich ist wie oxidativer Stress. Bei reduktivem Stress sind zu viele reduzierende, also der Oxidation entgegenwirkende Substanzen vorhanden, zum Beispiel zu viel NADH, NADPH und Glutathion.[19] Reduzierender Stress wurde inzwischen als eine Ursache für Alzheimer erkannt.[20]

Eine 2017 in *PLOS ONE* publizierte Studie kam zu dem folgenden Ergebnis: »Die Zunahme der Expression antioxidativer Enzyme, die dem Nrf2-Signalweg zugrunde liegen, in den mit Wasserstoff behandelten Zellen deutet darauf hin, dass der durch Wasserstoff verursachte milde Stress die Widerstandsfähigkeit gegen verstärkten oxidativen Stress erhöht. Wir schlagen vor, dass Wasserstoff sowohl als Radikalfänger als auch als mitohormetischer Effektor gegen oxidativen Stress in Zellen fungiert.«[21] Der mitohormetische Effekt sagt aus, dass molekularer Wasserstoff in der Lage ist, genau die richtige Menge an ROS-Zerstörung zu wählen, die für ein Redox-Gleichgewicht in den Mitochondrien sorgt, ohne den Anteil zu eliminieren, der für andere Aufgaben der ROS als Signalgeber gebraucht wird.

Bereits dieser kleine Ausschnitt aus der Studienlage zu oxidativem und reduktivem Stress zeigt, wie wichtig es ist, nicht wahllos Antioxidantien einzunehmen, sondern alles mit Maß. Molekularer Wasserstoff hingegen ist ein Mittel, bei dem sich diese Frage nicht stellt.

Stärkung der Blut-Hirn-Schranke und antioxidativer Schutz des Gehirns

Die Blut-Hirn-Schranke ist die wichtige Barriere, die unser empfindliches Gehirn vor schädlichen Stoffen schützt. Sie besitzt ihr eigenes antioxidatives System. Dabei spielen die Astrozyten – spezielle Zellen des zentralen Nervensystems – eine zentrale Rolle, denn diese Stütz- und Stabilisierungszellen sorgen für eine gesunde, abwehrfähige Blut-Hirn-Schranke. Molekularer Wasserstoff ist so winzig und so leicht, dass er problemlos durch die Blut-Hirn-Schranke gleiten[22] und die Gehirnzellen (Neuronen) vor Zerstörung durch freie Radikale schützen kann. Außerdem stärkt Wasserstoff die Astrozyten, die die Blut-Hirn-Schranke aufbauen, und hält sie so gesund.[23] Astrozyten, auch Astroglia (Stütz- und Strukturzellen) genannt, sind zum Beispiel für die Ernährung der Gehirnzellen (Neuronen) wichtig. Ihre Gesundheit ist entscheidend für ein gesundes Gehirn. Aber auch wenn die Blut-Hirn-Schranke geschädigt ist, hilft molekularer Wasserstoff bei der Reparatur. Untersuchungen haben gezeigt, dass Erkrankungen wie Bluthochdruck und Herz-Kreislauf-Probleme mit oxidativem Stress, Entzündungen und dem Abbau der Blut-Hirn-Schranke in Zusammenhang stehen.[24]

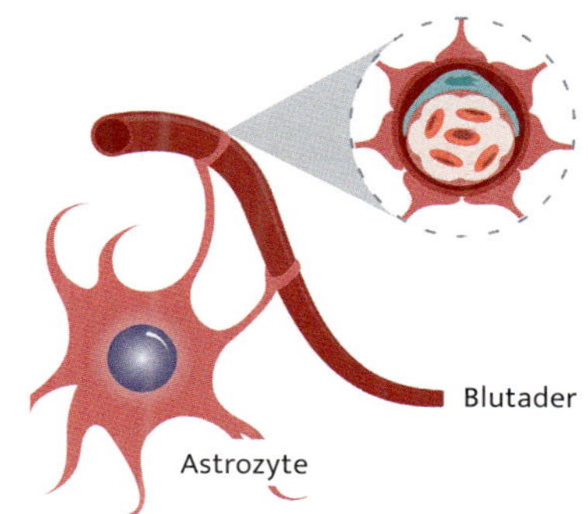

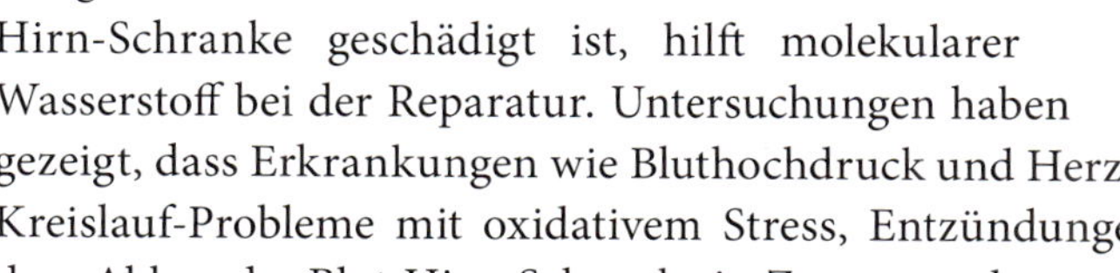

Was sind reaktive Sauerstoffspezies (ROS)?

»Wasserstoff ist die perfekte Medizin bei oxidativem Stress. [...] Molekularer Wasserstoff (H_2) schützt vor oxidativem Stress, Entzündungen und allergischen Reaktionen. H_2 reduziert die stark reaktiven Stickstoffspezies Peroxynitrit (ONOO–) sowie Hydroxylradikale (OH), nicht aber Stickstoffoxidradikale (NO).«

– Dr. Mark Sircus

Freie Radikale sind Moleküle, in deren Aufbau ein Elektron fehlt. Sie sind daher sehr angriffslustig und versuchen, anderen Elektronenpaaren ein Elektron zu entreißen, um sich zu vervollständigen und eine stabile Verbindung aufzubauen, da die Unvollständigkeit auch Instabilität bedeutet. Der Elektronendiebstahl setzt eine Kettenreaktion in Gang, die immer wieder neue freie Radikale hervorbringt, weil nun dem Molekül, das ein Elektron für die Neutralisation abgegeben hat, ein Elektron fehlt. Dieser Prozess wird Oxidation genannt. Nicht nur reaktive Sauerstoffspezies (ROS) wirken oxidierend, sondern auch zahlreiche weitere freie Radikale. Oxidation zerstört Zellen und kann große Schäden im Körper anrichten, wenn sie nicht begrenzt wird.

»Atmen ist ein oxidativer Prozess, dessen wichtigste Aufgabe darin besteht, die Mitochondrien (Energiefabriken) in unseren Zellen mit Energie zu versorgen. Sie werden gezwungen, im Körper Zucker in Energie (ATP) umzuwandeln.«
– Dr. Mark Sircus

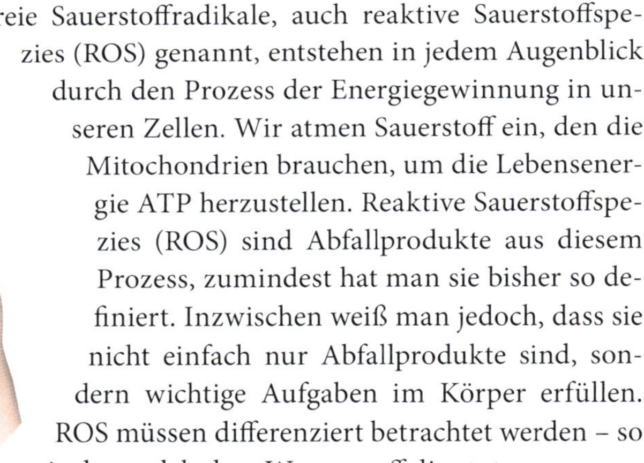

Freie Sauerstoffradikale, auch reaktive Sauerstoffspezies (ROS) genannt, entstehen in jedem Augenblick durch den Prozess der Energiegewinnung in unseren Zellen. Wir atmen Sauerstoff ein, den die Mitochondrien brauchen, um die Lebensenergie ATP herzustellen. Reaktive Sauerstoffspezies (ROS) sind Abfallprodukte aus diesem Prozess, zumindest hat man sie bisher so definiert. Inzwischen weiß man jedoch, dass sie nicht einfach nur Abfallprodukte sind, sondern wichtige Aufgaben im Körper erfüllen. ROS müssen differenziert betrachtet werden – so wie der molekulare Wasserstoff dies tut.

Außer ROS gibt es weitere freie Radikale, aber die ROS oxidieren am stärksten und sind daher auch die gefährlichsten. Zu den ROS zählen Superoxidanionen, Hydroxyl-, Peroxyl-, Alkoxylradikale und Stickstoffoxid sowie andere nicht radikale Spezies, die als Oxidationsmittel fungieren können, wie Wasserstoffperoxid, hypochlorige Säure, Ozon, Singulett-Sauerstoff und Peroxynitrit.

Nehmen freie Radikale und speziell ROS überhand beziehungsweise können die Schutzmechanismen des Körpers sie nicht mehr unschädlich machen, werden sie gefährlich. Sie schädigen die Mitochondrien, in denen sie entstehen, die Zellen und ihre Membranen, zerstören Proteine, Enzyme oder

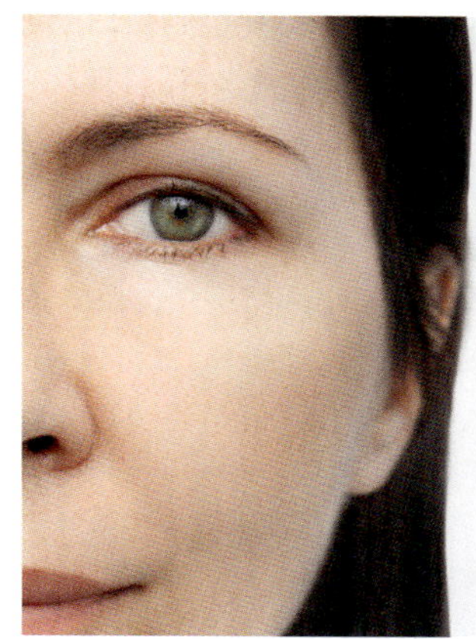
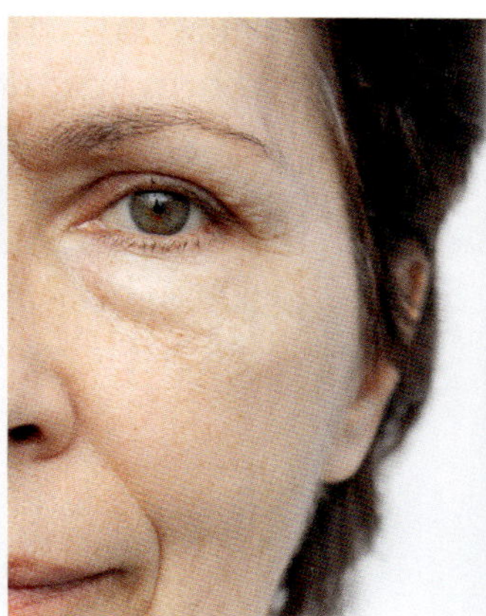

Die Regenerationskraft des menschlichen Körpers nimmt in der Regel mit den Jahren ab

Nukleinsäuren und können das Erbgut angreifen. Dieser als oxidativer Stress bezeichnete Prozess kann die Funktion der Zellen stark behindern und schließlich zum Zelltod führen. Oxidativer Stress lässt uns schneller altern und wird mit vielen Krankheiten wie Krebs und Herz-Kreislauf-Erkrankungen, Schädigung der Nerven, neurodegenerativen und chronischen Erkrankungen in Verbindung gebracht, vor allem bei älteren Menschen. Der menschliche Körper hat eine große Regenerationskraft, aber mit den Jahren nimmt sie in der Regel ab. Dann bilden sich auch mehr reaktive Sauerstoffspezies (ROS) im Körper, und es wird noch wichtiger, richtig mit ihnen umzugehen.

Im Normalfall kommt unser Körper mit den freien Sauerstoffradikalen gut zurecht. Das körpereigene antioxidative System und der im Dickdarm produzierte Wasserstoff sorgen für Ausgleich. Verschiedene Umstände können jedoch dazu führen, dass die Menge der Sauerstoffradikale so stark ansteigt, dass der Körper mit der Neutralisation überfordert ist. Ursachen können sein: körperlicher und/oder seelischer Stress, Krankheit, chronische Entzündungen, Schlafmangel, Umweltgifte, zu viel UV-Strahlung (Hautalterung), elektromagnetische Strahlung, ungesunde Ernährung, Rauchen und Alkohol. Je mehr dieser Faktoren vorhanden sind und je länger sie einwirken können, desto mehr freie Radikale werden gebildet. Erhöhte Infektanfälligkeit kann ein Hinweis auf oxidativen Stress sein, denn er schädigt das Immunsystem, ebenso chronische Entzündungen oder Erschöpfung. Grundsätzlich lohnt es sich, bei diesen und weiteren Symptomen den antioxidativen Status durch einen Labortest feststellen zu lassen, vor allem, wenn keine eindeutige Ursache gefunden wurde.

Reaktive Sauerstoffspezies (ROS) haben wichtige Aufgaben

ROS und das Gleichgewicht zwischen Oxidation und Reduktion in den Zellen zählen zu den spannendsten Bereichen der Medizin. Früher nahm man an, dass ROS nur schädlich sind, ein notwendiges Übel in einem unperfekten System. Sie wurden als Feind Nummer eins unserer Gesundheit betrachtet, und man begann, mit oft enormen Mengen an antioxidativ wirkenden Stoffen gegen sie vorzugehen. Inzwischen ist bekannt, dass ROS Signalgeber sind, die unterschiedliche Wirkungen haben, und nur gefährlich sind, wenn sie im Übermaß auftreten.[25] Unter normalen Bedingungen hat unser Körper alles zur Verfügung, was er braucht, um ROS und andere freie Radikale unschädlich zu machen.

Die Mitochondrien in den Zellen produzieren nicht nur Energie, auch wenn das ihre Hauptaufgabe ist. Sie speichern beispielsweise Kalzium in den Zellen, das sie brauchen, um das Gleichgewicht im Innern aufrechtzuerhalten. Sie regulieren den programmierten Zelltod (Apoptose) und produzieren ROS, aber eben nicht nur als Abfallprodukt wie lange angenommen, sondern weil moderate Mengen notwendig sind, um bestimmte Zellfunktionen wie die Gen-

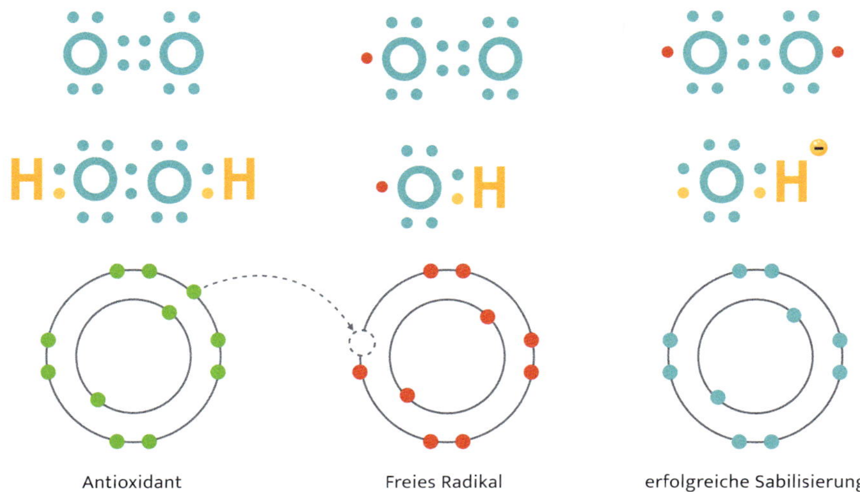

expression zu regulieren. Das geschieht, indem sie Signale ins Zellinnere leiten, die Zellen und Mitochondrien anregen, bestimmte Aufgaben in Angriff zu nehmen. In einem gesunden Organismus wird die ROS-Produktion streng reguliert. Sobald aber das sensible Gleichgewicht zwischen oxidierenden und reduzierenden Reaktionen in den Zellen gestört ist, sind ROS Hauptauslöser von Krebs[26] und DNA-Schäden[27]. Bereits ein moderater Anstieg von ROS über die benötigte Menge hinaus kann beide Schädigungen auslösen. Krebszellen produzieren ihrerseits große Mengen an ROS, um zu überleben und weiter wuchern zu können. Richtig eingesetzt, sind ROS dazu in der Lage, den programmierten Zelltod (Apoptose) auch bei Krebszellen auszulösen, indem sie als trojanische Pferde in ihr Inneres gleiten.[28]

Nicht mit Kanonenkugeln auf ROS schießen!

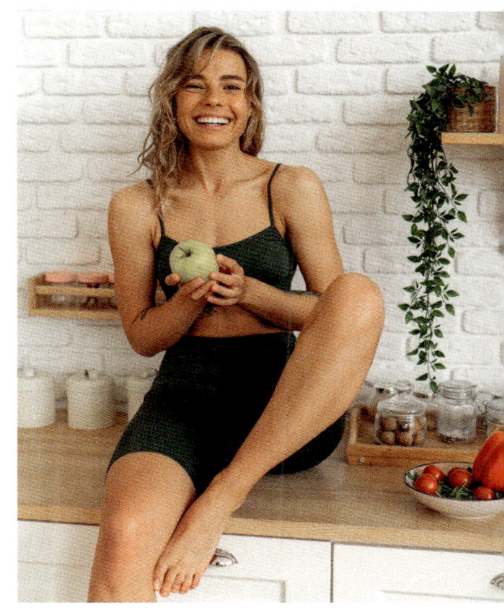

Die Erkenntnisse zu ROS zeigen beispielhaft, dass alle Dinge im Leben mehr als eine Seite haben, auch in der Medizin. Das Fazit ist, dass es keinesfalls heilsam ist, mit Kanonenkugeln auf ROS zu schießen, dass sie aber in Schach gehalten werden müssen. Davon hängt unsere Gesundheit und unser Überleben ab. Nicht nur ein Übermaß an reaktiven Sauerstoffspezies (ROS), die nicht neutralisert werden und oxidativen Stress verursachen, ist schädlich. Denn auch wenn zu viele ROS neutralisiert werden, entsteht ein Problem, das man reduktiven Stress nennt, denn eine gewisse Menge an ROS ist nötig, um verschiedene Aufgaben im Zellstoffwechsel zu erfüllen. Eine wirkungsvolle, gesunde Antioxidation ist ein fein abgestimmter Vorgang, den molekularer Wasserstoff hervorragend meistert. Gesundheit bedeutet, das richtige Maß von beidem im Körper zu haben.

Betrachtet man reaktive Sauerstoffspezies auf diese differenzierte Weise, ist leicht nachvollziehbar, dass die im Mai 2007 im Wissenschaftsmagazin *Nature* veröffentlichte japanische Studie »Hydrogen acts as a therapeutic antioxidant by selectively reducing cytotoxic oxygen radicals«[29] (»Wasserstoff wirkt als therapeutisches Antioxidans, indem er selektiv zytotoxische Sauerstoffradikale reduziert«) einen Sturm am Wissenschaftshorizont entfachte. Seitdem ist die Zahl an wissenschaftlichen Studien stark angestiegen.

Oxidativer und nitrosativer Stress

Die wichtigsten reaktiven Sauerstoffspezies (ROS) sind Hydroxylradikale und Nitrosylverbindungen. Das Hydroxylradikal ist ein Molekül, in dem sich ein Wasserstoff- und ein Sauerstoffatom verbinden (OH-Radikal). Es hat ein einzelnes, ungepaartes Elektron, das sich vervollständigen will, indem es ein Elektron aus anderen Molekülen herausreißt. Hier handelt es sich um oxidativen Stress.

Nitrosylverbindungen sind reaktive Stickstoffspezies (RNS), sauerstoffhaltige Stickstoffverbindungen, die ebenfalls an krankhaften biochemischen und physiologischen Vorgängen beteiligt sind. Die von ihnen ausgelöste Zerstörung wird als nitrosativer Stress bezeichnet.

ROS und RNS sind nicht das Gleiche. Die Molekülzusammensetzung ist anders, die Wirkung des freien Radikals jedoch gleich. Molekularer Wasserstoff kann auf die gleiche intelligente Weise mit nitrosativem wie mit oxidativem Stress umgehen. Nitrosylradikale werden im Normalfall nicht oxidiert, da sie bestimmte Aufgaben für die Gesundheit haben.

Säure-Basen-Haushalt: Wasserstoff gleicht Übersäuerung durch Elektronenzufuhr aus

Bei der metabolischen Azidose (Übersäuerung im Stoffwechsel) steigt der Säurespiegel im Blut an. Nach einem intensiven Training ist diese Form der Übersäuerung normal, muss jedoch trotzdem abgebaut werden. Ein alkalisierendes Mittel, das den Säure-Basen-Haushalt wieder ins Gleichgewicht bringt, ist deshalb für Sportler sehr wichtig, aber auch für die große Zahl an Menschen, die aus unterschiedlichen Gründen wie Stress, Krankheit oder Ernährung

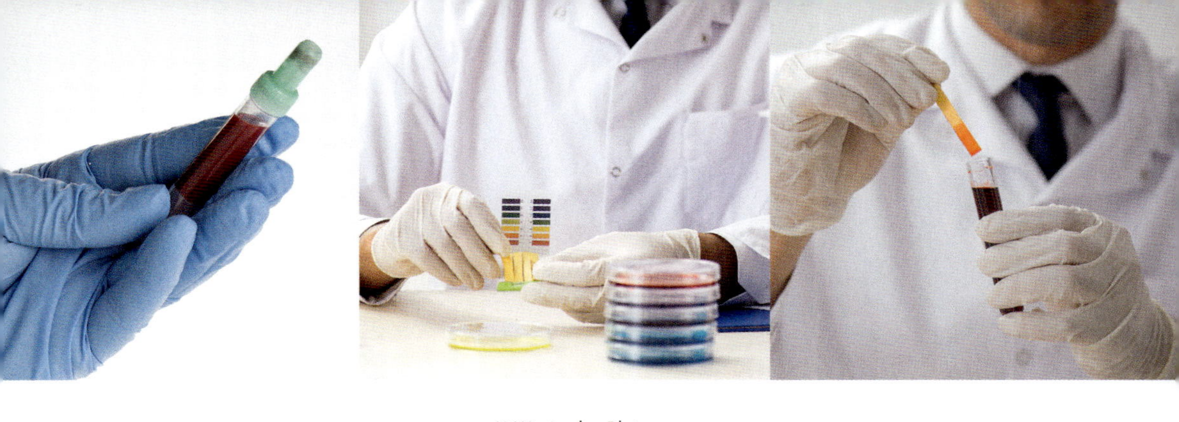

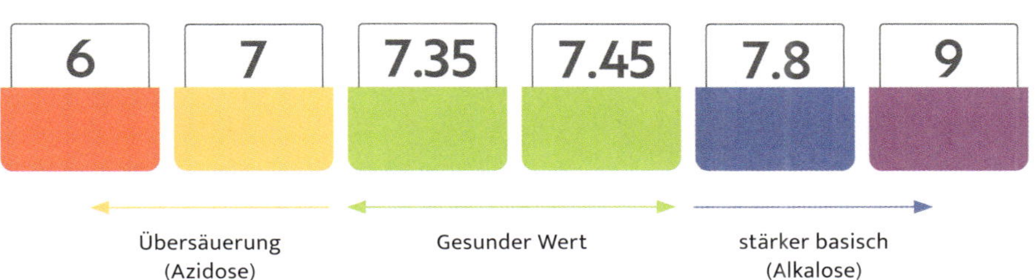

übersäuert sind. Der pH-Wert des Blutes sagt aus, ob das Säure-Basen-Verhältnis ausgeglichen ist. Der gesunde pH-Wert bewegt sich in dem engen Rahmen zwischen 7,35 und 7,45. Wenn der Wert unter 7,35 sinkt, liegt eine Übersäuerung vor. Je nach Schwere der Azidose treten leichte bis massive Beschwerden auf. Haarausfall und brüchige Nägel können beispielsweise auf eine Übersäuerung hinweisen.

Während einer randomisierten, doppelblinden, placebokontrollierten Studie mit 52 vermutlich gesunden, körperlich aktiven männlichen Freiwilligen wollten die Wissenschaftler herausfinden, ob das tägliche Trinken von 2 Litern wasserstoffreichem Wasser über 14 Tage die Alkalität des arteriellen Blutes zu Beginn und nach dem Training im Vergleich zur Placebogruppe erhöhen würde. Und tatsächlich war der pH-Wert des arteriellen Blutes im Nüchternzustand nach dem Trinken wasserstoffreichen Wassers sehr viel höher, also alkalischer, und der pH-Wert nach einem 14-tägigen Training ebenfalls. Alle Testpersonen nahmen bis zum Ende der Studie teil, und kein Teilnehmer berichtete über unangenehme Nebenwirkungen.[30]

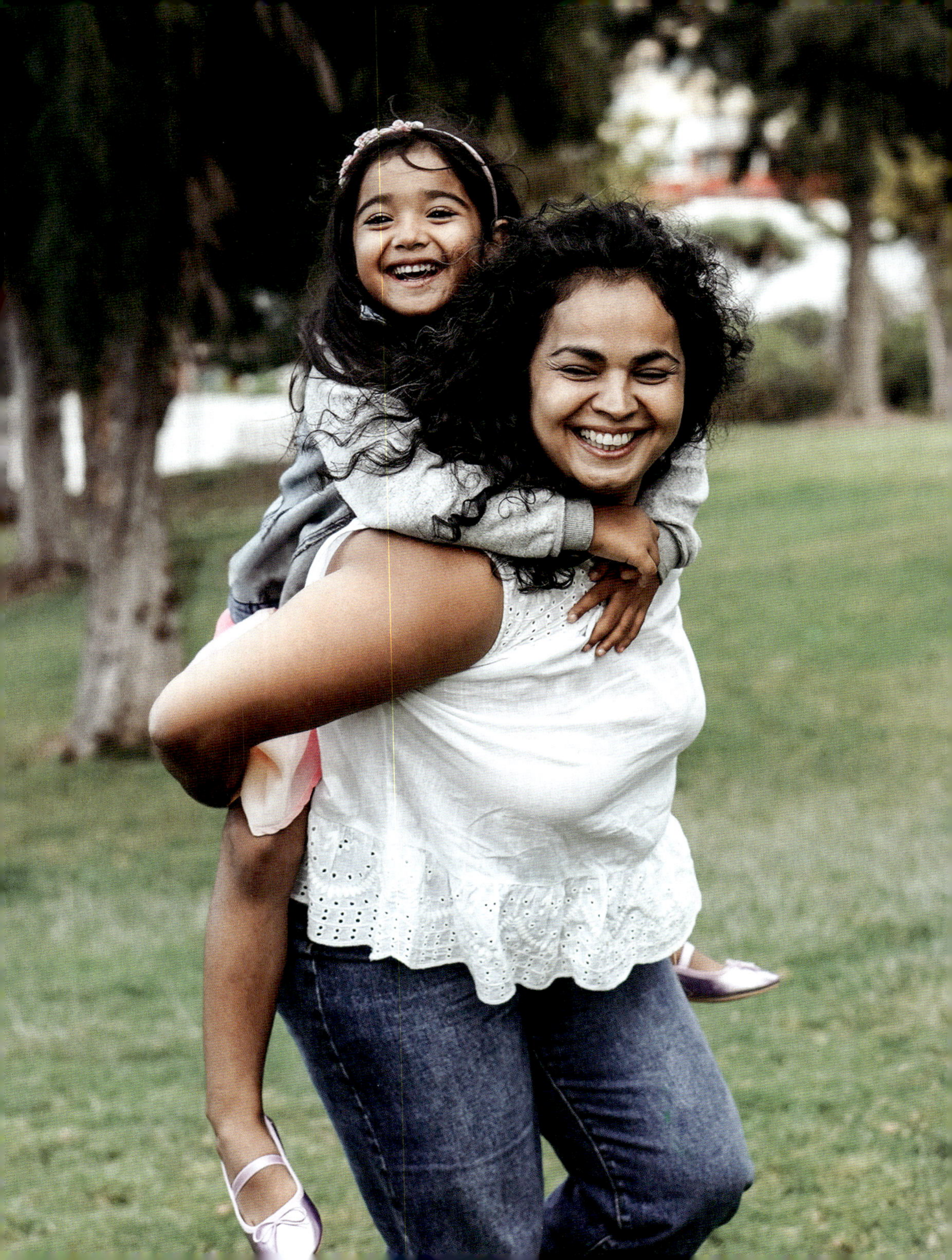

Differenzierter Einfluss auf das Immunsystem

Die Leistungsfähigkeit des Immunsystems hängt in hohem Maße von Redox-Mechanismen ab, also vom Ablauf von Oxidations- und Reduktionprozessen innerhalb und außerhalb der Zellen. Sie wissen schon: Keines von beiden darf überhandnehmen, wenn die Gesundheit nicht gefährdet sein soll. Es ist das Wechselspiel zwischen reaktiven Sauerstoffspezies, reaktiven Stickstoffspezies und oxidierten Phospholipiden einerseits und Antioxidantien wie Glutathion, Superoxiddismutase (SOD) und dem Nrf2-Signalweg andererseits, den das Immunsystem als wichtiges Werkzeug nutzt, um oxidativen Stress abzuwehren. Der Nrf2-Signalweg, dem Sie in diesem Buch mehrfach begegnen werden, steuert, in Form welcher Proteine sich unsere Gene manifestieren, um dann beispielsweise Giftstoffe und freie Radikale auszuscheiden. Über Nrf2 erhöht das Immunsystem die Kapazität des Körpers, selbst antioxidativ zu wirken, und auch die negativen Wirkungen von Elektrosmog werden verringert. Über den Nrf2-Signalweg verstärkt das Immunsystem den Schutz der Zellen durch die Entgiftung toxischer Metalle wie Blei, Quecksilber, Kadmium und weiterer Fremdstoffe. Oxidativer Stress schadet dem körpereigenen antioxidativen System einschließlich des wichtigen Nrf2-Signalweges und wirkt sich negativ auf die Energieproduktion in den Zellen sowie auf die Immunzellen selbst aus. Kurz gesagt ist oxidativer Stress ausgesprochen schlecht für ein gesundes Immunsystem. Molekularer Wasserstoff ist das optimale Mittel, um oxidativem Stress vorzubeugen oder bestehenden zu reduzieren, zum einen, weil er selektiv reaktive Sauerstoffspezies (ROS) im tatsächlich benötigten Umfang unschädlich macht, zum anderen, weil er das körpereigene antioxidative System aktiviert, sodass es Antioxidantien wie Glutathion, Superoxiddismutase (SOD) und Katalase produziert, die auch nitrosativen Stress bekämpfen, und zum Dritten, weil er den Nrf2-Signalweg anregt, der für das Immunsystem wichtig ist.[31] Dies alles bewirkt molekularer Wasserstoff auf subtile, dem Bedarf angepasste Weise – nie zu viel und nie zu wenig.

Immunsystem, Mitochondrienaktivität und endoplasmatisches Retikulum

Die Intelligenz des molekularen Wasserstoffs zeigt sich nicht nur in seiner selektiven antioxidativen Wirkung. Mit ebenso feinem Gespür für das, was wann, wo und in welcher Menge gebraucht wird, reguliert Wasserstoff das Immunsystem, die Mitochondrienaktivität und Stress im endoplasmatischen Retikulum, einem Gangsystem innerhalb der Zellen, das eine Vielzahl von Aufgaben erfüllt. Es ist für die Signalübertragung zuständig, bei der Kalziumionen vor allem in Muskel- und Nervenzellen aufgenommen und gespeichert werden. Kalzium ist für die Reizweiterleitung in Muskeln und Nerven ausgesprochen wichtig. Vereinfacht ausgedrückt, bedeutet das: Kalzium ist notwendig, damit wir unsere Muskeln gut einsetzen können und das Nerven-

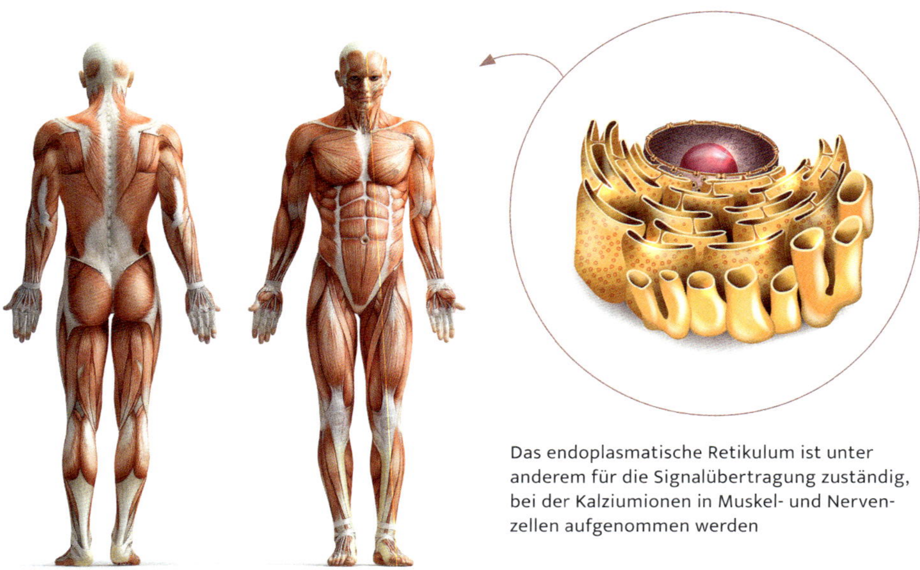

Das endoplasmatische Retikulum ist unter anderem für die Signalübertragung zuständig, bei der Kalziumionen in Muskel- und Nervenzellen aufgenommen werden system gut funktioniert. Außerdem ist das endoplasmatische Retikulum an der Produktion von Phospholipiden, Fettsäuren und Hormonen wie Geschlechtshormonen beteiligt. Bestimmte Enzyme im endoplasmatischen Retikulum erkennen schädliche, körperfremde Stoffe und verändern sie so, dass sie leichter ausgeschieden werden können. Nicht zuletzt sorgt das endoplasmatische Retikulum für die Neubildung von Proteinen, indem entsprechende Erbinformationen abgelesen werden. Auch wenn diese medizinischen Informationen für Sie nicht wirklich greifbar sein sollten: Diese Kurzbeschreibung zeigt sehr deutlich, wie wichtig es ist, das endoplasmatische Retikulum gesund zu erhalten und oxidativen Stress abzuwenden. Die Erkenntnisse über molekularen Wasserstoff helfen, die Dimension noch genauer einzuschätzen, die der Ausgleich zwischen oxidativen und reduzierenden Prozessen in unserem Körper hat.

Oxidativer Stress ist nicht einfach ein Phänomen von vielen, er steht vielmehr im Zentrum der meisten Erkrankungen und muss in seiner Komplexität gerade auch in der Therapie einbezogen und untersucht werden.

Molekularer Wasserstoff für ein gesundes Immunsystem

Das Immunsystem ist ein hochkomplexes und ausgeklügeltes Abwehrsystem, das über den gesamten Körper verteilt ist und uns vor Erregern, Parasiten und fremden, schädlichen Substanzen schützt. Seine beiden großen Verteidigungssysteme sind die unspezifische und die spezifische Abwehr, die unterschiedliche Strategien zur Verfügung haben, um unseren Körper gesund zu erhalten. Thymus, Milz, Mandeln, Lymphknoten und das Knochenmark wirken bei der Immunabwehr mit, Antikörper und Entzündungsreaktionen sind häufig eingesetzte Mittel, um nur einige Strategien zu nennen.

Während wir altern, altert auch das Immunsystem. Präziser ist es, zu sagen, die Alterung des Immunsystems ist ein wesentlicher Faktor des Alterungsprozesses überhaupt. Diese Alterung wird Immunoseneszenz genannt. Über alternde, seneszente Zellen können Sie auch an anderer Stelle in diesem Buch

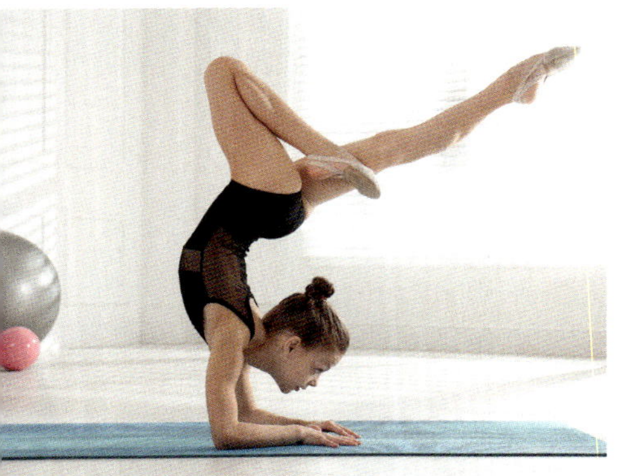

nachlesen. Die Immunoseneszenz ist der Hauptgrund, warum ältere Menschen an Gesundheit und Vitalität verlieren. Die Abwehrkraft wird schwächer, die Selbstreinigungsmechanismen und die Regenerationskraft des Körpers lassen nach, die Kraft der Mitochondrien, die Lebensenergie ATP zu produzieren, schwindet, der Stoffwechsel ist weniger aktiv, das Gehirn verarbeitet Informationen langsamer, die Produktion freier Radikale nimmt zu, Zellen können leichter entarten. All das ist kein unabänderliches Schicksal, dem wir ausgeliefert sind. Wir haben durch unsere Lebensführung Einfluss auf diese Prozesse, und wir können Mittel anwenden, die diese Veränderungen deutlich verlangsamen oder sogar umkehren.

Molekularer Wasserstoff hat zentral wichtige Eigenschaften, die das Immunsystem fit erhalten. Etwas müssen wir schon noch selbst tun – eine gute Ernährung, geistige und körperliche Bewegung und unsere Seele nähren.

Molekularer Wasserstoff reduziert gefährliche Entzündungen

Entzündungen sind eigentlich eine natürliche Reaktion auf Verletzungen und Infektionen, mit deren Hilfe Gewebe gereinigt und repariert wird. Akute Entzündungen gehen vorüber, chronische Entzündungen entstehen dagegen, wenn der Heilungsprozess gestört ist.

Aktuelle epidemiologische Studien, bei denen untersucht wird, wie häufig Krankheiten vorkommen und wie sie innerhalb der Bevölkerung verteilt sind, weisen darauf hin, dass es bei bis zu 25 Prozent aller Krebserkrankungen einen Zusammenhang mit chronischen Infektionen und chronischen Entzündungen gibt.[32] Oxidativer Stress und chronische Entzündungen sind ebenfalls eng verbunden, und Mittel, die in der Lage sind, speziell die reaktiven Sauerstoffspezies in den Mitochondrien zu beseitigen, eignen sich auch, um chroni-

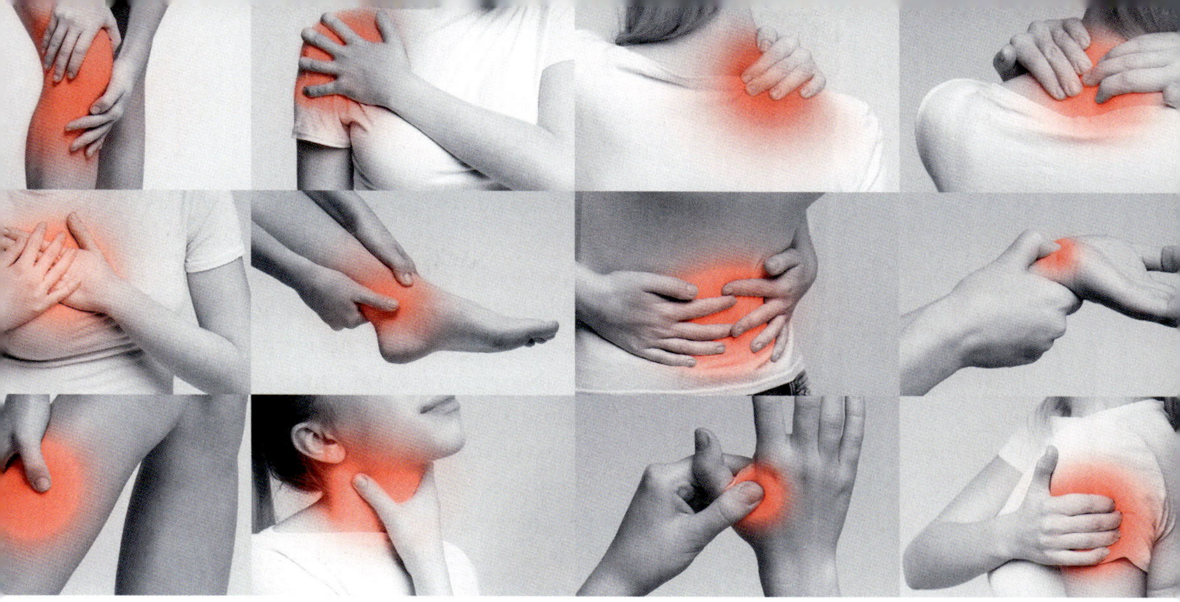

sche Entzündungen einzudämmen. Das gilt insbesondere für das Hydroxylradikal mit der stärksten oxidierenden Kraft. Es ist vor allem dieses Radikal, das oxidativen Stress in der DNA der Mitochondrien auslöst.[33]

Entzündungen sind eine häufige Folge von oxidativem Stress, dessen zerstörerische Wirkung im Körper nicht hoch genug eingeschätzt werden kann. Umfangreiche Forschungsarbeiten in den vergangenen 20 Jahren haben gezeigt, auf welche Weise dauerhafter oxidativer Stress zu chronischen Entzündungen führt, die ein Hauptgrund für die meisten chronischen Krankheiten sind. Bei vielen Erkrankungen treten oxidativer Stress und Entzündungen parallel auf, denn freie Sauerstoffradikale können sowohl Moleküle angreifen und oxidieren als auch Proteine und Gene so verändern, dass sie Signalkaskaden auslösen, die zu Entzündungen und chronischen Krankheiten führen. ROS-geschädigte Moleküle stimulieren Immunzellen, die heilende Entzündungsreaktionen auslösen sollen. Dabei werden auch entzündungsfördernde Zytokine wie IL-1 und IL-64 aktiviert, die wiederum reaktive Sauerstoffspezies (ROS) erzeugen – ein Teufelskreis. Außerdem wird der Signalweg NF-κB aufgerufen, der in der Immunantwort eine wichtige Rolle spielt und eigentlich Entzündungen hemmt. Dieser NF-κB-Mechanismus, der als regulierender Faktor wirken soll, kann außer Kontrolle geraten, wodurch NF-κB stattdessen an verschiedenen Entzündungskrankheiten beteiligt ist. Therapien, die den NF-κB-Signalweg positiv beeinflussen, werden deshalb intensiv erforscht,

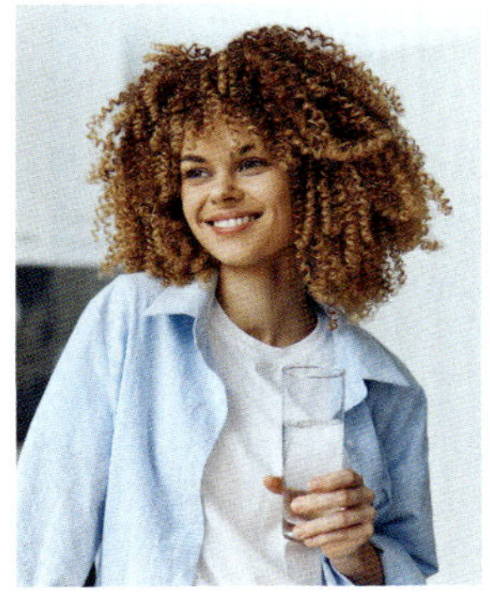

und molekularer Wasserstoff ist hier ein wichtiger Forschungsgegenstand.[34]

So erschien beispielsweise im Jahr 2020 eine doppelblinde, placebokontrollierte Studie in *Scientific Reports*, während der gesunde Testpersonen täglich 1,5 Liter Wasserstoffwasser über einen Zeitraum von 4 Wochen tranken. Die Placebogruppe bekam lediglich normales Wasser. In der Wasserstoffwassergruppe waren die Netzwerke, die Entzündungen und NF-κB-Signale auslösen, deutlich herunterreguliert. Die Wissenschaftler gehen davon aus, dass Wasserstoffwasser die antioxidative Kapazität erhöht und dadurch potenzielle Entzündungsreaktionen auch bei gesunden Erwachsenen verringert.[35]

Entzündungen sind nicht alle gleich – von gesunden Reaktionen bis zum Zytokinsturm

Ebenso wie reaktive Sauerstoffspezies sind Entzündungen nicht nur eine Gefahr, sondern ein wichtiges Werkzeug des Immunsystems. Molekularer Wasserstoff senkt die Bildung von entzündungsfördernden Zytokinen wie TNF-α, NF-κB, IL-6, IL-8 und IL-10 und hält das Gleichgewicht zwischen den T-Helferzellen Th1/Th2 im Immunsystem aufrecht. Diese Helferzellen setzen Zytokine frei, je nach Bedarf entzündungsfördernde oder entzündungshemmende.[36] Eine übermäßige Freisetzung entzündungsfördernder Zytokine kann einen Zytokinsturm bewirken, wie er bei schweren SARS-CoV-2- und anderen schweren Erkrankungen auftreten kann. Diese Entgleisung des Immunsystems ist potenziell lebensgefährlich, weil sich die Freisetzung von Zytokinen und die Antwort der Immunzellen gegenseitig verstärken. Diverse Studien widmeten sich der Frage, ob molekularer Wasserstoff einem Zytokinsturm vorbeugen oder ihn beruhigen kann. Eine dieser Studien wurde 2020 in *Frontiers in Pharmacology* publiziert und kam zu dem Ergebnis, dass der frühzeitige Einsatz von Wasserstoff bei Covid-19-Patienten vermutlich die Freisetzung von Zytokinen unterdrücken und Lungenschäden verringern kann.[37]

Der Immunometabolimus – ein neues Forschungsfeld

»Eure Nahrungsmittel sollen eure Heilmittel sein und
eure Heilmittel sollen eure Nahrungsmittel sein.«
– Hippokrates, griechischer Arzt, etwa 460 v. Chr. bis 370 v. Chr.

»Die Zelle ist, was sie isst« fasst die Erkenntnisse des relativ jungen Forschungsbereiches des Immunometabolismus zusammen. Er ist ein weiterer Baustein auf dem Weg zu einer ganzheitlichen, systemischen Betrachtungsweise des menschlichen Körpers. Ähnlich wie die Psychoneuroimmunologie, die schon seit Jahren den Zusammenhang zwischen Psyche und Immunsystem erforscht, befasst sich der Immunometabolismus mit der Verflechtung zwischen Stoffwechsel und Immunsystem. Welche Nährstoffe wir aufnehmen und wie sie verarbeitet werden, hängt nicht nur davon ab, wie die Energiebedürfnisse der Zellen sind, sondern wirkt sich direkt darauf aus, wie die Zellen funktionieren.

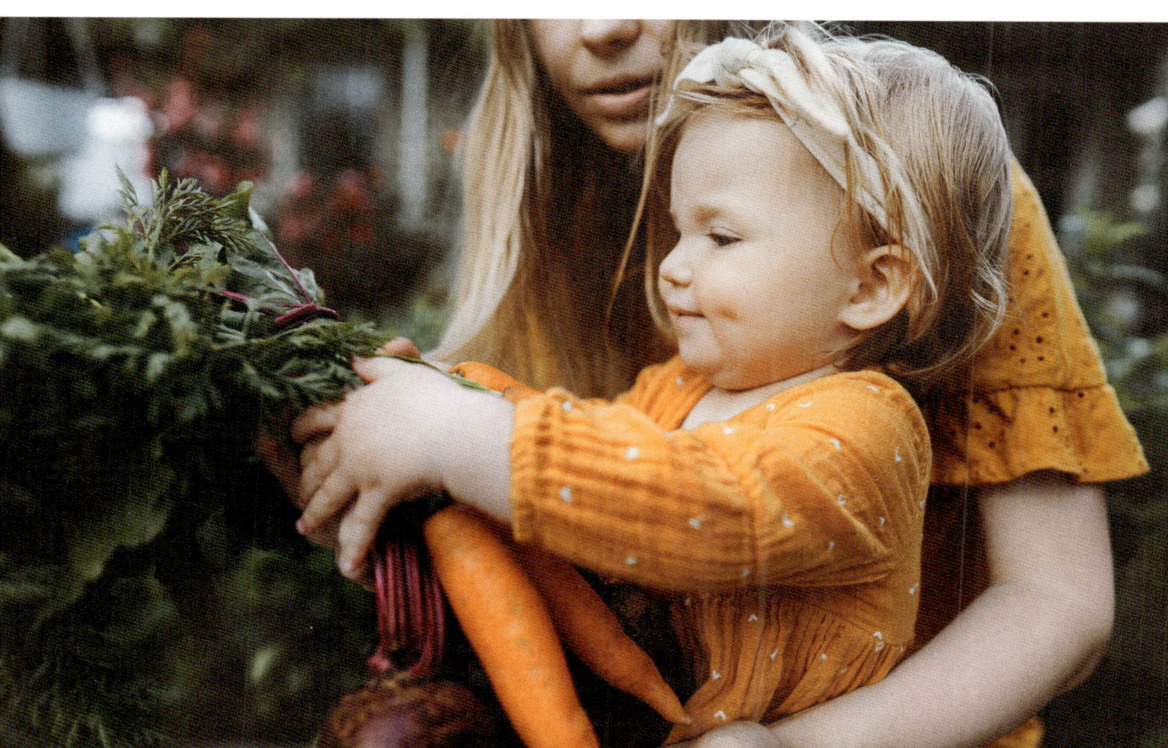

Der oft zitierte Rat des Hippokrates findet mit dem Immunometabolismus wissenschaftliche Bestätigung. Jede Zelle hat ihren eigenen Stoffwechsel, auch die Immunzellen. Wie gut sie genährt sind und dementsprechend funktionieren, entscheidet darüber, wie leistungsfähig das angeborene und das adaptive Immunsystem sind und ob es zu Entgleisungen kommt. Alles begann mit der Beobachtung, dass entzündungsfördernde Zytokine im Gewebe fettleibiger Menschen Stoffwechselkrankheiten auslösen. Das führte zu der Erkenntnis, dass Stoffwechsel und Immunsystem untrennbar miteinander verbunden sind.

Im Zuge weiterer Studien zum Krebsstoffwechsel wurde der Stoffwechsel der Immunzellen untersucht. Es zeigte sich, dass Stoffwechselwege eng verbunden sind mit der Zellsignalisierung und der Zelldifferenzierung. Das bedeutet, dass manche Immunzellen einzigartige, eigene Stoffwechselprogramme entwickeln, um optimal funktionieren zu können. Was diese Zellen aufnehmen, wie viel und wann, bestimmt darüber, wie schlagkräftig sie sind und wie gut sie ihre Aufgaben erfüllen können.

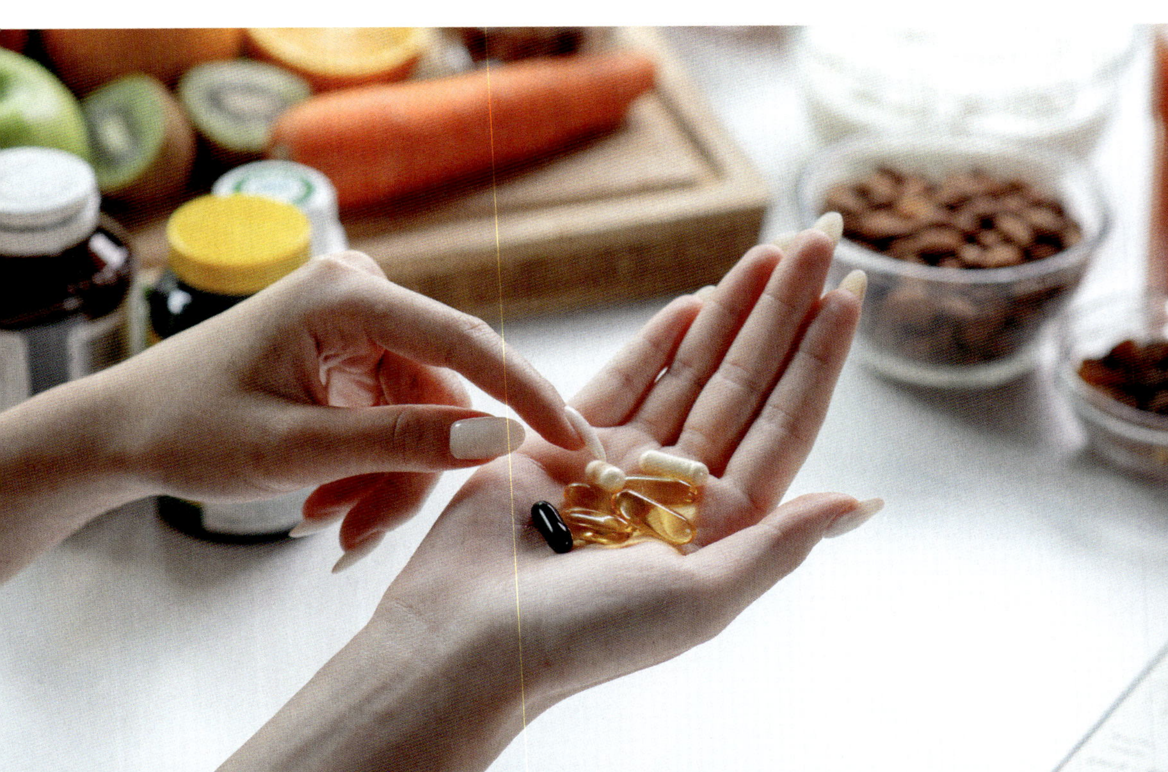

Immunzellen brauchen – wie alle anderen Zellen auch – eine wirklich gute Ernährung und meist zusätzlich die Aufnahme von Nahrungsergänzungsmitteln, um ihre volle Abwehrkraft zu entfalten und möglichst langsam zu altern. Ausgestattet mit diesem Wissen, können neue Behandlungsstrategien für viele Krankheiten entwickelt werden, angefangen von Krebs über Autoimmunerkrankungen bis hin zum metabolischen Syndrom.[38] Der Immunometabolismus widmet sich der Frage, welchen Einfluss Ernährung und Heilmittel auf diese Stoffwechselprogramme haben. Die Erkenntnisse aus diesem Forschungszweig werden die Zukunft der Medizin entscheidend prägen.

Molekularer Wasserstoff hat einen positiven, ordnenden Einfluss auf den Stoffwechsel und insbesondere auf die Leber. Mehr darüber erfahren Sie im Kapitel »Molekularer Wasserstoff im Stoffwechsel und bei Stoffwechselerkrankungen« ab Seite 105.

Silent Inflammations und das angeborene Immunsystem

Viele Erkrankungen entstehen durch überschießende Entzündungsreaktionen, die schwere Erkrankungen auslösen. Vor allem die sogenannten *»silent inflammations«*, die stillen Entzündungen, sind gefürchtet. Sie werden oft lange nicht bemerkt und können zahlreiche Erkrankungen verursachen: Diabetes mellitus und dessen Spätfolgen wie Nephropathie (Nierenerkrankungen und Bluthochdruck), Herz-Kreislauf-Erkrankungen, Fettleber, entzündlich-rheumatische Erkrankungen, scheinbar grundlose, wiederkehrende Entzündungen des angeborenen Immunsystems, die sich auf der Haut, auf Schleimhäuten, an Gelenken und Knochen oder im Magen-Darm-Trakt zeigen können, sowie Asthma. Bei all diesen und weiteren Erkrankungen muss an oxidativen Stress und an ein offensichtliches oder noch nicht entdecktes Entzündungsgeschehen im Immunsystem gedacht werden.

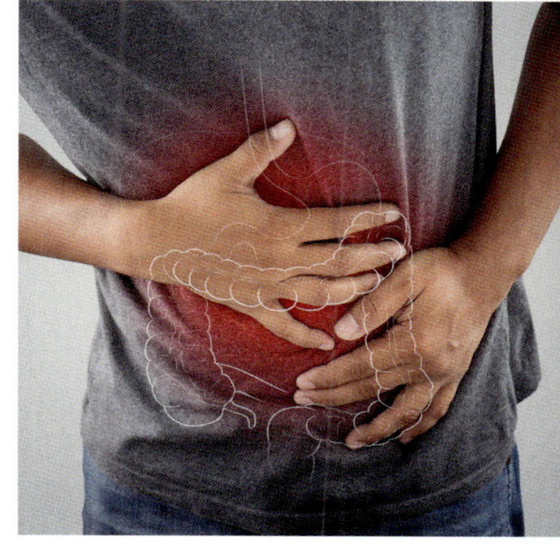

Molekularer Wasserstoff stärkt die Immunzellen durch seinen Einfluss auf die Genexpression

Genexpression – das scheinbar komplizierte Wort hat eine einfache Bedeutung. In unserem Erbgut sind Eigenschaften und Programme angelegt, die auch eine Erbanlage für eine bestimmte Krankheit, zum Beispiel Krebs, enthalten können. Aber Anlage und Realisierung sind nicht zwingend das Gleiche. Die Genexpression ist der Vorgang, bei dem die in den Genen gespeicherten Informationen abgelesen und umgesetzt werden. Verschiedene Einflüsse können hier eingreifen und die Genexpression positiv oder negativ beeinflussen. Ein Krebsgen muss beispielsweise nicht in jedem Fall abgelesen werden. Auch der Schweregrad, in dem sich eine in den Genen angelegte Krankheit äußert, ist nicht von Anfang an festgelegt. Man kann die Anlage für Krebs haben, ohne Krebs zu bekommen. Ebenso kann beispielsweise die im Erbgut verankerte Fähigkeit, das antioxidative System zu aktivieren, positiv, negativ oder in zu geringem Umfang umgesetzt werden. Die Genexpression wirkt sich überall aus: im Stoffwechsel, im Immunsystem, in der Leber, im Neuaufbau von Knochen, Gelenken und Geweben und so weiter.

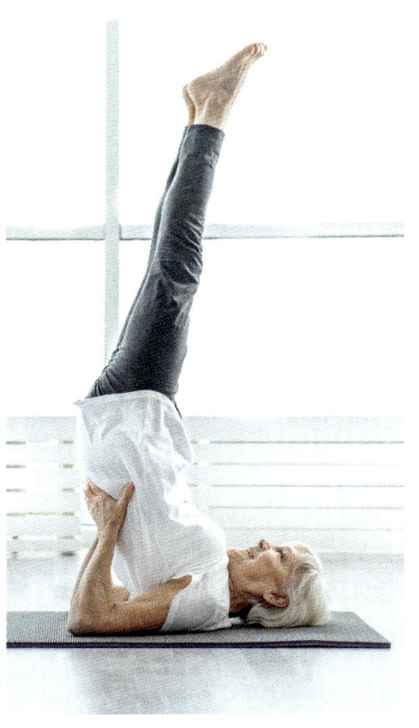

Molekularer Wasserstoff lenkt die Genexpression in eine positive Richtung. Wenn Immunzellen beispielsweise fremde Mikroorganismen im Körper entdecken, übermitteln sie Signale an ihren Zellkern, wodurch die Genexpression so verändert wird, dass sie Erreger effektiv bekämpfen können. Dieser Vorgang muss aber nicht immer optimal und im gewünschten Sinn ablaufen. Es können überschießende Reaktionen der Immunzellen entstehen oder eine zu geringe Reaktion, ungefährliche Eiweiße können als gefährlich eingestuft werden und Autoimmunreaktionen auslösen. Molekularer Wasserstoff kann diese und ähnliche Vorgänge so lenken, dass sie der Gesundheit dienen, statt ihr zu schaden.

Studien belegen seine günstige Wirkung für das Immunsystem und den Stoffwechsel im Zellkern. So zeigte eine Tierstudie von 2016, dass das Trinken von Wasserstoffwasser die Genexpression von Genen, die am Stoffwechsel von Fettsäuren und Steroiden beteiligt sind, verbesserte, wodurch die Leber effizienter arbeitete. Bei Wildtyp-Mäusen, die mit einer fettreichen Diät gefüttert wurden, verlängerte sich dadurch die durchschnittliche Lebenserwartung.[39]

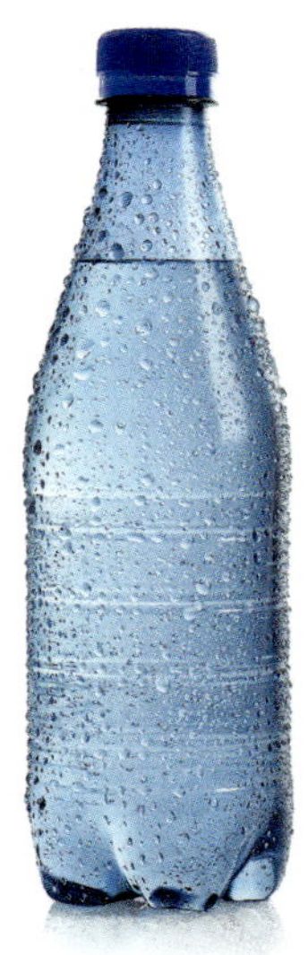

In einer vom Helmholtz-Institut veröffentlichten Pressemitteilung mit dem Titel »Gleichgewicht im Immunsystem hängt von Fettstoffwechsel ab« heißt es: »In einem gesunden Körper herrscht ein sorgfältig geregeltes Gleichgewicht zwischen verschiedenen Immunzellen. Ist diese Balance gestört, können beispielsweise chronisch-entzündliche Darmerkrankungen oder Autoimmunerkrankungen wie Multiple Sklerose entstehen. Wissenschaftler des Twincore haben nun – in Kooperation mit Wissenschaftlern des Helmholtz-Zentrums für Infektionsforschung (HZI) in Braunschweig und der Medizinischen Hochschule Hannover (MHH) – einen neuen Weg gefunden, wie sie dieses Gleichgewicht zwischen den Immunzellen beeinflussen können: Sie verändern den Stoffwechsel der Immunzellen während ihrer Entstehung und beeinflussen so die Bildung der einen oder anderen Sorte von Immunzellen. Die Ergebnisse dieser translationalen Studie wurden in *Nature Medicine* veröffentlicht.«[40]

Molekularer Wasserstoff ist ein Freund des Lebens und der Zellen. Das zeigt sich auch darin, dass Wasserstoff die Nährstoffaufnahme erhöht, was auch dem Immunsystem zugutekommt. Wenn wir uns gut ernähren, sorgt Wasserstoff dafür, dass alle Vitalstoffe optimal verwertet werden. Ein Beispiel dafür ist, dass Wasserstoffgas die Verdauung von Eiweißen durch das Enzym Pepsin im Magen anregt[41] und die Leberfunktion deutlich verbessert.

Molekularer Wasserstoff und Covid-19

Gibt es natürliche Mittel gegen Covid-19 und ähnliche Atemwegserkrankungen? Die Antwort ist Ja. So wurde unter anderem festgestellt, dass hohe Dosen an Vitamin D_3 dazu führten, dass die Schwere der Erkrankungen deutlich verringert wurde, die Genesung schneller voranschritt und Krankenhausaufenthalte kürzer wurden. Molekularer Wasserstoff adressiert die grundlegenden Auswirkungen einer solchen Erkrankung: eine entgleiste Bildung von reaktiven Sauerstoffspezies, Zytokinen und weiteren entzündungsfördernden Stoffen.

Zum Beispiel belegt eine Studie aus dem Jahr 2023, dass die Gabe von molekularem Wasserstoff und Sauerstoff den Krankenhausaufenthalt von Patienten mit einer normal verlaufenden Covid-19-Erkrankung deutlich verkürzt im Vergleich zu der Gruppe, die nur Sauerstoff erhielt.[42]

Ebenfalls im Jahr 2023 griff eine Metastudie die aus China stammende Empfehlung auf, Patienten mit Covid-19-Pneumonie Wasserstoffmoleküle in-

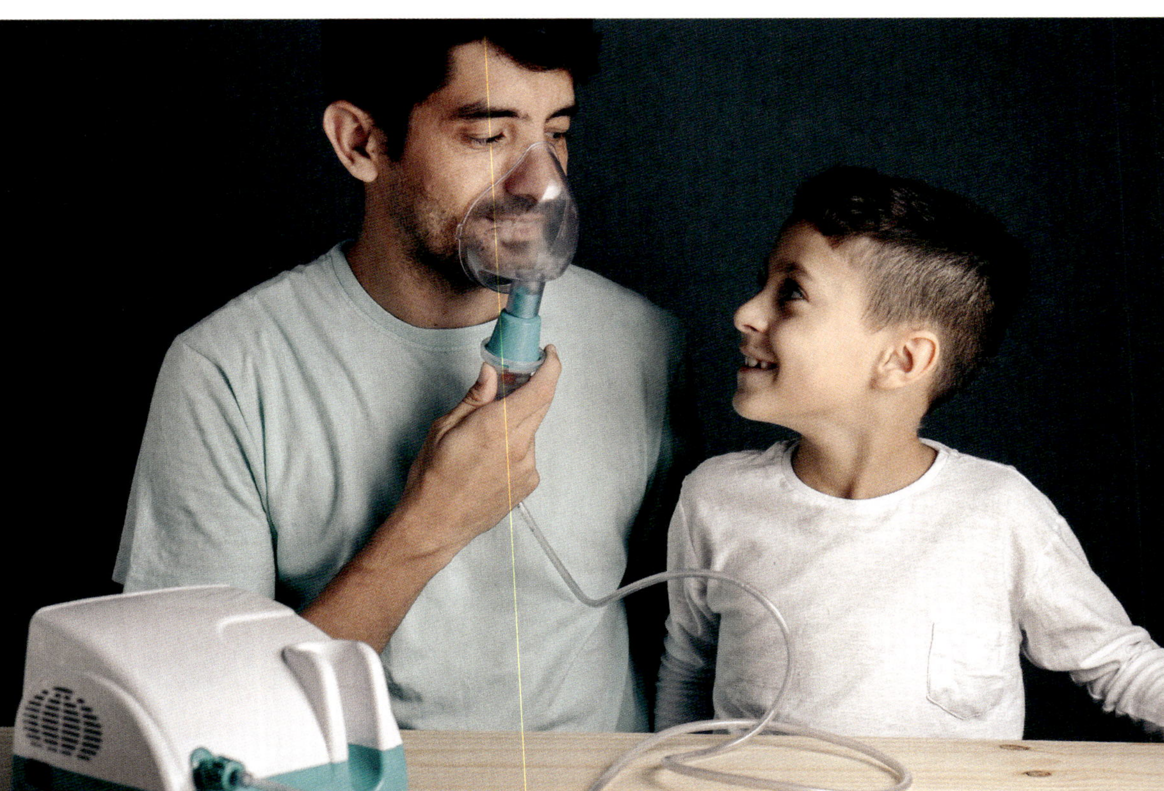

halieren zu lassen. »Molekularer Wasserstoff«, so die Wissenschaftler, »hat aufgrund seiner Sicherheit und seines möglichen Nutzens eine vielversprechende Zukunft in der Therapeutik. [...] Er könnte eine zentrale Rolle als Antioxidans, bei der Regulierung des Immunsystems, bei entzündungshemmenden Aktivitäten (mitochondrialer Energiestoffwechsel) und beim Zelltod (Apoptose, Pyroptose und Autophagie) spielen, indem er die Bildung übermäßiger reaktiver O_2-Spezies reduziert und die Transkriptionsfaktoren in den Zellkernen verändert.«[43] Zu Wirksamkeit von Wasserstoff bei Covid-19 sind eine ganze Reihe positiver Studien erschienen, die bei Interesse zum Beispiel bei PubMed aufgerufen werden können.

Molekularer Wasserstoff und das Mastzellenaktivierungssyndrom (MCAS)

Mastzellen sind ein sehr wichtiger Teil des Immunsystems. Sie bilden die erste Verteidigungslinie gegen krank machende Erreger und finden sich deshalb vor allem dort, wo der Körper am stärksten mit der Umwelt verbunden ist, so zum Beispiel in den Atemwegen, im Magen-Darm-Trakt und in den Schleimhäuten. Sie sind Millionen Jahre alt und bilden die erste Form der Immunabwehr. Mastzellen sind höchst »erfahrene« Kämpfer gegen Krankheiten und für die Heilung von Wunden. Im Laufe der Evolution haben sie gelernt, mit Zellen und Geweben zu kommunizieren, indem sie Botenstoffe wie Histamin und Heparin ausschütten, die sie gespeichert haben, oder wie Zytokine, die sie selbst produzieren. Diese Botenstoffe sorgen dafür, dass eine Reaktion des Immunsystems eingeleitet wird. Dazu zählen die allergischen Reaktionen des Soforttyps (Typ-1-Allergie) und Entzündungen. Mastzellen sind nicht gerade faul: »Inzwischen ist bekannt, dass Mastzellen über 1000 Botenstoffe bzw. Mediatoren besitzen, die sie bei Bedarf ein-

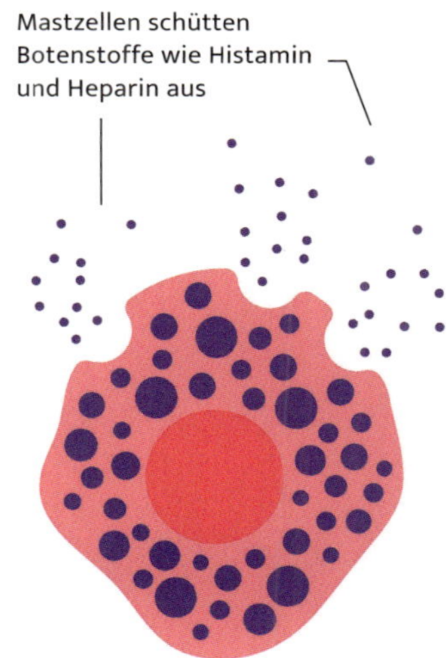

setzen können, um andere Gewebe im Körper dazu zu veranlassen, Dinge zu tun oder zu lassen. Dieses Wissen über Mastzellmediatoren ist relativ neu – noch 2018 ging man von 200+ Mediatoren aus. Auch bei MCAS sind nicht alle Mediatoren gestört, und nicht alle Mastzellen im Körper«, heißt es auf den Seiten der Mastzellenhilfe.[44] Mit den Jahren nimmt die Zahl der Mastzellen zu, weshalb angenommen wird, dass Mastzellen und die von ihnen ausgeschütteten Stoffe am Alterungsprozess beteiligt sind.

Lange Zeit war das sogenannte Mastzellenaktivierungssyndrom (MCAS) kaum bekannt. Bei dieser komplexen Krankheit sind die Mastzellen überaktiv und schütten zu große Mengen an immunaktivierenden Stoffen aus, und zwar nicht nur zu viele, sondern auch über einen langen Zeitraum, zum falschen Zeitpunkt oder im falschen Körperbereich. Die Symptome sind sehr unterschiedlich, je nachdem, welcher Teil des Körpers betroffen ist, und führen deshalb oft zu einer Fehldiagnose. Häufig ähneln sie einer chronisch-entzündlichen Erkrankung oder einem Reizdarmsyndrom. Weitere Symptome sind Verdauungsstörungen, Krämpfe und Muskelschmerzen, Schwindel, allergische Reaktionen zum Beispiel auf der Haut wie Jucken und Rötungen, Gelenkschmerzen, Sehstörungen, Atemnot, Durchfälle, Schlaflosigkeit, Herzrasen vor allem in der Nacht, Angstzustände und Panikattacken, Depressionen, Atemnot, Schweißausbrüche, Tinnitus und eine zu starke Reaktion gegen alle möglichen Einflüsse von außen, zu denen auch Naturheilmittel zählen können. Diese Vielfalt möglicher Folgen einer MCAS machen eine Diagnose schwer.

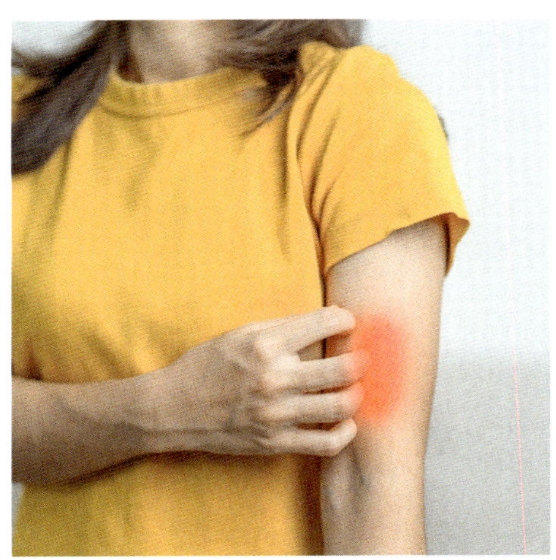

Vor allem das Gewebshormon Histamin stellt ein großes Problem dar. Es wird im Körper aus der semiessenziellen Aminosäure Histidin gebildet, weshalb es angeraten ist, mit einer zusätzlichen Einnahme von Histidin vorsichtig zu sein. Histamin spielt bei vielen Vorgängen im Körper eine wichtige Rolle, vor allem bei schnell aufflammenden Ent-

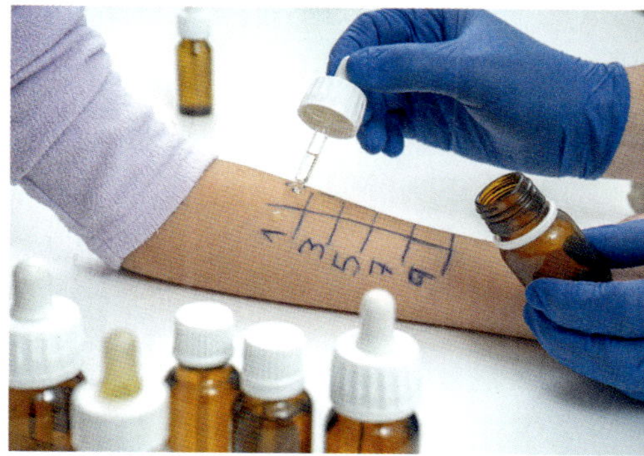

zündungsreaktionen, die eigentlich als Abwehrreaktion gedacht sind, die aber entgleisen können. Viele Menschen leiden heute an einem Histaminüberschuss beziehungsweise einer Histaminintoleranz (Histaminunverträglichkeit), auch wenn sie kein MCAS haben. Ein Bluttest zeigt, wie hoch der Histaminspiegel ist. MCAS-Betroffene sollten Histamin ohnehin meiden.

Kennzeichen der MCAS ist also eine übermäßige Ausschüttung von Botenstoffen, sogenannten Mediatoren, was eigentlich eine hilfreiche Abwehrreaktion des Immunsystems sein sollte. Als eines der Instrumente des Immunsystems sind Mastzellen vor allem für die Bildung entzündungsfördernder Stoffe wie Zytokine zuständig.[45] Bisher ist die Erkrankung noch kaum behandelbar. Wissenschaftler suchen deshalb unter Hochdruck nach neuen Wirkstoffen, um die Überreaktion zu normalisieren. Molekularer Wasserstoff wirkt regulierend – also ebenso anregend wie dämpfend – auf das Immunsystem, ist daher antiallergisch, hemmt Entzündungen und reduziert oxidativen Stress, um nur einige Eigenschaften zu nennen. Es ist bekannt, dass reaktive Sauerstoffspezies (ROS), also oxidativer Stress, bei der Ausschüttung der Mastzellmediatoren eine wichtige Rolle spielen.[46,47] Da molekularer Wasserstoff das perfekte Mittel ist, um ROS zu dezimieren, und er außerdem das Immunsystem und damit die Mediatorenausschüttung dämpfen kann, bietet sich Wasserstoff zur Behandlung von MCAS und weiteren Entzündungskrankheiten an.[48]

MCAD, MCAS und Mastozytose

Das Mastzellenaktivierungssyndrom (MCAS) und die Mastozytose sind beide Formen einer Mastzellenaktivierungserkrankung (MCAD). Während bei der Mastozytose eine krankhaft erhöhte Zahl an Mastzellen produziert wird, ist das beim Mastzellenaktivierungssyndrom nicht immer der Fall. Bei MCAS sind die Mastzellen überaktiv und schütten übermäßig viele Botenstoffe aus.

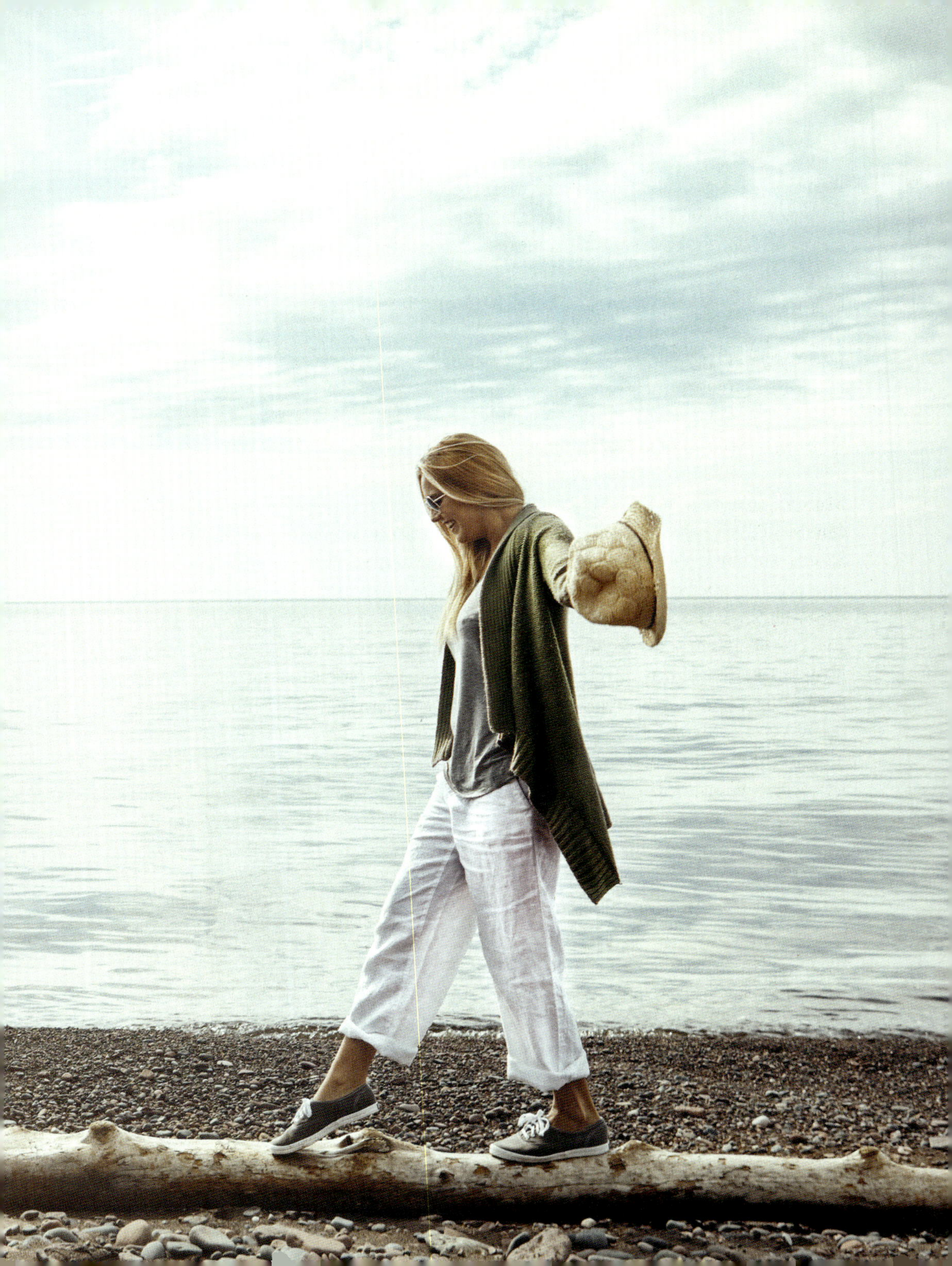

Warum die Mitochondrien molekularen Wasserstoff lieben

Der große Vorteil eines winzigen Moleküls

Mitochondrien sind komplexe Gebilde mit einer Doppelmembran. Sie besitzen zwei dünne Materialschichten, die selektiv Moleküle passieren lassen oder abwehren. Die äußere Membran ist relativ durchlässig für kleine Moleküle und große Proteine, die innere Membran ist dagegen kaum durchlässig.[49] Das bedeutet, dass die meisten Antioxidantien nicht in die Mitochondrien gelangen können, um reaktive Sauerstoffspezies (ROS) abzufangen.[50] Als kleinstes Molekül in der Natur kann sich molekularer Wasserstoff leicht überall ausbreiten und in die Zellmembran eindringen, wo er in den Mitochondrien und im Zellkern wirken kann.

Da die Mitochondrien die Hauptursache für oxidativen Stress sind, ist molekularer Wasserstoff ein »aufstrebender Stern in der Gasmedizin als Nährstoff, der auf die Mitochondrien abzielt, indem er das antioxidative Keap1-Nrf2-System aktiviert«, so der Titel einer im November 2023 in *Antioxidants (Basel)* publizierten Studie.[51] Tyler LeBaron, Spezialist für molekularen Wasserstoff, und sein Team bezeichnen Wasserstoff als Redox-Adaptogen, das sowohl oxidativen Stress reduzieren als auch oxidierend wirken kann.[52]

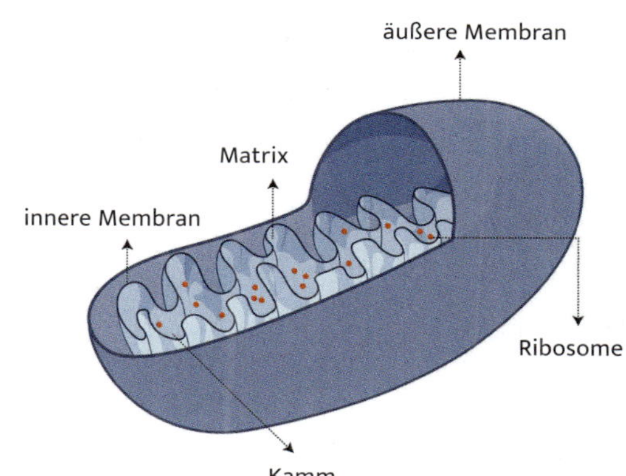

Die Wirkung von Wasserstoff und Vitamin C auf die Mitochondrien: ein Vergleich

Im Jahr 2021 erschien eine interessante Studie im Fachjournal *Frontiers of Physiology*. Es ging um einen Vergleich zwischen der antioxidativen Wirkung einer Wasserstoffgasinhalation und der Gabe von Vitamin C, nachdem die Testratten 60 Minuten lang auf einem Laufband trainiert hatten. Warum sind Antioxidantien nach Sport wichtig, nicht nur für Ratten, sondern auch für Menschen? Die Antwort ist simpel: Intensives Training erhöht die Produktion von ROS, weil mehr Sauerstoff aufgenommen wird.

Nach dem Training stiegen die ROS-Marker im Blut der Tiere erwartungsgemäß an. Der Anstieg war jedoch bei der Wasserstoffinhalationsgruppe deutlich niedriger als in der Placebogruppe. Der Vergleich mit der Vitamin-C-Gruppe fiel differenzierter aus. Vitamin C ist ein starkes Antioxidans, das Wasserstoff spendet und so auch eine indirekte antioxidative Wirkung ausübt. Der Unterschied zeigte sich in der Wirkung auf die Mitochondrien: Nachdem Vitamin C eine große Menge an freien Radikalen abgefangen hatte, wurden bestimmte Signalmoleküle blockiert, wodurch weniger Mitochondrien gebildet wurden. »Bemerkenswert ist«, so die Forscher, »dass die Wasserstoffinhalation den Prozess der mitochondrialen Biogenese nach dem Training

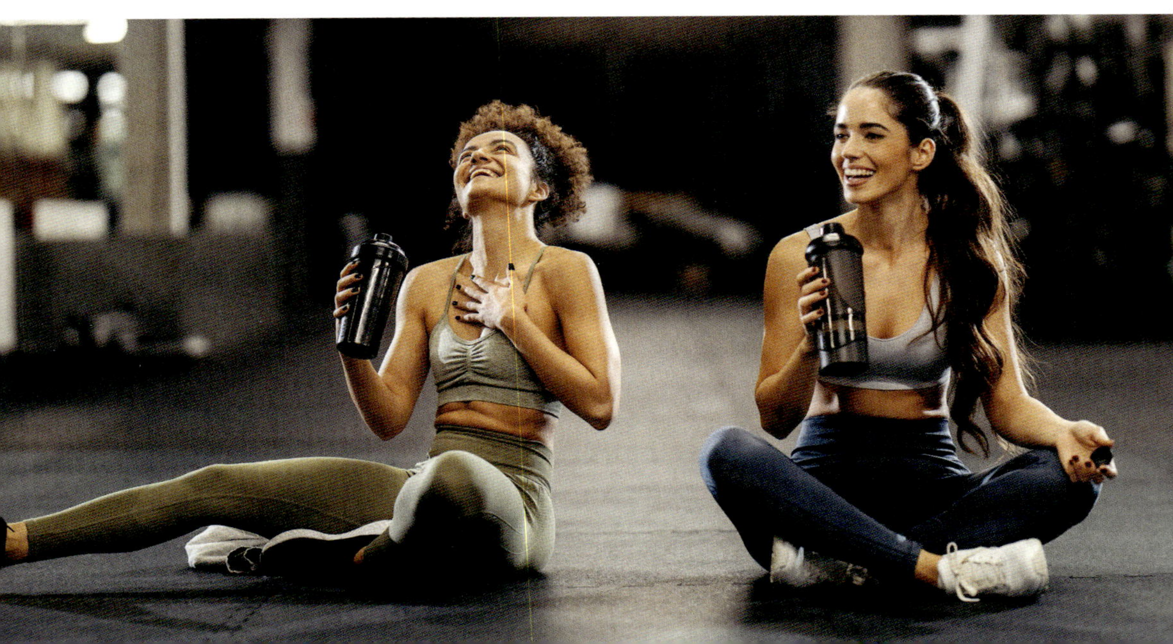

nicht abschwächte, wie dies bei der Vitamin-C-Supplementierung der Fall war, und dass sie sich auch nicht auf die durch ROS aktivierten Schlüsselsignalmoleküle auswirkte. Nach der Wasserstoffinhalation waren diese Signalmoleküle signifikant höher als in der Vitamin-C-Gruppe.«[53]

Vitamin C – das Supervitamin

Dieses Ergebnis spricht in keiner Weise gegen die Aufnahme von Vitamin C. Die Aufgaben dieses Vitamins sind so umfassend, dass man ohne Weiteres ein ganzes Buch darüber schreiben könnte. Es wird zum Beispiel für die Bildung und den Stoffwechsel von Vitamin B_6 und die Aminosäuren Tyrosin und Tryptophan gebraucht; es ist an der Umwandlung von Cholesterin in Gallensäuren beteiligt und senkt daher den Cholesterinspiegel, und es erhöht die Eisenaufnahme im Darm. Als Antioxidans schützt Vitamin C den Körper vor freien Radikalen, und vor Gift- und Schadstoffen.

Die Aufnahme von Vitamin C ist absolut unerlässlich für den Menschen, der im Gegensatz zu Tieren die Fähigkeit verloren hat, selbst Vitamin C zu bilden. Wenn Tiere krank sind, produzieren sie selbst große Mengen an Vitamin C. Die offiziell angegeben Werte liegen deutlich unter dem Niveau, das wir brauchen, um gesund zu bleiben. Ein Mangel kann Anämie (Blutarmut), Infektionen, Zahnfleischbluten, schlechte Wundheilung, Muskelschwund, mangelnde Kollagenbildung, Fehlfunktionen im Organismus und vieles mehr nach sich ziehen. Der extreme Vitamin-C-Mangel auf den Schiffen in früheren Zeiten führte dazu, dass die Seeleute an Skorbut starben, eine Krankheit, bei der die Blutgefäße brüchig werden. Hohe Vitamin-C-Gaben haben sich deshalb unter anderem bei hohem Cholesterinspiegel (ein Versuch des Körpers, die Blutgefäße abzudichten) und Parodontose bewährt.

Empfehlenswert ist, Wasserstoff und Vitamin C parallel aufzunehmen. Wasserstoff sorgt für die optimale Neutralisation reaktiver Sauerstoffspezies (ROS) und hält die Signalfunktion für die Mitochondrienbildung aufrecht, während Vitamin C sich außer als Radikalfänger unter anderem um die Immunfunktion, bestimmte Stoffwechselreaktionen, den Aufbau des Bindegewebes, die Verwertung von Eisen sowie die Bildung von Gallensäuren und Katecholaminen wie Noradrenalin und Adrenalin kümmert.

Molekularer Wasserstoff als aussichtsreiche Therapie bei Störungen und Erkrankungen der Mitochondrien

Wie kann man die Mitochondrien schützen oder anregen? Dieser zentralen Frage ist ein ganzer Forschungszweig gewidmet. Die Entdeckung oder Entwicklung von Substanzen und Technologien, die dazu in der Lage sind, sind ausgesprochen wichtig für den zukünftigen Erfolg der Medizin. Mitochondriale Schäden, die durch oxidativen Stress verursacht werden, sind eine bedeutende Ursache für viele neurodegenerative Erkrankungen, ebenso wie für Stoffwechselerkrankungen. Aber auch bei Patienten mit Diabetes mellitus, Schlaganfall, rheumatoider Arthritis, Herz-Kreislauf-Erkrankungen und Krebspatienten, die eine Strahlenbehandlung erhalten, weisen die Mitochondrien Schäden auf. Untersuchungen zeigen, dass zum Beispiel Herz-Kreislauf-Erkrankungen, Krebs, Stoffwechselerkrankungen, neurodegenerative Erkrankungen, Zellalterung und Alterung mit Störungen in den Mitochondrien verbunden sind.[54,55,56]

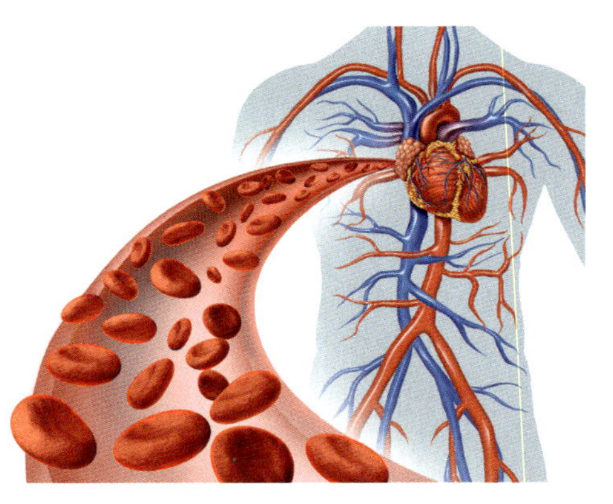

Störungen in den Mitochondrien sind ein hochgradig ernst zu nehmender Zustand, was leicht nachvollziehbar ist. Ohne Energie läuft nichts, und der Mangel, der durch eine zu geringe Energieproduktion entsteht, hat weitreichende Folgen bis hinein in die Art und Weise wie sich genetische Anlagen manifestieren. So können beispielsweise apoptotische Signale ausgelöst werden, die einen programmierten Zelltod hervorrufen, wodurch eigentlich gesunde Zellen zugrunde gehen können.

Der Transport von Aminosäuren, Eiweißen und Fettsäuren braucht Energie, ebenso die Zellen des Immunsystems, Muskeln, Nerven und energieintensive Organe wie Gehirn und Herz – in unserem Körper geschieht nichts ohne Energie. Schäden an Genen, welche die Funktion der Mitochondrien regulieren, können zahlreiche, oft gefährliche Fehlfunktionen auslösen. An-

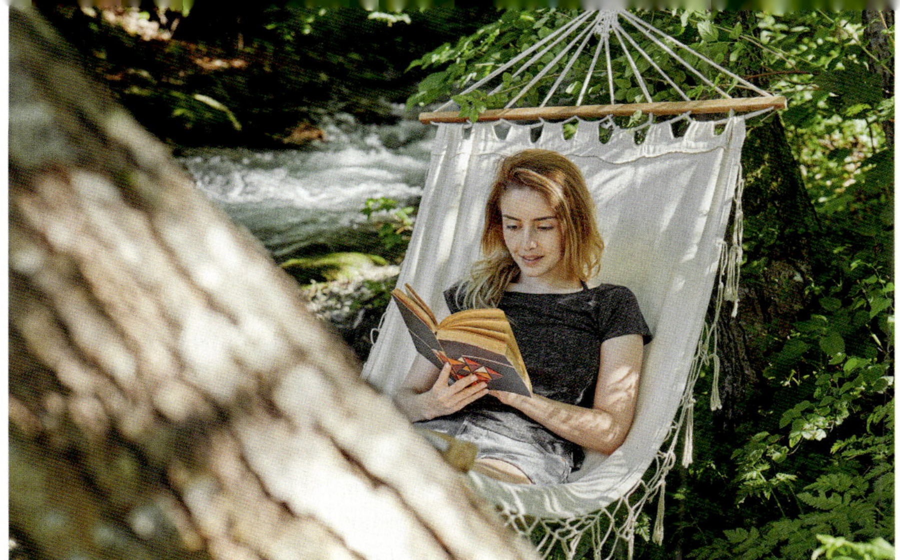

gesichts der fundamentalen Wichtigkeit der Mitochondrien soll dieses Buch auch ein Aufruf sein, sich bewusst um einen ausgeglichenen Oxidations-Reduktions-Haushalt zu kümmern, sich mit den Faktoren, die oxidativen Stress überhandnehmen lassen, auseinanderzusetzen und frühzeitig Gegenmaßnahmen zu ergreifen.

Untersuchungen wie eine 2011 in *Medical Gas* veröffentlichte Studie[57] und eine weitere, die 2020 in *BioMed Research International* erschien[58], zeigen, dass Wasserstoff bei mitochondrialer Schwäche hilfreich ist. Ebenfalls 2020 fand ein Forscherteam heraus, dass die Inhalation von Wasserstoff erschöpfte Immunzellen ($CD8^+$-T-Zellen) bei Lungenkrebspatienten wiederherstellen kann.[59] Dieses Phänomen war bereits zuvor bei Darmkrebs beobachtet worden. Die Wissenschaftler gehen davon aus, dass diese Wirkung durch die Aktivierung der Mitochondrien zustande kam.[60]

Die Mitochondrien: Dreh- und Angelpunkt für die Wirkung von molekularem Wasserstoff

Im November 2023 erschien eine Metastudie im Fachjournal *Frontiers in Cell and Developmental Biology*, in der die experimentellen Belege für die Wirkungen von Wasserstoff auf die Mitochondrien zusammengefasst wurden. Außerdem wurde ein Überblick über die Stoffwechselwege gegeben, die diesen

Wirkungen zugrunde liegen. In allen Studien wird die antioxidative Wirkung und die Steuerung der Apoptose, des programmierten Zelltodes, hervorgehoben. Wasserstoff regt die Bildung neuer Mitochondrien an. Solange neue Mitochondrien gebildet werden, behalten wir unsere Energie, Frische, Jugendlichkeit und geistige Leistungskraft. Störungen in der Mitochondrienbildung wurden dagegen im Alter und bei Seneszenz gefunden, dem Phänomen, bei dem nach einer bestimmten Zahl von Zellteilungen keine neuen Zellen gebildet werden. Bei metabolischen und neurodegenerativen Erkrankungen sowie bei Krebs werden meist zu wenig neue Mitochondrien gebildet. Dank seines Einflusses auf die Genexpression ist Wasserstoff in der Lage, PGC1α zu aktivieren, einen Faktor, der für den Energiestoffwechsel und die Mitochondrien besonders wichtig ist. PGC1α ist nur einer aus einer Reihe Faktoren, die Wasserstoff zugunsten der Mitochondriengesundheit aktiviert. Diese und weitere Wirkungen belegen, dass Wasserstoff die Mitochondrien schützen und Störungen verringern kann.[61]

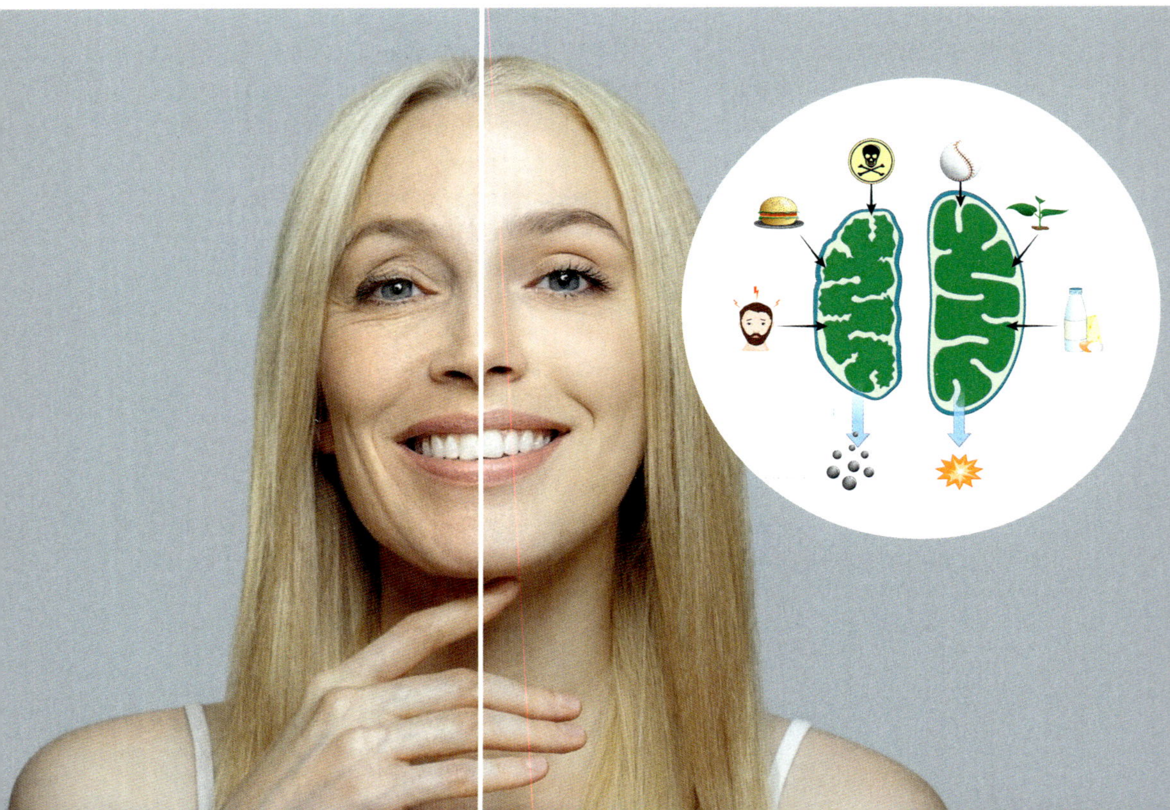

Wenn wir über das Älterwerden und über Anti-Aging, ein Begriff, dem wir überall begegnen, nachdenken, kommen wir bei den Mitochondrien an, denn die Menge an Energie, die uns zur Verfügung steht, ist die Basis eines gesunden Menschen, dessen biochemische Abläufe gut funktionieren, der sich erneuern und verjüngen kann und der seelisch und geistig präsent und klar ist. Mehr darüber finden Sie im Kapitel »Anti-Aging und Energiegewinn mit molekularem Wasserstoff« ab Seite 93.

Molekularer Wasserstoff aktiviert das antioxidative Abwehrsystem Keap1-Nrf2

Da Wasserstoff leicht in die Zellen und Mitochondrien eindringen kann, kann er dort den antioxidativen Signalweg Keap1-Nrf2 aktivieren, welcher der häufigste Signalweg ist, über den Nrf2 ausgelöst wird. Nrf2 ist der zentrale Regulator für einen ausgeglichenen Oxidations-Reduktions-Haushalt in der Zelle. Seine Schlüsselrolle in der Genexpression bestimmt in hohem Maße, welche und wie viele antioxidative Stoffe und Entgiftungsenzyme freigesetzt werden. Wir sehen ein weiteres Mal, dass molekularer Wasserstoff viele seiner Wirkungen indirekt über den Umweg einer Aktivierung von Stoffen und Signalwegen erreicht, die dann die Aufgabe ausführen.

Der Unterschied in der Aktivierungsstärke von Keap1-Nrf2 mit und ohne Wasserstoff ist deutlich nachweisbar. Keap1-Nrf2 ist ausgesprochen wichtig für den Schutz vor oxidativen Schäden, um die Leistung der Mitochondrien zu verbessern und Krankheiten vorzubeugen. Auch Entgiftungsreaktionen in der Zelle werden so angestoßen.[62]

Molekularer Wasserstoff unterstützt Coenzym Q10, das für die Energieproduktion wichtig ist

Ein in dem Band *Molecular Hydrogen in Health and Disease* veröffentlichter Übersichtsartikel beschreibt, dass molekularer Wasserstoff eine spezielle Wirkung auf die Funktion der mitochondrialen Atmungskette ausübt.

Wasserstoff gibt sowohl ein Elektron als auch ein Proton an den Oxidations-Reduktions-Zyklus von Coenzym Q (CoQ10) ab, der zwischen den beiden CoQ10-Formen Ubiquinol und Ubiquinon abläuft. Kurzgefasst, unterstützt molekularer Wasserstoff das für die Energieproduktion wichtige Coenzym Q10 in seiner Wirkung.[63]

Mitochondrien und Alterung

Mitochondrien altern – und wir mit ihnen. Je jünger und fitter unsere Mitochondrien bleiben, desto fitter und gesünder sind wir und desto jugendlicher können wir auch im Alter vom Gehirn bis zu den Füßen sein. Da reaktive Sauerstoffspezies (ROS) die Mitochondrien zerstören, wenn sie nicht unschädlich gemacht werden, ist jede Vorbeugung gegen oxidativen Stress eine Leben und Gesundheit verlängernde Strategie.[64]

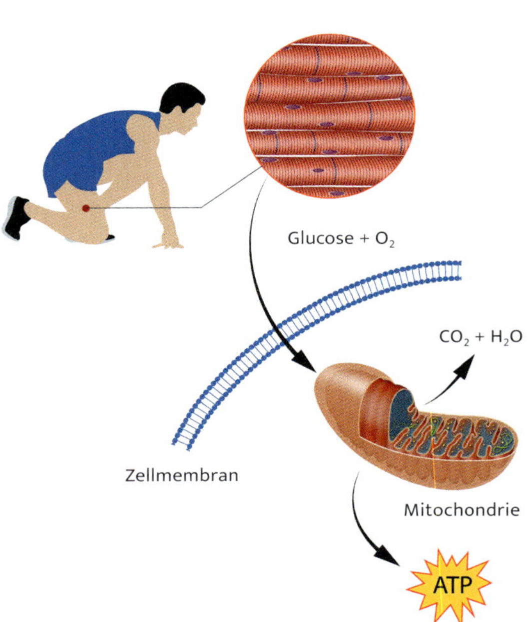

Die Mitochondrien liefern nicht nur unsere Lebensenergie, sie regulieren auch den enorm wichtigen Kalziumspiegel. Die Mitophagie, ein spezieller Mechanismus, sorgt dafür, dass nur gesunde Mitochondrien erhalten bleiben. Beschädigte werden abgebaut und durch neue ersetzt. Auf diese Weise wird ein gesundes Gleichgewicht in den Zellen bewahrt, eine übermäßige Produktion von ROS verhindert und die DNA der Mitochondrien geschützt. Eine zu hohe Kalziumaufnahme und oxidativer Stress können jedoch dazu führen, dass eine Kettenreaktion ausgelöst wird, bei der im-

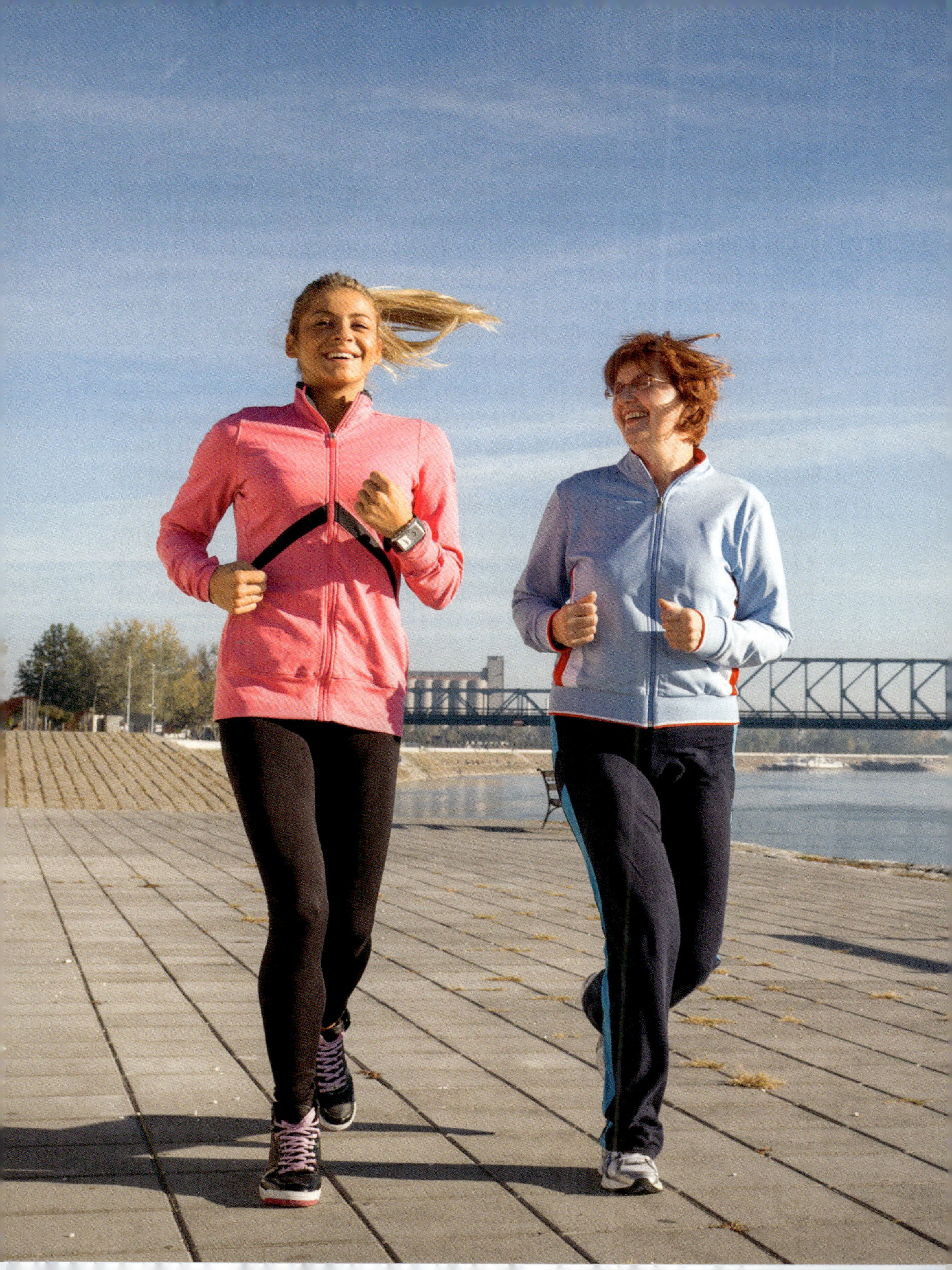

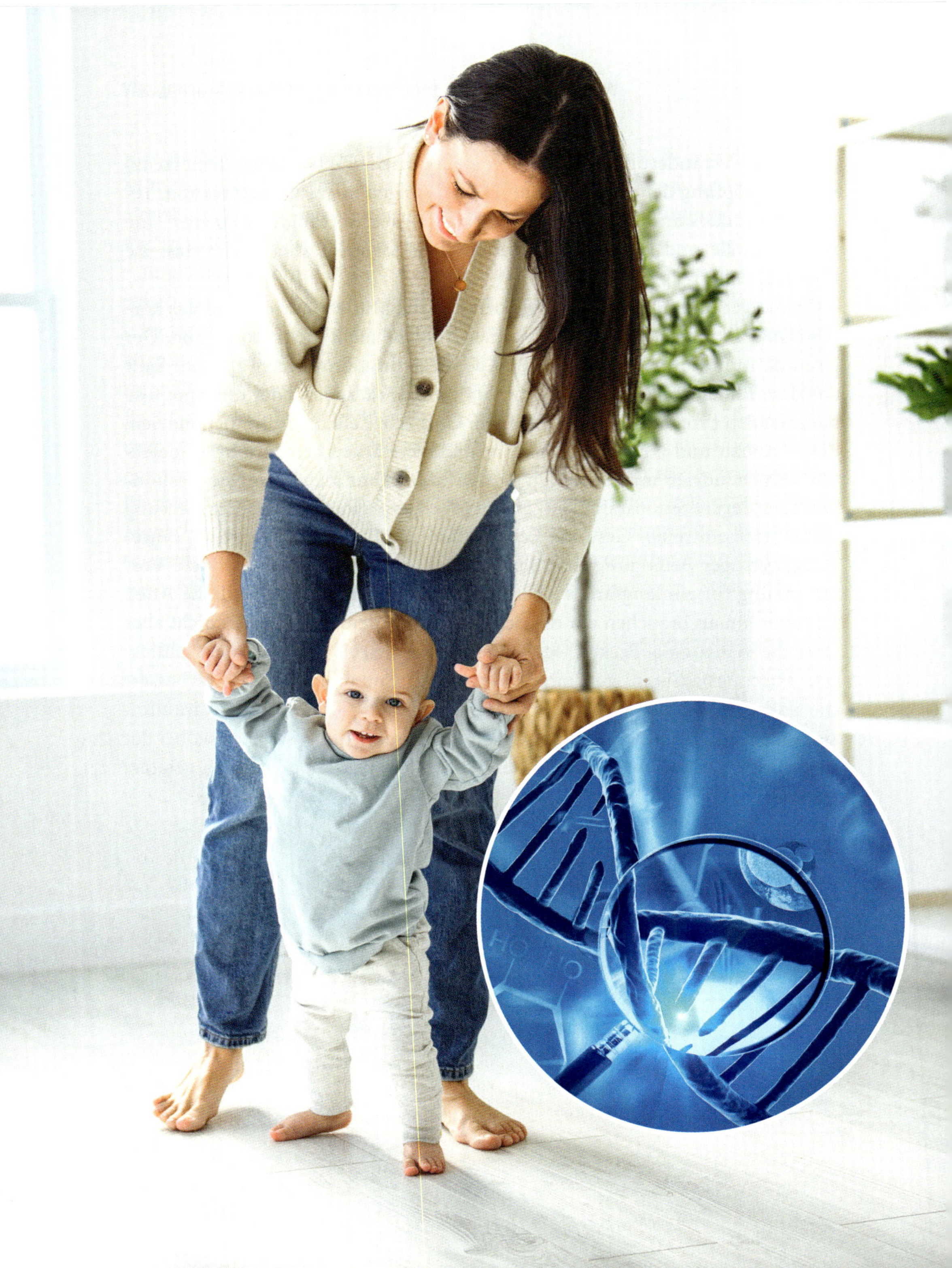

Alles beginnt in den Genen und Stammzellen

Molekularer Wasserstoff lenkt die Genexpression in eine positive Richtung

»Es ist erstaunlich, dass molekularer Wasserstoff in der Lage ist, die Genexpression so zu verändern, dass er auch dann noch positive Auswirkungen hat, wenn er nicht mehr im Körper ist.«
– Dr. Tyler LeBaron

Intelligent und sanft lenkt molekularer Wasserstoff körperliche Vorgänge in die richtige Richtung: Von der Reduzierung von oxidativem Stress, Entzündungshemmung, der Möglichkeit, den programmierten Zelltod (Apoptose) zu verhindern über die Linderung von Schocks und eine höhere Überlebensrate nach Herzinfarkt oder hämorrhagischem Schock bis hin zur Behandlung von Sepsis. All das ist möglich, weil molekularer Wasserstoff indirekt Signale bis ins Zellinnere übertragen und die Genexpression regulieren kann. So spielt der durch Wasserstoff aktivierte Keap1-Nrf2-ARE-Signalweg eine entscheidende Rolle bei der Regulierung des Redox-Gleichgewichts in den Zellen und der Auslösung von Anpassungsreaktionen auf Zellstress. Molekularer Wasserstoff beeinflusst auch die regulierenden Wechselwirkungen, die zwischen Autophagie und Apoptose stattfinden, an denen MAPKs, p53, Nrf2, NF-κB, p38 MAPK, mTOR und so weiter beteiligt sind. Über diese Wege hat molekularer Wasserstoff einen entscheidenden Einfluss auf verschiedene Proteine, Moleküle und Signalwege, die sein fast universelles therapeutisches Potenzial zumindest zum Teil erklären.[67]

Wie Tyler LeBaron im Eingangszitat erklärt, können die positiven Auswirkungen von molekularem Wasserstoff noch lange, nachdem er den Körper verlassen hat, nachgewiesen werden. Grund ist der Einfluss auf die Genexpression, durch den H_2 Harmonie und Ordnung im gesamten Körper schafft.

Mehr zu Wasserstoff und Genexpression finden Sie im Kapitel: »Molekularer Wasserstoff stärkt die Immunzellen durch seinen Einfluss auf die Genexpression« auf Seite 60.

Die Wirkung von molekularem Wasserstoff auf Stammzellen, Regeneration und Heilung

Die Zellen sind die Basis unseres Körpers. Alles, was auf Zellebene wirkt, hat eine besondere Kraft – im Guten wie im Schlechten. Molekularer Wasserstoff gleitet in die Zellen und bis in den Zellkern und beeinflusst die Zellbildung über die Vorläufer-Stammzellen. Diese »Urzellen« entstehen als Tochterzellen, wenn sich eine Stammzelle teilt, um neue Substanz zu bilden. Eine der beiden Tochterzellen bleibt eine Stammzelle mit einer definierten Funktion, während die Vorläuferzelle weitere Zellen hervorbringt, die sich in verschiedene Richtungen ausdifferenzieren und unterschiedliche Aufgaben übernehmen können. Untersuchungen belegen, dass molekularer Wasserstoff sich positiv auf alle Stadien auswirkt, in denen sich Zellen spezialisieren und zum Beispiel zu Vorläuferzellen von Neuronen oder Blutzellen werden. Molekularer Wasser-

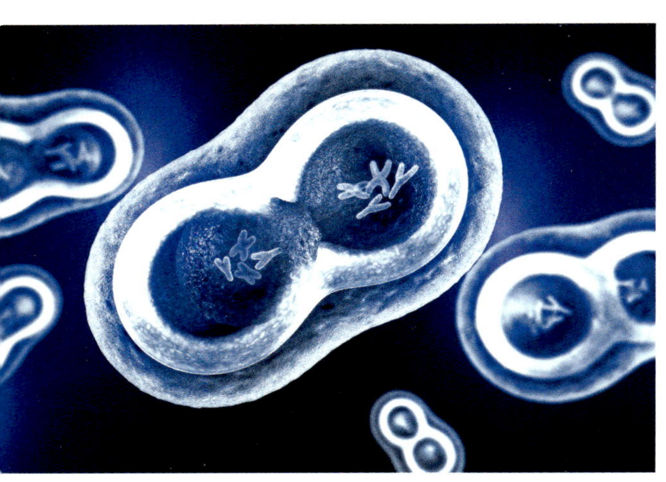

stoff fördert also sowohl die Neubildung von Stammzellen mit fest definierter Aufgabe wie auch die von mesenchymalen Stammzellen, den Vorläuferzellen für verschiedene Zelltypen, die sich noch zu einem bestimmten Typ ausdifferenzieren.

Stammzellen sind die Basis für Regeneration und Heilung

Stammzellen sind Zellen, die sich teilen und eine Kopie von sich selbst hervorbringen können. Es entstehen zwei verschiedene Zellen, von denen eine die Kopie der Mutterzelle ist und damit eine neue Stammzelle, die andere entwickelt sich zu einer spezialisierten Zelle, die bestimmte Aufgaben übernimmt. Solange dieses geniale Prinzip gut funktioniert, sind Heilung und Überleben sichergestellt.

Mesenchymale Stammzellen sind besonders vielseitig und wandlungsfähig. Sie reparieren unterschiedliche Gewebe wie Knochen, Knorpel und Gelenke, zudem erneuern sie Fettgewebe, indem sie die dafür benötigten Zellen bilden.[68] Das Mesenchym ist ein Muttergewebe, eine Art Uterus, aus dem alle Arten von Stütz- und Bindegewebe hervorgehen, die quer gestreifte Muskulatur, die Herzmuskulatur, die Blut- und Lymphgefäße, Knochen und Knorpel und einiges mehr. Die Besonderheit der mesenchymalen Stammzellen ist, dass sie nicht auf eine Zellart festgelegt sind, sondern sich zu unterschiedlichen Zelltypen entwickeln können. Denken Sie zum Beispiel an den Knochenaufbau, für den Knochenzellen aus mesenchymalen Stammzellen gebildet werden müssen. Der Einfluss von molekularem Wasserstoff auf diese Vorläuferzellen kann für Menschen mit Osteoporose eine wichtige Hilfe bieten. Durch den Einfluss auf diese Wiege aller Zellen fördert molekularer Wasserstoff auch die Wundheilung, indem er die Bildung von Hautstammzellen und der extrazellulären Matrix anregt, also des Teils des Gewebes, der zwischen den Zellen liegt und sie wie ein Geflecht umgibt.[69]

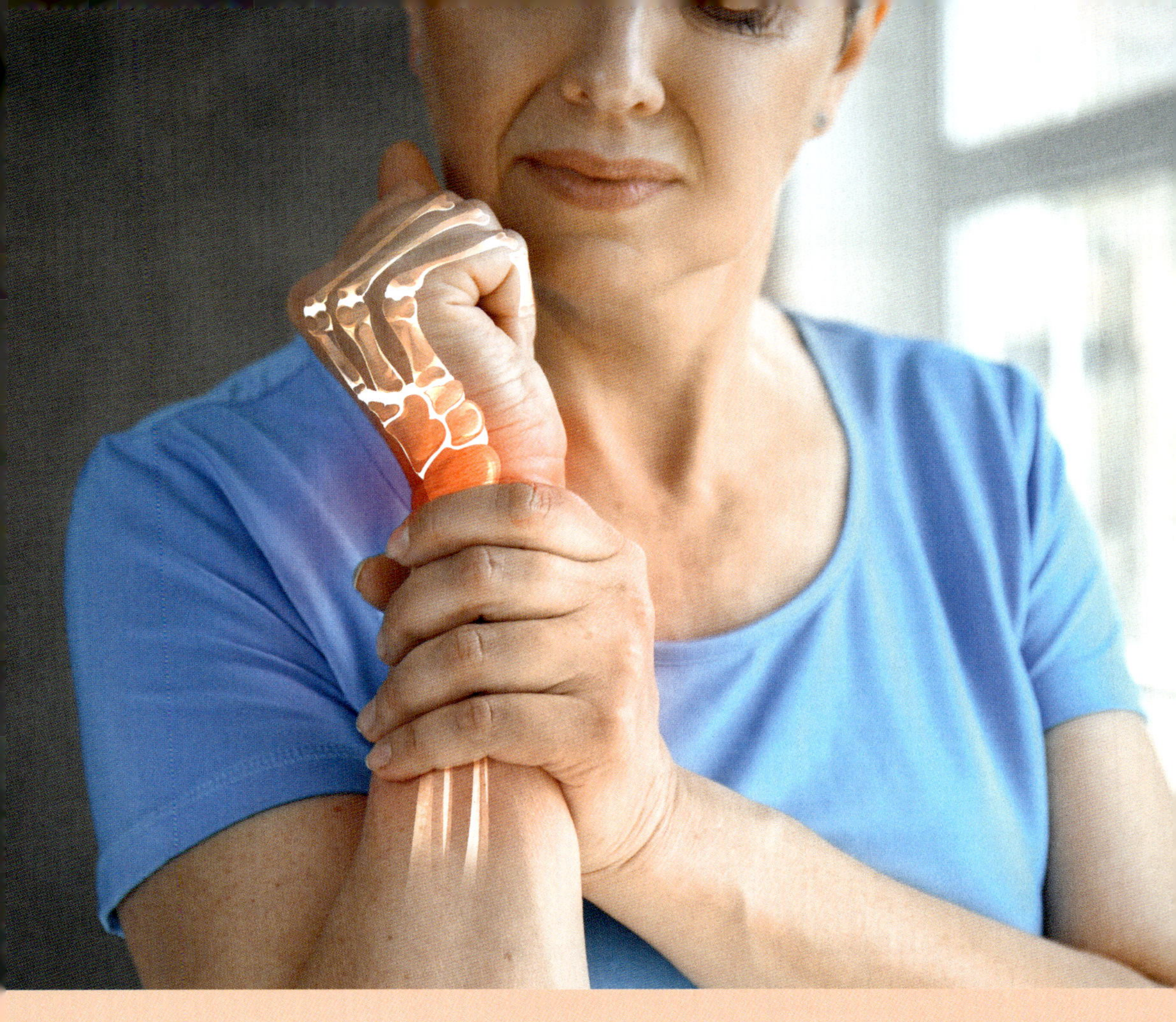

Hilfe bei Osteoporose und Knorpelabrieb

Ob eine Krankheit wirklich geheilt, verbessert oder nur zum Stillstand gebracht werden kann, hängt davon ab, wie weit sie fortgeschritten ist. Die Wirkung von molekularem Wasserstoff auf die mesenchymalen Stammzellen lässt in jedem Fall hoffen. Denn diese Stammzellen können sich beispielsweise als Knorpelzellen (Chondrozyten) und Knochenzellen (Osteoblasten) ausdifferenzieren, sodass neues Gewebematerial entsteht.[70] Bisher lag der Schwerpunkt bei Osteoporosepatienten meist darauf, die knochenabbauenden Zellen (Osteoklasten) zu bremsen und die knochenaufbauenden (Osteoblasten) zu stärken, wobei in der Schulmedizin vor allem Medikamente zum Stopp des Knochenabbaus gegeben werden. Molekularer Wasserstoff hat im Gegensatz zu diesen Medikamenten keine Nebenwirkungen. In Kombination mit knochenstärkenden Mitteln wie Vitamin D_3 (zusammen mit seinen Cofaktoren Vitamin K_2, Magnesium, Zink, Vitamin A oder Betacarotin und Bor), Kalzium und Vitamin C kann molekularer Wasserstoff eine spürbare Verbesserung bei Osteoporose bewirken.

Nicht nur die positive Wirkung von Wasserstoff auf die mesenchymalen Stammzellen lässt Osteoporosepatienten hoffen. Eine im Februar 2023 veröffentlichte Studie mit Zebrafischen zeigte deutlich: Oxidativer Stress verändert den Knochenumbau, indem er die knochenaufbauenden Osteoblasten beeinträchtigt und die knochenabbauenden Osteoklasten aktiviert. Auf diese Weise entstehen zahlreiche Knochenkrankheiten, deren wichtigste die Osteoporose ist. Bei Osteoporose ist die Knochendichte gering, und die Knochenmasse schwindet. Reaktive Sauerstoffspezies (ROS) sind wichtig für die Regulierung der Knochenhomöostase (Gleichgewicht im Auf- und Abbau von Knochenzellen) und für die Entwicklung, das Wachstum und das Überleben von Osteo-

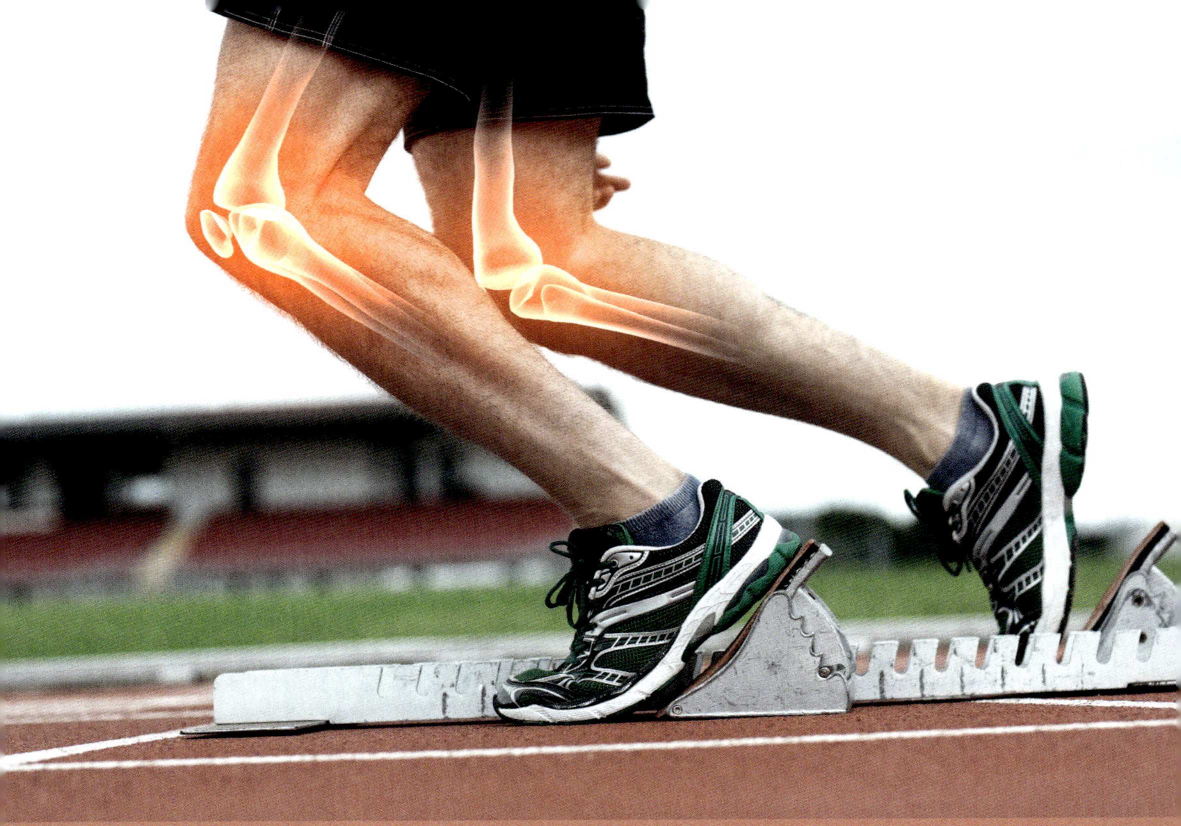

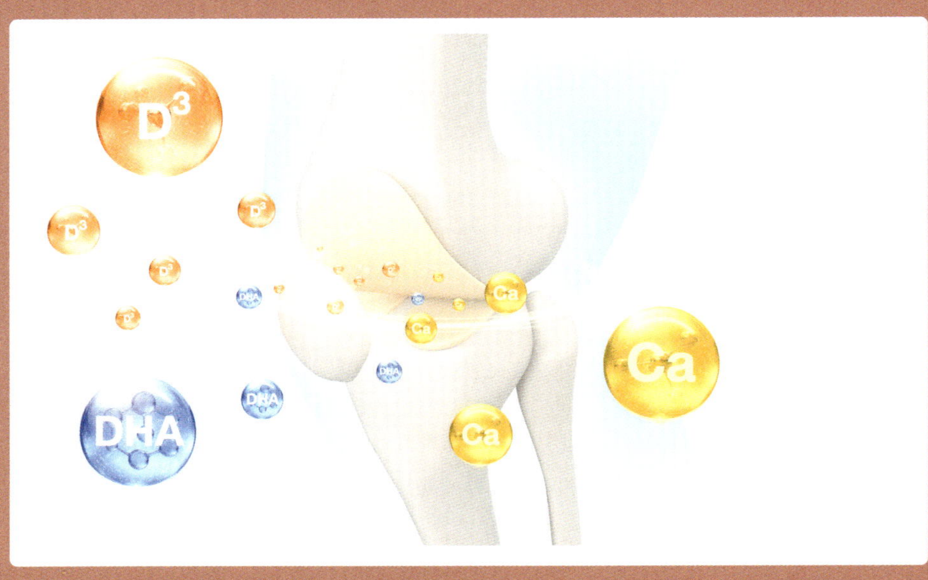

D^3
DHA
Ca

klasten.[71] Vereinfacht ausgedrückt, tragen ROS dazu bei, dass Knochenzellen abgebaut, aber nicht aufgebaut werden. Osteoklasten produzieren sogar selbst ROS, um den Knochenabbau zu verstärken. Werden zu viele Knochenzellen abgebaut, entstehen Knochenerkrankungen.

Antioxidantien aktivieren die Bildung der knochenaufbauenden Osteoblasten[72] und wirken sich daher sehr positiv auf das Knochengewebe aus. Außerdem bremsen sie die überaktiven Osteoklasten.[73] Die Zebrafischstudie, die sich zur Übertragung auf den Menschen eignet, kommt zu dem Ergebnis, dass »die gezielte Bekämpfung von ROS durch antioxidative Verbindungen zur Entwicklung neuer therapeutischer Strategien für Knochenerkrankungen führen könnte, und Wasserstoffwasser stellt einen interessanten neuen nicht invasiven und nicht toxischen Ansatz dar«.[74]

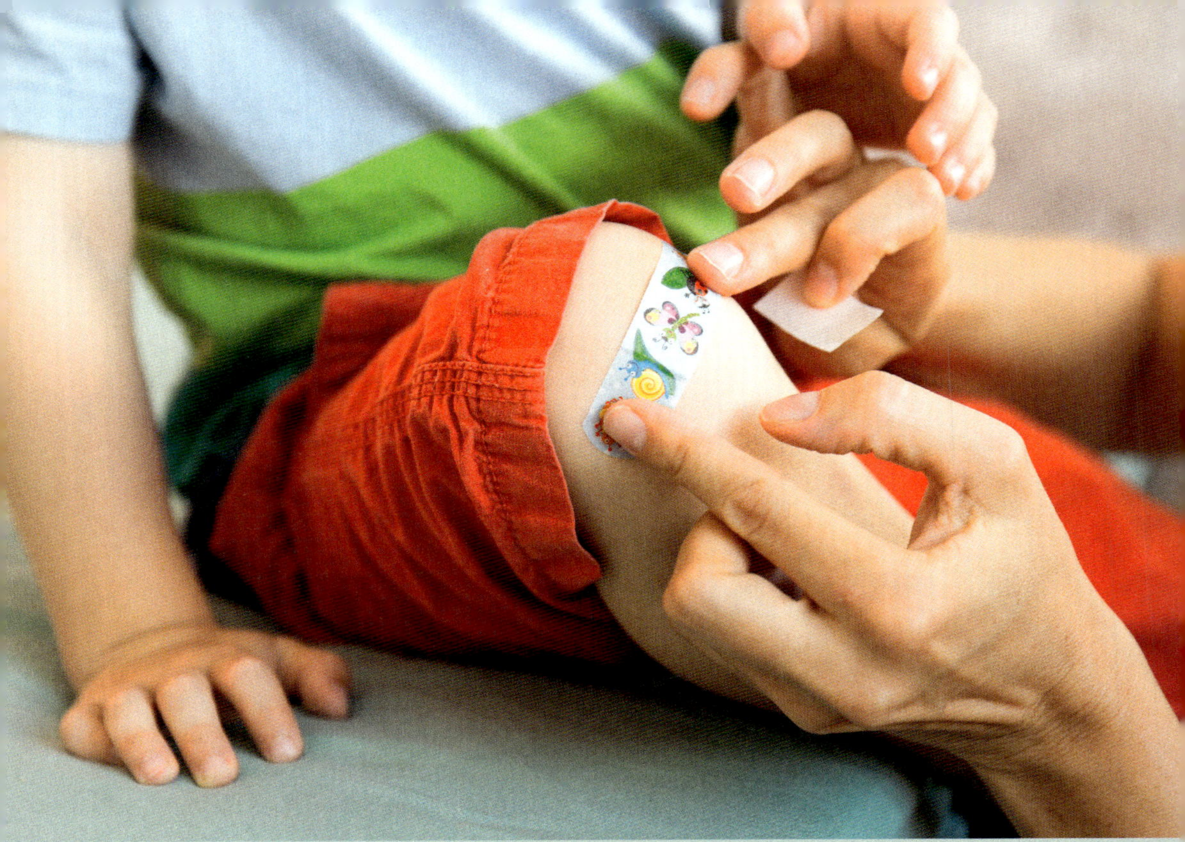

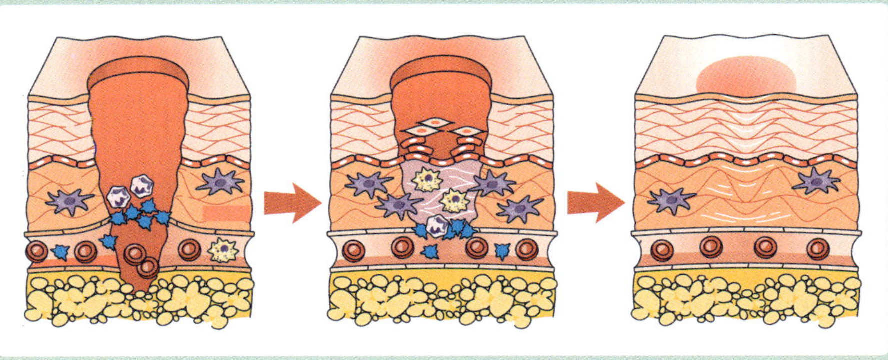

Bessere Wundheilung und Bildung von Kollagen und Gewebe

Ein im April 2024 in dem Band *Wound Healing – New Frontiers and Strategies* veröffentlichter Artikel befasste sich mit bisher noch wenig untersuchten Wirkungen von Wasserstoff. Es ging um die Wundheilung und Kollagenbildung, vor allem bei chronischen, nicht heilenden Wunden. Übermäßige Entzündungen, Infektionen, eine zu geringe Durchblutung des Gewebes (Ischämie) und oxidativer Stress verhindern die Heilung. Wasserstoff schützt und heilt Zellen, indem er ROS unschädlich macht und antioxidative Enzyme wie Superoxiddismutase (SOD) aktiviert, die Bildung entzündungsfördernder Zytokine bremst und sich positiv auf die Signalübertragung in den Zellen auswirkt. Auch wenn zum Beispiel noch untersucht werden muss, wie lange es bis zur Heilung einer Wunde dauert, zeigen Tierstudien, dass Wasserstoff das Potenzial hat, die Wundheilung zu beschleunigen.[75]

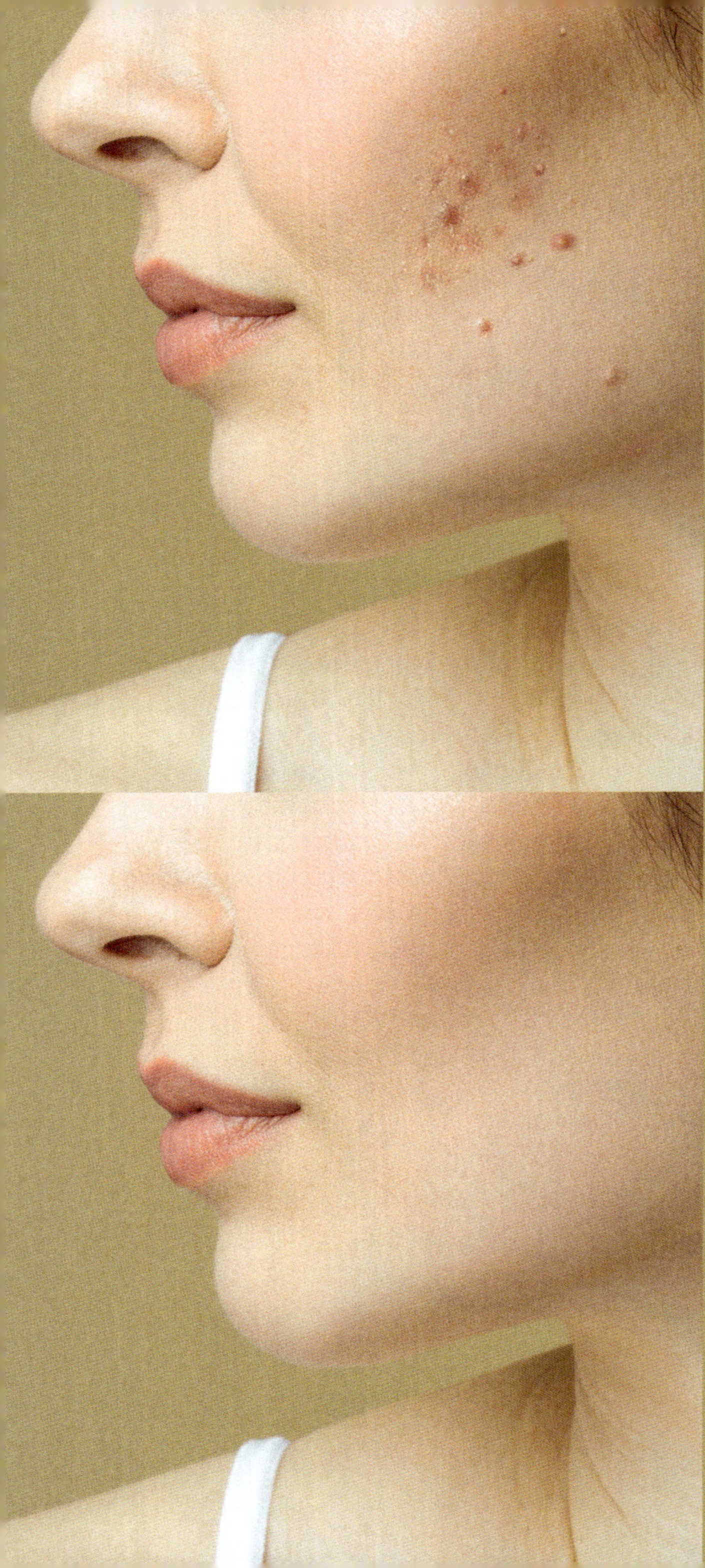

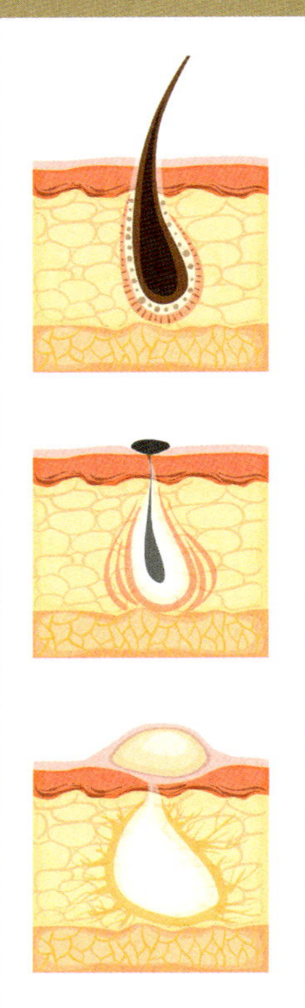

Molekularer Wasserstoff bei Hauterkrankungen und Akne

Eine gesunde und schöne Haut war und ist eines der wichtigsten Merkmale für Schönheit. Die Haut ist das größte Organ des Körpers und die erste Barriere gegen verschiedene Gefahren, die von außen auf uns zukommen. Dazu zählen Stoffe und Einwirkungen wie Strahlung, die Oxidationsreaktionen in den Hautzellen entstehen lassen. Durch den oxidativen Stress, der chronische Entzündungen auslösen kann, werden Kollagenfasern zerstört, und die Hautzellen arbeiten weniger gut. Die Folgen können Hautkrankheiten wie Psoriasis, atopische Dermatitis und Hautalterung sein. Molekularer Wasserstoff wehrt oxidativen Stress und Entzündungen ab und wirkt schon im Vorfeld schützend und stärkend auf die Haut.[76]

Akne ist eine der häufigsten Hauterkrankungen. Besonders Jugendliche haben darunter zu leiden, bei schweren Fällen bleiben oft lebenslange Narben. Bekannte Ursachen sind hormonelles Ungleichgewicht, Überfunktion der Talgdrüsen, Verhornungsstörungen in den Talgdrüsen, Bakterienbesiedlung und Entzündungen. Angefacht wird Akne durch eine falsche Ernährung und den unsachgemäßen Umgang mit der Haut. Wasserstoffwasser hat alle Eigenschaften, um die Haut so zu stärken und zu beeinflussen, dass sie sich reinigen und heilen kann. Es reduziert die Talgüberproduktion, schenkt der Haut neue Feuchtigkeit und gleicht ebenso fettige wie trockene Haut aus.[77] Zur Behandlung von Hautproblemen kann Wasserstoff innerlich aufgenommen werden (getrunken als Wasserstoffwasser oder in Form von Kapseln) und äußerlich durch Benetzen mit Wasserstoffwasser oder durch Auflegen eines Tuches, das in Wasserstoffwasser getaucht wird.

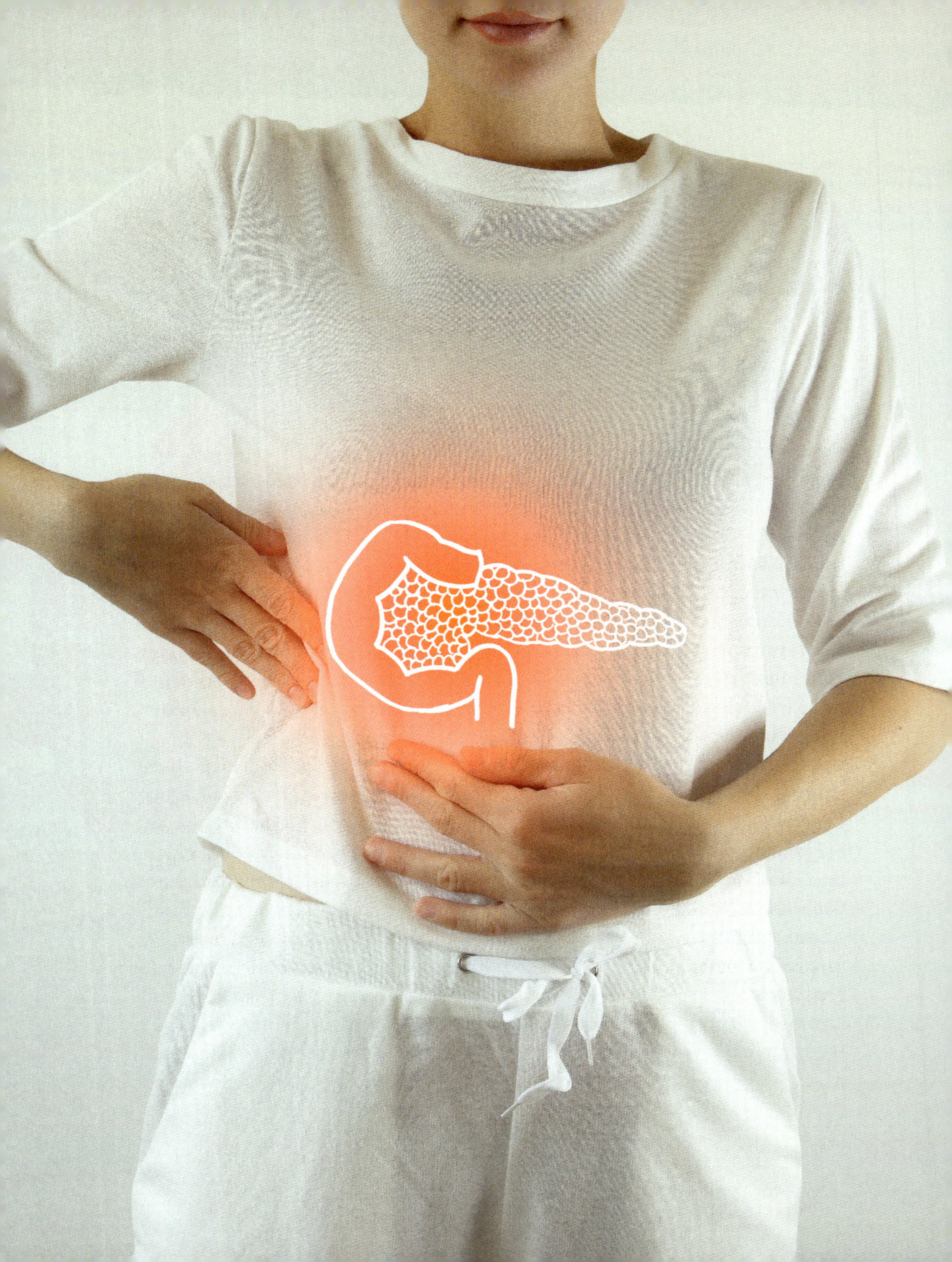

Schwermetalle entgiften mit molekularem Wasserstoff

Sie erinnern sich daran, dass Wasserstoff das antioxidative System aktiviert? Durch seinen Einfluss werden mehr der wirkungsintensivsten Antioxidantien wie Glutathion, Superoxiddismutase (SOD) und Katalase gebildet. Diese Antioxidantien neutralisieren nicht nur freie Radikale, sie haben noch eine weitere, sehr wichtige Aufgabe: Sie helfen den Zellen, Schadstoffe zu entgiften. Die Enzymgruppe der Glutathionperoxidasen beispielsweise kann nur mithilfe von Glutathion gebildet werden. Glutathionperoxidasen sind in der Lage, Wasserstoffperoxid (H_2O_2) abzubauen und es zu Wasser (H_2O) zu reduzieren, vorausgesetzt, es ist genügend Glutathion im Körper vorhanden. Wasserstoffperoxid zählt zu den reaktiven Sauerstoffspezies (ROS), denen Sie in diesem Buch immer wieder begegnen. Außerdem hilft Glutathion bei der Entgiftung von Schwermetallen wie Quecksilber, Blei und Kadmium, aber auch von Schimmelpilzgiften wie Aflatoxin, die besonders krebserregend sind und die Leber schädigen. Glutathion wirkt wie ein Schwamm, der Schwermetalle aufsaugt und sie mithilfe der Gallenflüssigkeit über den Darm aus dem Körper transportiert. Das Enzym Katalase wandelt Wasserstoffperoxid in Wasser und Sauerstoff um, wodurch Peroxide in der Zelle entgiftet werden.

Jede Entgiftung braucht Energie. Mitochondrien, die über genügend Wasserstoff verfügen, produzieren mehr Energie, und die Zellen können effektiver entgiften.

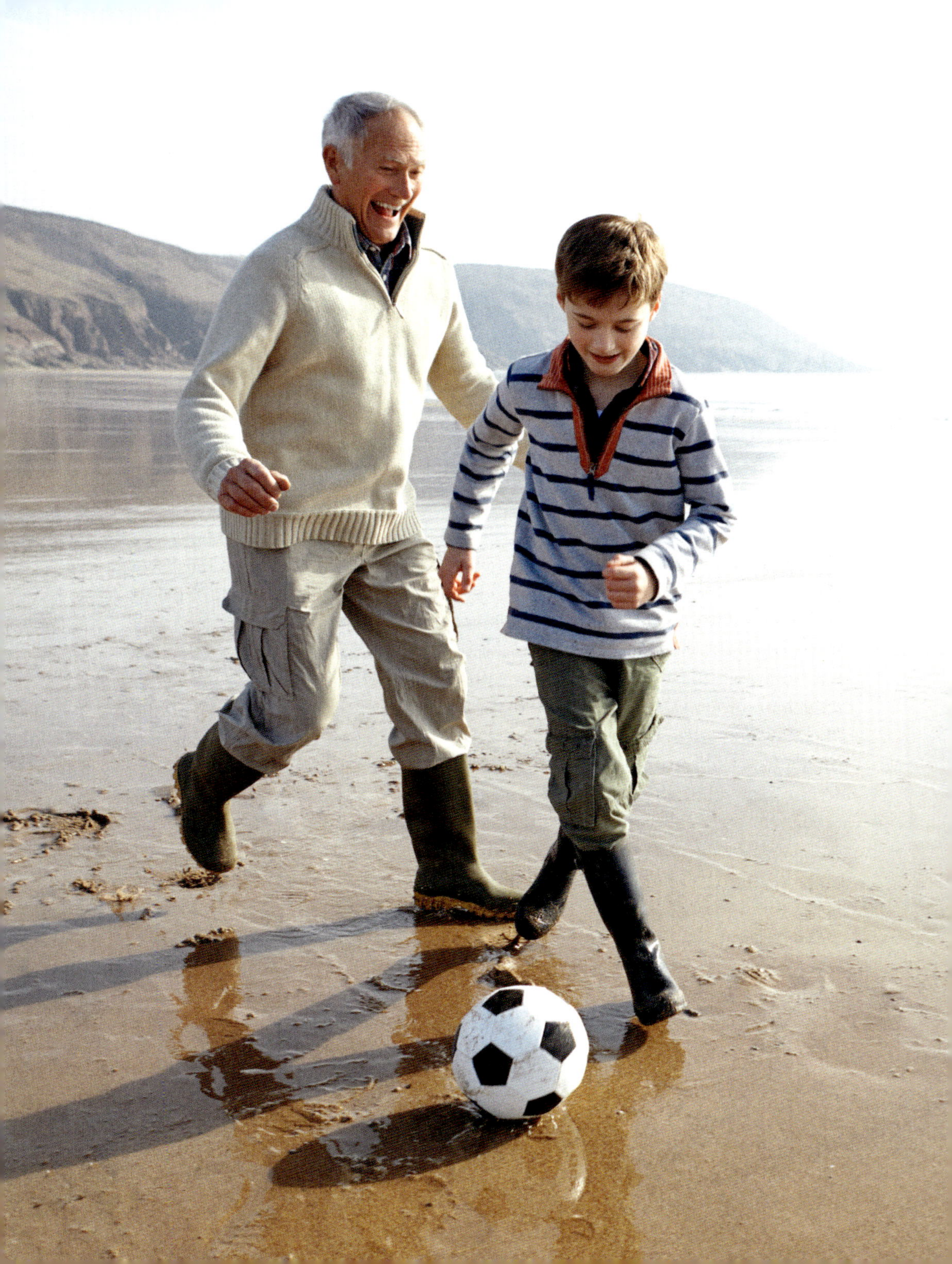

Anti-Aging und Energiegewinn mit molekularem Wasserstoff

Warum altern wir?

»Das liegt am Alter!« Wie oft haben Sie diesen Satz schon gehört oder selbst gedacht? Es ist wie ein Mantra, das sich in die Köpfe der Menschen einprägt. Aber ist es wirklich immer das Alter, wenn etwas in unserem Körper nicht mehr so gut funktioniert wie zuvor? Natürlich verbraucht sich jedes Material, auch der menschliche Körper. Einer Abnutzung durch Zeit können wir nicht entgehen. Aber wie schnell und in welchem Umfang muss sie geschehen? Haben wir Einfluss darauf, wie gut sich unser Körper und unsere geistigen Fähigkeiten erhalten? Die Wissenschaft beantwortet diese Fragen mit einem klaren Ja. Unser Lebensstil, die Ernährung, unsere Aktivitäten, der Umgang mit Stress und Einflüssen aus der Umwelt, die geistige und seelische Haltung, mit der wir durchs Leben gehen, haben einen großen Einfluss darauf, wie jung wir bleiben können. Der menschliche Körper hat eine faszinierende Kraft und Regenerationsfähigeit. Unsere mentale Haltung spielt dabei eine große Rolle, das heißt, wie wir uns selbst und die Welt sehen, welche Vorstellungen wir pflegen, wie sehr es uns gelingt, eine positive Einstellung zu bewahren, ohne den Realitätsbezug zu verlieren. Seien Sie vorsichtig im Umgang mit Aussagen, die zu sich selbst erfüllenden Prophezeiungen werden können.

Altern geschieht durch chronologisches Altern im Laufe des Lebens und durch eine Alterung der Zellen (Seneszenz). Bei der zellulären Seneszenz hören immer mehr Zellen auf, sich zu teilen. Lange Zeit wurde angenommen, dass die Verkürzung der Telomere, der Endstrukturen der Chromosomen, die Ursache sei.[78] Neuere Untersuchungen haben jedoch ergeben, dass die Zellalterung nicht nur durch die Telomerverkürzung verursacht wird, sondern auch durch oxidativen Stress und durch Krebsgene, also durch Teile im Erbgut einer Zelle, die durch Aktivierung vom normalen Zellwachstum zu einem Tumorwachstum übergehen. Alternde Zellen lösen außerdem die Ausschüttung von entzündlichen Zytokinen und weiteren Stoffen aus, die Entzündungen und Krebs fördern.[79]

Zombie-Zellen – wenn kaputte Zellen nicht sterben wollen

Dass Zellen altern können und wie das geschieht, entdeckten Forscher 1961. Damals kultivierten sie Fibroblasten in einer Laborschale, doch irgendwann hörten diese vermehrungsfreudigen Bindegewebszellen einfach auf, sich zu teilen. Damit war klar: Zellen haben nur eine begrenzte Anzahl von Zellteilungen zur Verfügung und müssten dann entsorgt werden. Denn diese überalterten Zellen sind nicht nur funktionsuntüchtig, sie können auch schädliche Moleküle und entzündungsfördernde Stoffe freisetzen wie Zytokine und weitere Proteine, welche die umliegenden Zellen in Mitleidenschaft ziehen. Besonders einschneidend sind die Folgen, wenn Immunzellen altern. Dann schütten sie entzündungsfördernde Stoffe aus, ohne sie wieder abzubauen, was die Aufgabe einer gesunden Immunfunktion wäre. So werden es immer mehr, und die Entzündungen nehmen teilweise rasant zu. Überall im Körper können diese zombieartigen Gebilde lauern, vom Darm bis zum Gehirn. Jedes Organ und jedes Gewebe, das betroffen ist, funktioniert immer weniger, und das gilt auch für die Leistungsfähigkeit des Gehirns.

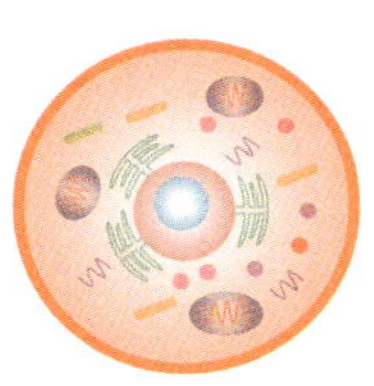

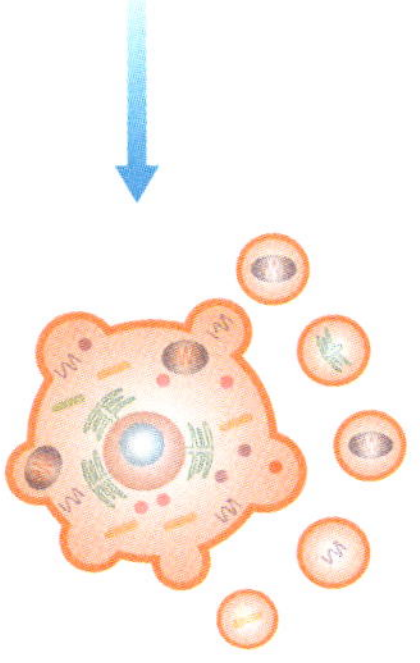

Einige Auslöser wurden gefunden wie oxidativer Stress, Schäden an der DNA, hohe Blutzuckerwerte, ein geschwächtes Immunsystem, Fettleibigkeit und hoher Alkoholkonsum.

Seneszente Zellen werden Zombie-Zellen genannt, weil sie sich nicht mehr teilen, sie widerstehen sogar der Apoptose und sterben nicht ab. Sie sind sozusagen »untot«. Der Begriff »Zombie-Zellen« hat sich inzwischen eingebürgert. So gab es eine Forschergruppe, die den Zusammenhang zwischen Leberkrebs und seneszenten Zellen untersuchte und einen Artikel mit dem Titel »Cellular Senescence in Liver Cancer: How Dying Cells Become ›Zombie‹ Enemies« (»Zellseneszenz bei Leberkrebs: Wie sterbende Zellen ›Zombie‹-Zellen werden«) veröffentlichte.[80] Unsere Gesundheit und Alterung hängt davon ab, ob wir diese Zombie-Zellen eliminieren können oder eben nicht.

Autophagie ist ein natürlicher Weg, um seneszente Zellen zu beseitigen. Sie nimmt aber mit den Jahren ab. Dieser Rückgang kann durch Fasten beziehungsweise eine Kalorienrestriktion verlangsamt oder sogar vermieden werden. Molekularer Wasserstoff bietet Vorteile über die Stimulierung der Autophagie hinaus: Er verringert oxidativen Stress, der einer der Auslöser für eine verfrühte Zellseneszenz ist, reduziert Entzündungen, stärkt die Mitochondrien und das Immunsystem und kann aufgrund seiner winzigen Größe jede Stelle des Körpers erreichen. Wer sich außerdem moderat bewegt oder Sport betreibt, verbessert seine positiven Aussichten zusätzlich.[81]

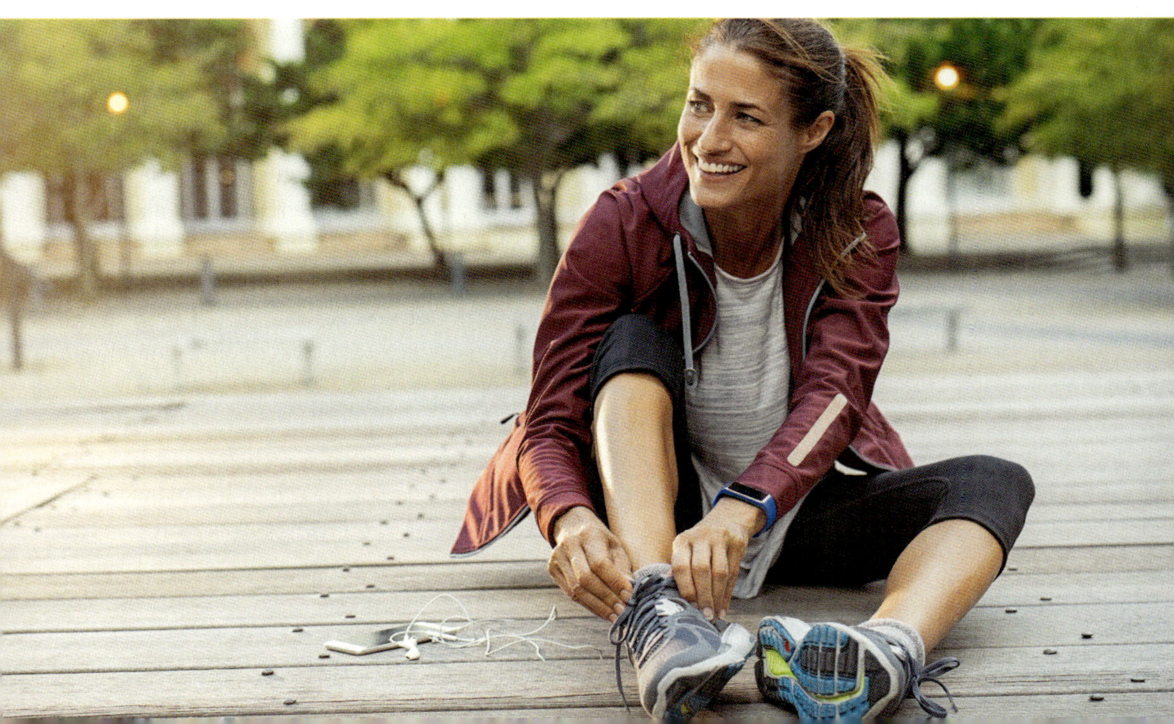

Was den Alterungsprozess beschleunigt

- Zellschäden durch freie Radikale
- Mitochondrienschwäche (Energiemangel)
- Ein geschwächtes Immunsystem
- Übersäuerung
- Schadstoffansammlungen im Körper
- Chronische Entzündungen
- Geringe Autophagie (Selbstreinigung der Zellen)
- Schäden an der DNA
- Sinkender Hormonspiegel
- Neurologische Degeneration
- Herz-Kreislauf-Erkrankungen
- Glykation (»Verzuckerung«: eine schädliche Reaktion von Eiweißen und Fetten mit Zucker)
- Metabolische Erkrankungen

Die in diesem Buch aufgeführten Studien zeigen, dass molekularer Wasserstoff sich zur Vorbeugung und Behandlung dieser Bereiche eignet, so auch eine 2017 im Fachjournal *Genes (Basel)* veröffentlichte Untersuchung.[82] Hier seien noch Studien zu Mitochondrienstörungen bei altersbedingten Stoffwechselerkrankungen genannt,[83] zur Steigerung der Testosteronproduktion bei männlicher Unfruchtbarkeit,[84] zu molekularem Wasserstoff als Antioxidans, das die Homöostase der Sexualorgane und damit die Fruchtbarkeit erhalten kann[85] und zu seiner Wirkung auf die Glykation, bei der oxidative Prozesse eine wichtige Rolle spielen. Glykation stört den Abbau von Proteinen und die Genexpression und ist an der Entwicklung von Diabetes mellitus beteiligt.[86]

In Studien mit Tieren und Menschen, die täglich 900 Milliliter bis zu 2 Liter Wasserstoffwasser tranken, erhöhte sich die Energieproduktion nach einem Zeitraum von 8 Wochen so stark, dass LDL-Cholesterin, oxidiertes Cholesterin und Triglyceride abgebaut wurden. Bei vier von sechs Patienten mit Prädiabetes normalisierte sich der Blutzuckerspiegel. Alle Studien waren randomisiert, doppelblind und placebokontrolliert, sie entsprachen also den höchsten Maßstäben.[87]

Mehr Lust am Sex: Mit molekularem Wasserstoff sexuell aktiv und fruchtbar bleiben

Wer würde nicht gern seinen sexuellen Elan bis ins hohe Alter bewahren? Immer wieder wird auch von Frauen berichtet, die nach ihrem 60. Lebensjahr schwanger wurden, wie die 63-jährige Direktorin des »Mauermuseums«[88] oder die Österreicherin, die mit 60 Jahren Zwillinge zur Welt brachte. Ihr Mann war zum Zeitpunkt der Entbindung 63.[89] Die Medien bewerten das als Sensation: Wie kann das überhaupt sein?

Davon, dass molekularer Wasserstoff die Testosteronproduktion bei männlicher Unfruchtbarkeit steigern[90] und die Fruchtbarkeit erhalten kann[91], konnten Sie bereits im vorangegangenen Kapitel lesen. Testosteronmangel auch bei jüngeren Männern ist inzwischen ein häufiges Problem, das immer wieder in den Medien angesprochen wird. Die bereits genannte Studie[92] bestätigt nicht nur die Wirkung auf die Fruchtbarkeit, sondern noch einiges mehr: Molekularer Wasserstoff verbessert Erektionsstörungen und die Spermienbeweglichkeit bei Männern und hilft, Hodenverletzungen zu heilen. Bei Frauen bringt Wasserstoff die Feuchtigkeit in der Vagina zurück, sorgt für fruchtbare Eierstöcke und schützt vor Gebärmutterentzündungen, Präeklampsie (hoher Blutdruck während der Schwangerschaft) und Brustkrebs. Aber nicht nur medizinische Fakten verbessern die Freude am Sex: Molekularer Wasserstoff entspannt, macht ausgeglichen und gut gelaunt, wenn er regelmäßig und langfristig aufgenommen wird.

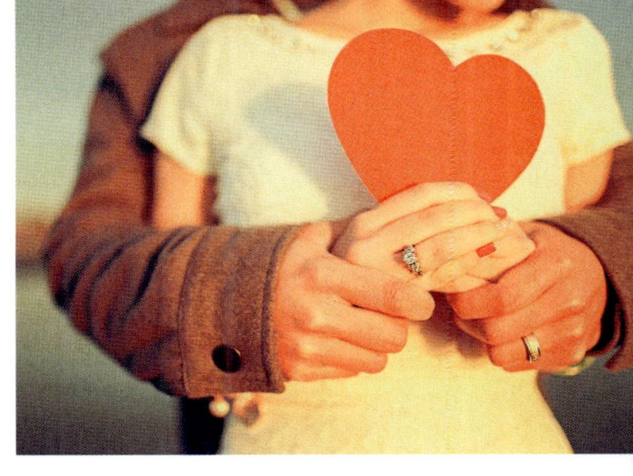

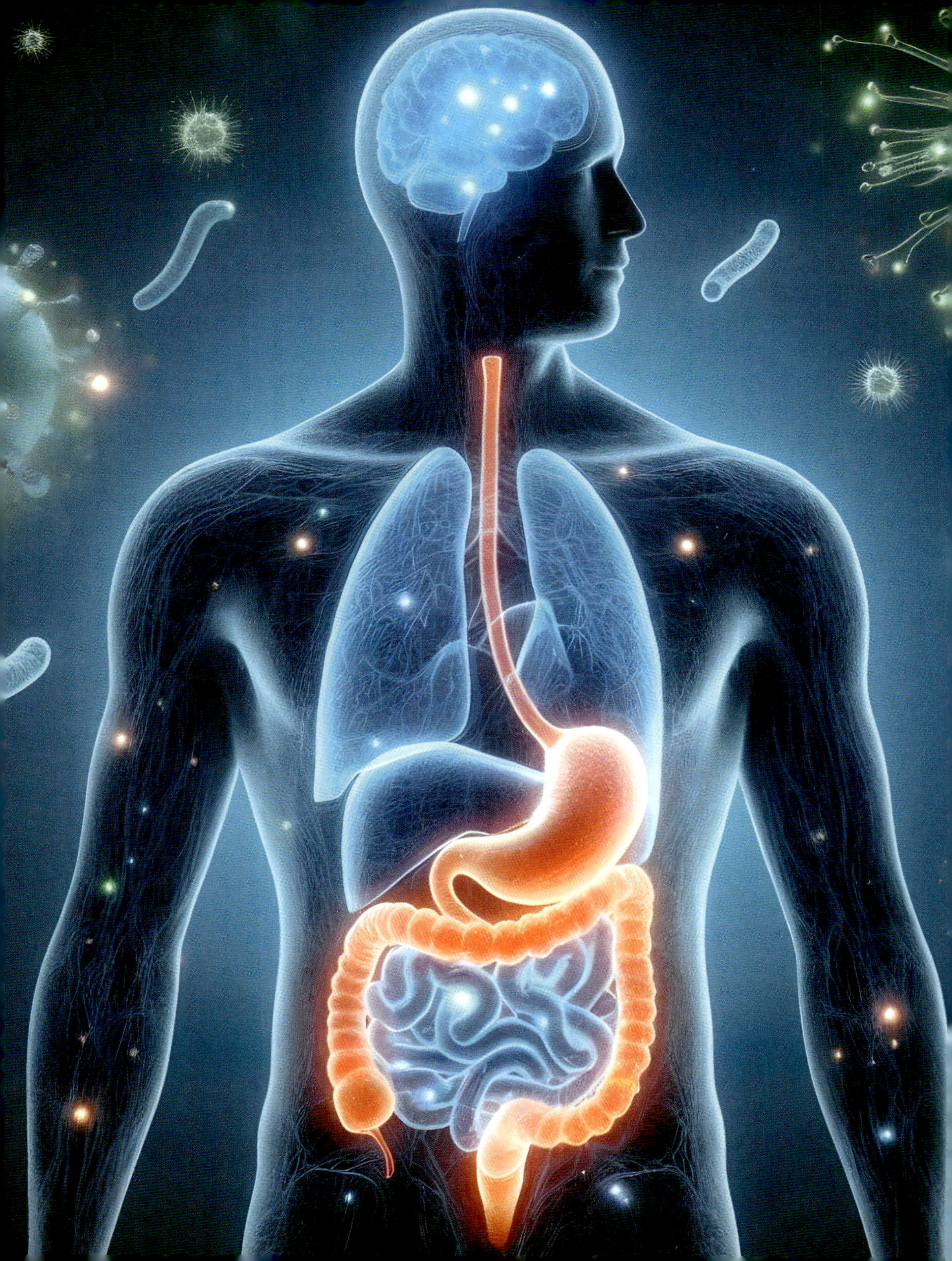

Molekularer Wasserstoff wird im Darm produziert

Der menschliche Darm ist eine körpereigene Wasserstofffabrik. Spezielle, wasserstoffproduzierende Bakterien stellen ihn her und geben ihn in den Organismus ab, denn ohne Wasserstoff könnten wir nicht existieren. Mehr darüber erfahren Sie ihm Kapitel »Molekularer Wasserstoff ist sicher – unser Körper stellt ihn selbst her« ab Seite 23.

Die Vorteile von wasserstoffproduzierenden Bakterien werden meist übersehen

»Der Tod sitzt im Darm.«

– Paracelsus

»Der gesunde Darm ist die Wurzel aller Gesundheit.«

– Hippokrates, 300 v. Chr.

Gibt es nützliche und schädliche Darmbakterien? Jeder, der schon einmal einen Stuhltest gemacht hat, weiß: Ja, es gibt sie, und der Unterschied beeinflusst unser Darmimmunsystem und unsere Gesundheit enorm. Aufgrund von falscher Ernährung, Krankheit, Stress und Umweltgiften kann das Darmmilieu »kippen«, gute Bakterien verschwinden und schädliche nehmen überhand. Auf längere Sicht greift dieses ungünstige Darmmilieu die Darmschleimhaut an, die als sogenannte Darmbarriere darauf achtet, dass die lebenswichtigen Substanzen in den Blutkreislauf und damit in die Zellen gelangen und die schädlichen abgehalten werden. Diese hochkomplexe Aufgabe kann eine »löchrige« Darmwand nicht mehr erfüllen. Der Fachbegriff dafür ist Leaky Gut, der krankhaft durchlässige Darm. Nun können zum Beispiel Eiweiße in den Körper gelangen, die allergische Reaktionen und Allergien auslösen. Das Immunsystem wendet sich gegen diese Stoffe und beginnt, auch körpereigene Strukturen wie Gelenke und Knorpel anzugreifen. Diese Autoimmunreaktion ist gefährlich und muss so schnell wie möglich geheilt werden. Autoimmunreaktionen sind nicht die einzige mögliche Folge eines ungünstigen Darmmilieus. Schädliche Erreger können Bakterien, Viren, Pilze oder Parasiten sein, die vor allem bei Menschen mit geschwächtem Immunsystem diese Schwäche nutzen, um Krankheiten wie Infektionen bis hin zur Sepsis hervorzurufen.[93]

Positiv für unsere Gesundheit sind in jedem Fall Milchsäurebakterien und Bifidobakterien. Sie ernähren sich von Nahrungsfasern (Ballaststoffen) und produzieren verschiedene kurzkettige Fettsäuren, die hemmende T-Zellen dazu veranlassen, die Homöostase im Darmtrakt aufrechtzuerhalten.[94] Doch was ist mit den Bacteroides und Firmicutes?

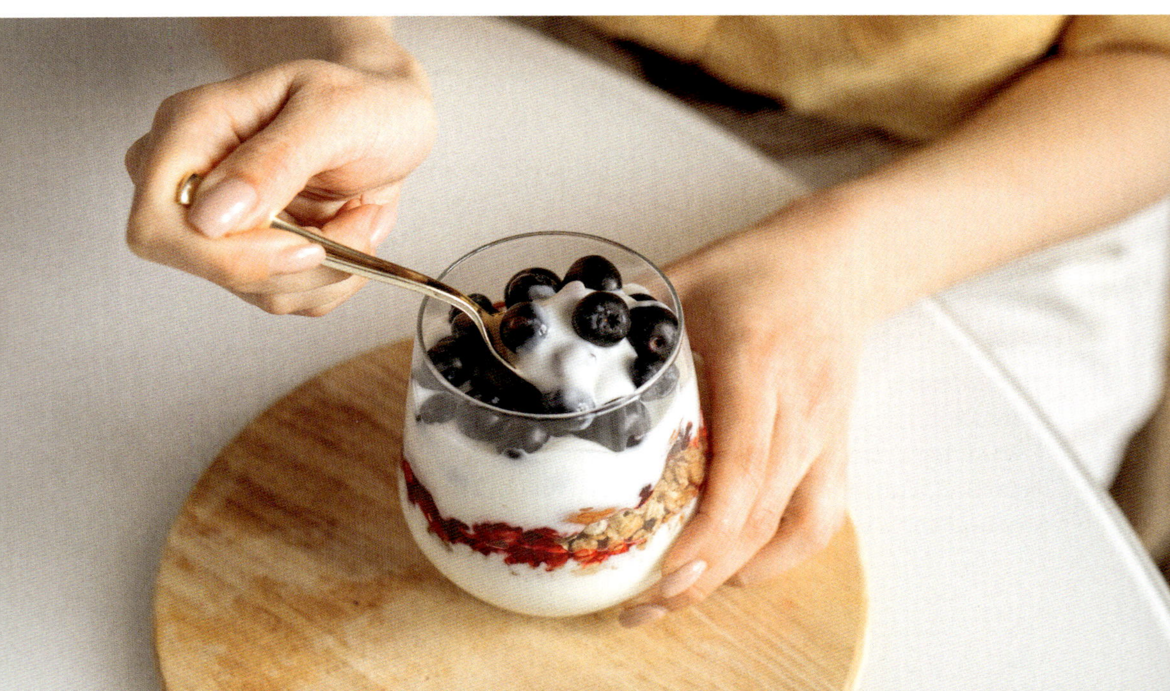

Ein Forscherteam widmete sich den Studienergebnissen, die zu den Vorteilen wasserstoffproduzierender Bakterien im Darm vorliegen, und nennt sie die »supernützlichen Bakterien«. Die Metastudie wurde 2023 in *Medical Gas* publiziert. »Wasserstoff könnte an der Interaktion zwischen Darm und Gehirn beteiligt sein«, erklären die Wissenschaftler.[95] Studien belegen, dass es deutliche Überschneidungen gibt, wenn man Krankheiten, die durch ein Ungleichgewicht im Darmmikrobiom (Dysbiose) verursacht werden, mit solchen vergleicht, die sich nachweislich durch Wasserstoff verbessern.[96] Zu den Krankheiten, die mit Bacteroides in Verbindung gebracht werden, gehören das Reizdarmsyndrom[97], hartnäckiger Durchfall[98], Entzündungen[99], Morbus Crohn[100], Parkinson[101], Rheumatismus[102], systemisches Entzündungssyndrom[103], Krebs[104], Arterienerkrankungen[105], Frühgeburt[106] und Demenz[107].

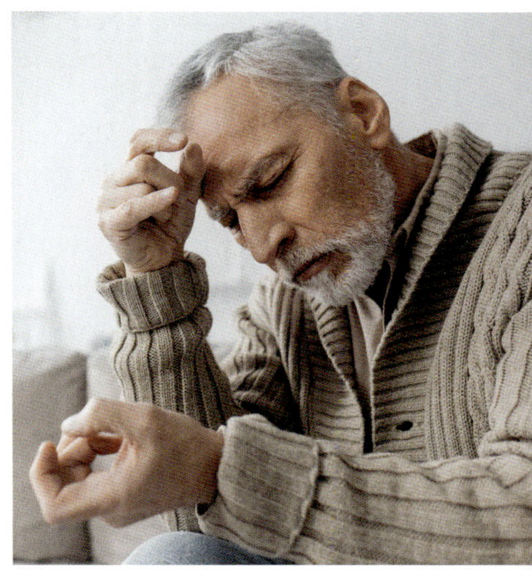

Zu den Krankheiten, die mit Firmicutes in Verbindung gebracht werden, gehören ebenfalls hartnäckige Durchfälle, Morbus Crohn, das Reizdarmsyndrom, das systemische Entzündungssyndrom, Colitis ulcerosa und Depressionen[108].

Die Wissenschaftler gehen davon aus, dass Erkrankungen, die mit einer Dysbiose verbunden sind, mit einem Mangel an Wasserstoff im Körper zusammenhängen, der wiederum auf einen Mangel an wasserstoffproduzierenden Bakterien zurückzuführen ist. Bei Krankheiten wie Parkinson[109], Rheuma[110], Herz-Kreislauf-Erkrankungen[111] und Morbus Crohn[112] wurde der Zusammenhang mit einer Abnahme dieser Bakterien im Darm oder durch eine geringere Wasserstoffkonzentration in der Ausatemluft eindeutig nachgewiesen.

Wie in den meisten anderen Fällen sind auch diese Krankheiten mit oxidativem Stress verbunden. Da im Darm dieser Patienten weniger Wasserstoff produziert wird, fehlen auch Antioxidantien – sowohl Wasserstoff selbst als auch seine Wirkung auf das körpereigene antioxidative System. Reaktive Sauerstoffspezies (ROS) können sich ausbreiten und Zellen sowie ihre DNA schädigen.

Hydrogenasen produzieren Wasserstoff

Bei den wasserstoffproduzierenden Darmbakterien handelt es sich um anaerobe Bakterien. Sie besitzen keine Enzyme wie Superoxiddismutase (SOD) und Katalase, die reaktive Sauerstoffspezies beseitigen können, und es ist ihnen nicht möglich, in Gegenwart von Sauerstoff zu wachsen. Diese wasserstoffproduzierenden Bakterien besitzen jedoch Hydrogenasen, die Wasserstoff produzieren können,[113] denn nur wenn Bakterien über Hydrogenasen verfügen, ist das möglich. Hydrogenasen sind Enzyme, die die Bildung und den Abbau von molekularem Wasserstoff durch eine Redoxreaktion reversibel ermöglichen.[114] Einige wenige wasserstoffproduzierende Bakterien zählen ebenfalls zu den schädlichen, im Darm sind jedoch nur sehr wenige vorhanden. Die überwiegende Mehrheit ist nützlich für unsere Gesundheit.

Warum Bacteroides und Firmicutes den Lactobakterien und Bifidobakterien überlegen sind

Zahlreiche wissenschaftliche Studien an Mensch und Tier belegen, dass wasserstoffproduzierende Bakterien die Wirkung von Lactobakterien und Bifidobakterien übertreffen, denn nur sie sind in der Lage, den Stoff herzustellen, der die Membranen der Zellen durchdringen und die Zellen vor oxidativem Stress schützen kann, indem er reaktive Sauerstoffspezies (ROS) unschädlich macht.

Untersuchungen zeigen, dass es mehr als 100 Billionen Darmbakterien aus 1000 verschiedenen Arten in unserem Dickdarm gibt. 70 Prozent davon sind wasserstoffproduzierende Bakterien, die das Enzym Hydrogenase besitzen. Dieses kann sowohl Wasserstoff herstellen als auch an der Verstoffwechselung von Kohlenhydraten sowie der Produktion von Essigsäure und Buttersäure beteiligt sein.[115]

Bacteroides und Firmicutes sind die häufigsten wasserstoffproduzierenden Bakterien und machen 92 Prozent der Bakterienarten im menschlichen Dickdarm aus. 51 Prozent davon sind Firmicutes und die anderen 41 Prozent Bacteroides. Beide Bakterienarten haben äußerst positive Wirkungen auf die menschliche Gesundheit, wobei noch kaum geklärt ist, wie sie diese hervorrufen. Da Wasserstoff lange Zeit als inertes, also träges Gas angesehen wurde, das im Körper nicht verstoffwechselt wird, wurde dieser Frage keine Beachtung geschenkt.[116]

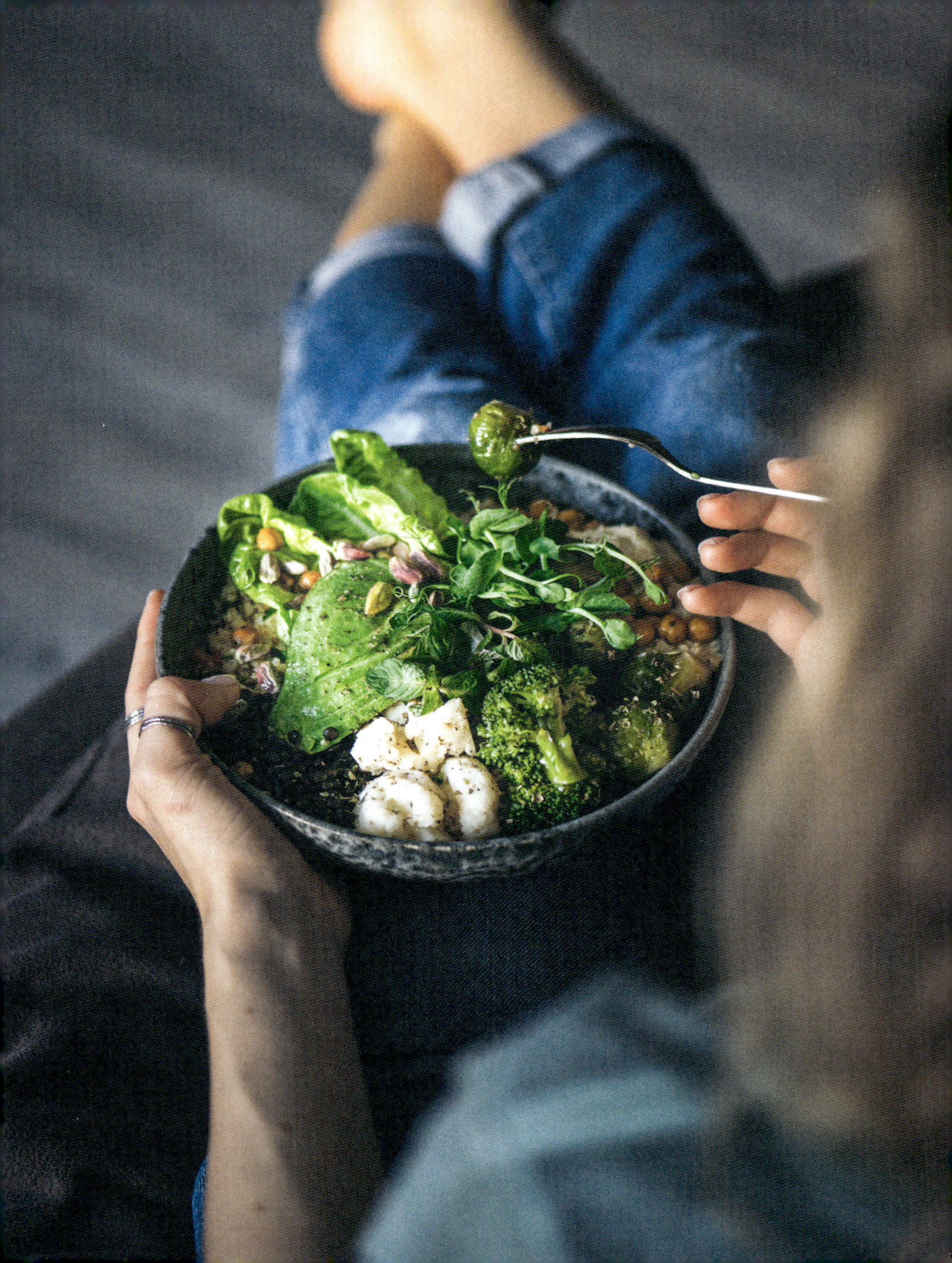

Molekularer Wasserstoff im Stoffwechsel und bei Stoffwechselerkrankungen

Stoffwechsel, auch Metabolismus genannt, ist der Oberbegriff für Vorgänge, die in unserem Körper vor sich gehen und unser Leben möglich machen. Vereinfacht ausgedrückt sind das alle Prozesse, die in unseren Zellen ablaufen. Nährstoffe aus der Nahrung werden zuerst verdaut, also aufgespalten, und dann im Verlauf von Stoffwechselprozessen abgebaut, umgebaut und neu zusammengesetzt. Wenn wir beispielsweise Fleisch essen, werden die darin enthaltenen Eiweiße zu Aminosäuren aufgespalten und dann zu neuen Eiweißen zusammengesetzt, so wie sie der Körper benötigt. Kohlenhydrate, Fette und Eiweiße sind die Grundlage dafür, dass unsere Zellen Energie produzieren und den Körper erneuern und reparieren können. Vitamine, Mineralstoffe, Spurenelemente, Enzyme und Coenzyme verrichten ihre Arbeit und sind wichtige Bausteine des Stoffwechsels. Andere Stoffwechselprozesse haben die Aufgabe, toxische Stoffwechselendprodukte abzubauen und so vorzubereiten, dass sie ausgeschieden werden können. Die Abläufe und das präzise Zusammenspiel aller Komponenten sind komplex, Störungen und Schäden können leicht auftreten. Selbst dieser kurze und stark vereinfachte Überblick über den Stoffwechsel macht deutlich, dass wir alles, was damit zusammenhängt, wichtig nehmen und pflegen sollten. Im Kapitel »Der Immunometabolimus – ein neues Forschungsfeld« ab Seite 57 erfahren Sie, warum der Stoffwechsel auch für das Immunsystem fundamental wichtig ist.

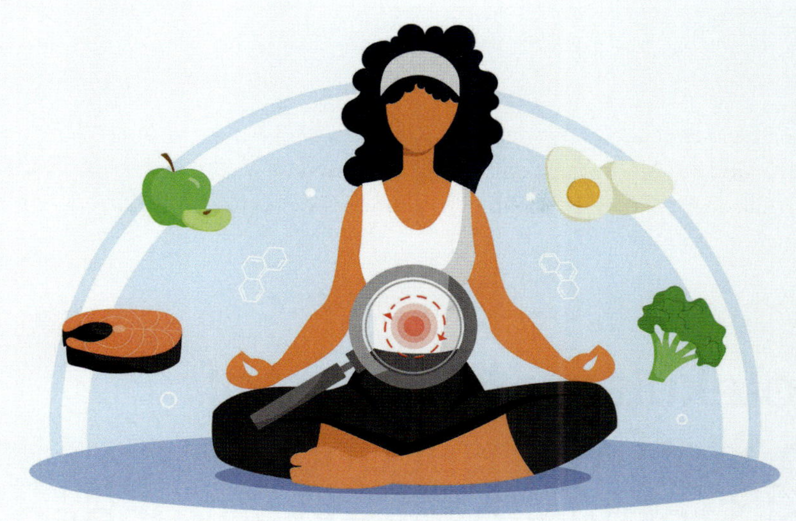

Nach dem Motto »Von nichts kommt nichts« müssen wir erst die nötigen Stoffe zuführen, und von der Qualität und Menge hängt ab, wie gut der Stoffwechsel für uns arbeiten kann. Das Gleiche gilt für Sauerstoff, den wir über die Atmung aufnehmen. Er ist der zentrale Teil des Energiestoffwechsels, und je besser die Sauerstoffqualität ist, desto mehr Energie haben wir zur Verfügung.

Jede Nährstoffkategorie hat ihren eigenen Stoffwechsel, über den sie verarbeitet wird, und alle müssen für einen gesunden Stoffwechsel zusammenarbeiten. Außerdem gibt es weitere Stoffwechselkreise wie den Energiestoffwechsel und den Harnsäurestoffwechsel.

- Kohlenhydratstoffwechsel
- Eiweißstoffwechsel
- Fettstoffwechsel
- Mineralstoffwechsel

Stoffwechselstörungen sind heute ein häufiges Problem. Fast Food, industriell verarbeitete Lebensmittel, ungünstige Nahrungskombinationen, ein Übermaß an Kohlenhydraten, Eiweißen oder schädlichen Fetten, aber auch psychische Belastungen und oxidativer Stress können die Stoffwechselkreise aus dem Gleichgewicht bringen. Die bekannteste und häufigste Stoffwechselerkrankung ist Diabetes mellitus, eine Störung des Zuckerstoffwechsels. Gicht ist die

Folge eines gestörten Harnsäurestoffwechsels, und bei Adipositas, der Fettleibigkeit, sind in der Regel mehrere Stoffwechselkreise gestört. Wenn Blutfette wie Cholesterin stark erhöht sind, liegt eine Störung des Fettstoffwechsels vor.

Leber, Galle und der Fettstoffwechsel

Lieben Sie Ihre Leber – Sie wird es Ihnen danken. Denn die Leber ist das wichtigste Entgiftungsorgan, und was sie leistet, geht weit darüber hinaus: Sie reinigt den Körper und sorgt dafür, dass wir Fette verdauen können, indem sie Cholesterin in Gallensäuren umwandelt, wodurch sie gleichzeitig den Cholesterinspiegel reguliert. Sie wird für die Aufnahme von fettlöslichen Vitaminen gebraucht und gewinnt nicht zuletzt Energie aus den Kohlenhydraten, Eiweißen und Fetten, die aus dem Magen-Darm-Trakt über das Blut zu ihr gelangen. Die Leber ist die zentrale Drehscheibe, die die meisten Organe miteinander verbindet.

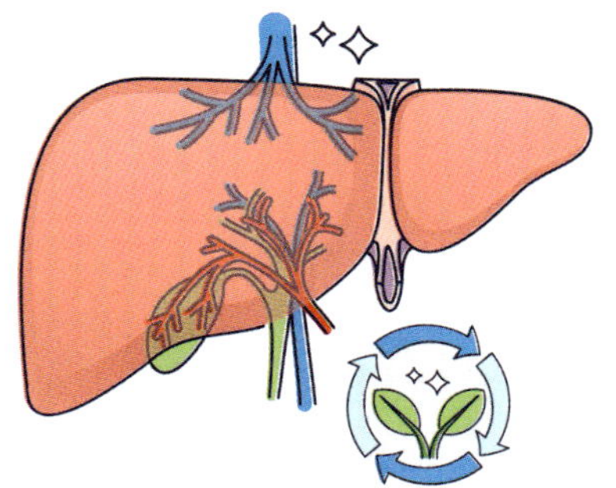

Die Leber ist das wichtigste Entgiftungsorgan

Die Stoffwechselprozesse in unserem Körper funktionieren so gut wie die Leber selbst: Im Fettstoffwechsel wird nicht nur Energie erzeugt, sondern es werden auch Fette umgebaut und gespeichert. Über den Kohlenhydratstoffwechsel hält die Leber den Blutzuckerspiegel aufrecht. Wenn der Blutzuckerspiegel steigt, nimmt die Leber den Zucker auf und speichert ihn als Glykogen. Wenn der Blutzuckerspiegel durch viel Bewegung oder Sport sinkt, baut die Leber das Glykogen wieder ab und wandelt es in Glukose um, die über das Blut in die Zellen und die DNA gelangt und die Energieversorgung sicherstellt. Als Speicherorgan kann die Leber auch Eisen und Kupfer speichern und bei Bedarf wieder an das Blut abgegeben. Tun wir unserer Leber Gutes, tun wir etwas für unser gesamtes Wohlbefinden. Eine gesunde Leber ist Anti-Aging pur. In diesem Zusammenhang ist interessant, dass sich die höchste Konzentration von molekularem Wasserstoff in der Leber findet. Offensichtlich ist Wasserstoff besonders wichtig für dieses Organ.

Studien: Molekularer Wasserstoff beeinflusst den Fettstoff-, Kohlenhydrat-, Aminosäure- und Nukleinsäurestoffwechsel

Da die Leber ein zentrales Organ ist, wollte eine Gruppe aus Wissenschaftlern wissen, wie sich die Aufnahme von molekularem Wasserstoff auf die Leber auswirkt. Sie führte eine Langzeitstudie über den Zeitraum von 6 Monaten mit gesunden Ratten durch und veröffentlichte die bemerkenswerten Ergebnisse im März 2022 in *Scientific Reports.*

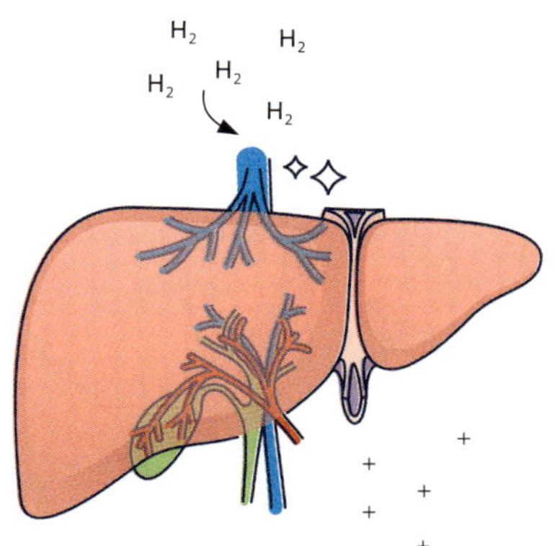

Die Forscher bildeten drei Tiergruppen und analysierten deren Lebergewebe. Die erste Gruppe trank über 6 Monate wasserstoffreiches Wasser, die zweite inhalierte täglich 2 Stunden lang Wasserstoffgas und die Kontrollgruppe bekam keines von beidem. Nach dieser Zeit hatten sich bei den Wasserstoffgruppen wichtige Leberbiomarker deutlich verändert: Fette und Aminosäuren wurden effektiver abgebaut, während wichtige Kohlenhydrate wie Glykogen und Glykoproteine effektiver aufgebaut wurden. Die Leber bildete mehr Purinnukleotide, die an wichtigen Aufgaben wie der Speicherung und Weitergabe von Informationen und Signalen beteiligt sind. Im Stoffwechsel dienen Purinnukleotide als Bausteine für Coenzyme wie NAD und FAD, und sie sind an der Bildung von Phospholipiden beteiligt, die unter anderem die Zellwände aufbauen.[117]

Auch weitere Studien bestätigten: Die langfristige, tägliche Aufnahme von molekularem Wasserstoff verändert die Fettstoffwechselwege und vor allem die Leberfunktion, zudem verbessert es das Lipidprofil, mit dem bestimmte Werte wie Triglyceride, Gesamtcholesterin, HDL- und LDL-Cholesterin, Lipoproteine und die Lipoproteinelektrophorese gemessen werden. Der Gehalt an LDL-Cholesterin sank, während das HDL-Cholesterin unverändert blieb. Bei der Inhalation von Wasserstoffgas wurde eine deutliche Reduktion des HDL-Cholesterins entdeckt, die noch nicht eindeutig geklärt ist. Ein mögli-

cher Grund kann sein, dass HDL-Cholesterin manchmal zu schlechtem Cholesterin werden und das Risiko einer Arteriosklerose erhöhen kann, was Wasserstoff verhindert.[118]

Während einer 2020 in *Diabetes, Metabolic Syndrome and Obesity* veröffentlichten randomisierten, doppelblinden und placebokontrollierten Studie erhielten sechzig Testpersonen (dreißig Frauen und dreißig Männer), die an metabolischem Syndrom erkrankt waren, entweder Wasserstoffwasser oder ein Placebo über einen Zeitraum von 24 Wochen. Das Ergebnis war überzeugend. In der Wasserstoffgruppe sanken der Cholesterin- und der Glukosespiegel im Blut deutlich, und die Biomarker für Entzündungen und Redox-Homöostase verbesserten sich im Vergleich zur Placebogruppe. Außerdem bewirkte Wasserstoffwasser eine leichte Verringerung des Body-Mass-Index sowie des Verhältnisses von Taille zu Hüfte.[119]

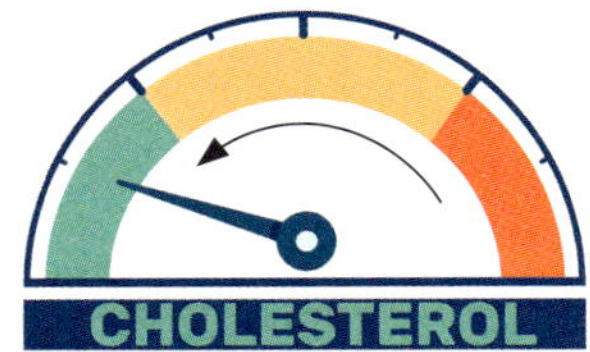

Eine weitere, im Februar 2023 in *Pharmaceuticals* veröffentlichte Metastudie untersuchte, welche Wirkung Wasserstoffwasser auf die Blutfettwerte und auf Lipoprotein hat. (Lipoprotein ist ein Eiweiß, das in der Leber gebildet wird und Blutfette wie Triglyceride und Cholesterin im Blut durch den Körper transportiert. Der Lipoproteinwert liefert zusammen mit Blutfetten wie Cholesterin Informationen über die Gefäße, eine Arterienverkalkung und kardiovaskuläre Erkrankungen. Von den vorhandenen Studien wurden sieben mit insgesamt 256 Teilnehmern in die Bewertung aufgenommen. Auch hier fiel das Ergebnis zugunsten einer Wasserstoffwasser-Therapie aus: Die Blutfettwerte verbesserten sich deutlich.[120]

Molekularer Wasserstoff bei Fettleber

Molekularer Wasserstoff verändert den Leberstoffwechsel, wodurch Fett abgebaut wird, und zwar sowohl in der Leber selbst als auch im übrigen Fettgewebe. Als Folge sinkt der Cholesterinspiegel im Blut, sodass sich keine Fette in der Leber ansammeln. Das macht molekularen Wasserstoff zu einem wichtigen Mittel bei Fettstoffwechselstörungen und Fettleber.

Molekularer Wasserstoff programmiert die Leber in einer Weise um, die sie effektiver und den Menschen gesünder machen kann. Wenn man bedenkt, dass die Leber eine zentrale Schaltstelle im Körper darstellt, ist allein deswegen schon davon auszugehen, dass die Aufnahme von Wasserstoff unsere gesamte körperliche Verfassung positiv beeinflusst.[121]

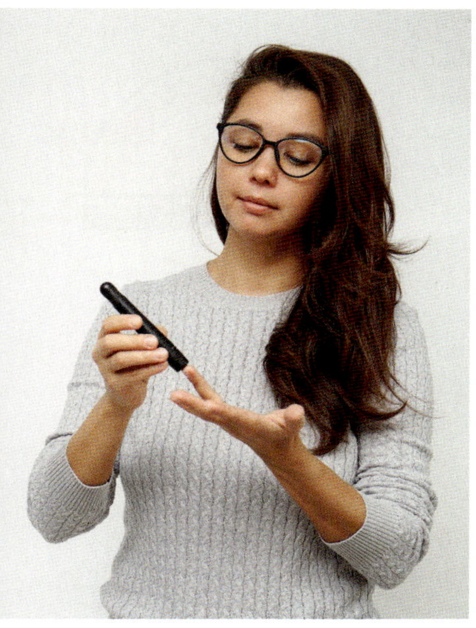

Molekularer Wasserstoff bei Diabetes mellitus

Wie beeinflusst Wasserstoffwasser den Lipid- und Glukosestoffwechsel (Fette und Zucker) bei Patienten mit Diabetes mellitus oder gestörter Glukosetoleranz? Während einer 2008 in *Nutrition Research* veröffentlichten Studie mit dreißig Diabetespatienten wurden die Insulinresistenz und der Zuckerstoffwechsel zu Beginn und nach 8 Wochen untersucht, in denen Wasserstoffwasser getrunken wurde. Bei der Wasserstoffgruppe waren die Werte für das LDL-Cholesterin, das oxidierte LDL und freie Fettsäuren deutlich gesunken, während die Werte für Adiponectin, das wichtige regulierende Wirkungen auf den Lipid- und Glukosestoffwechsel hat, und das starke Antioxidans Superoxiddismutase (SOD) gestiegen waren.[122]

Oxidativer Stress ist ein wichtiger Faktor bei Diabetes mellitus. Die Ergebnisse einer 2020 publizierten randomisierten kontrollierten Tierstudie waren ähnlich wie die der zuvor zitierten Humanstudie: Mit molekularem Wasserstoff wird mehr Superoxiddismutase (SOD) gebildet, und die Insulinempfindlichkeit nimmt zu. Außerdem bilden sich die krankhaften Veränderungen zurück, die bei Diabetes in den Pankreasinseln und der Niere auftreten. Wasserstoff verbessert die Hyperglykämie (Überzuckerung) und hemmt oxidativen Stress.[123]

Abnehmen mit molekularem Wasserstoff

Macht Wasserstoff schlanker? Der Einfluss auf die Leber lässt vermuten, dass sich am Gewicht und den Fettgeweben etwas verändern könnte.

Die bereits weiter oben zitierte Gruppe von Wissenschaftlern wollte wissen, wie sich eine Wasserstoff-Langzeitaufnahme auf die Körperzusammensetzung von Versuchstieren auswirkt. Dazu wurde die Veränderung des Körpergewichts, der Fettmasse und der Metaboliten im Blut von Ratten gemessen. Metaboliten sind Substanzen, die als Zwischenstufen oder als Abbauprodukte von Stoffwechselvorgängen entstehen.

Die Ratten wurden nach dem Zufallsprinzip in drei Gruppen aufgeteilt und 6 Monate lang mit oder ohne Wasserstoff behandelt. Eine Kontrollgruppe erhielt zweimal täglich 1 Stunde lang Zugang zu Wasserstoffwasser, sodass sie nach Belieben trinken konnten. In der zweiten Kontrollgruppe inhalierten die Ratten zweimal täglich 1 Stunde lang 4-prozentiges Wasserstoffgas.

Das Ergebnis war gemischt: Die Ratten, die Wasserstoff inhaliert hatten, nahmen im Vergleich zur Kontrollgruppe ab, bei der Wasserstoffwassergruppe wurden dagegen keine nennenswerten Veränderungen festgestellt. Das Bauchfett und das braune Fettgewebe nahmen sowohl in der Wasserstoffwasser- als auch in der Inhalationsgruppe ab. Das weiße Fett und das subkutane Fett, das gut sichtbar unter der Haut liegt und oft in Form von Dellen sichtbar ist, blieben gleich. Die Ergebnisse zeigen, dass eine langfristige Aufnahme von Wasserstoff den Körper durch seinen Einfluss auf das Körperfett in gewissem Umfang modellieren kann.[124]

Bei dem Ergebnis ist zu berücksichtigen, dass bei den Ratten, die die Möglichkeit hatten, Wasserstoffwasser zu trinken, die Aufnahme eventuell geringer war als bei der Inhalationsgruppe. Es ist davon auszugehen, dass die Menge an aufgenommenem Wasserstoff mehr oder weniger stark regulierend auf die Leber wirkt und daher auch eine Rolle dabei spielt, in welchem Umfang man abnimmt.

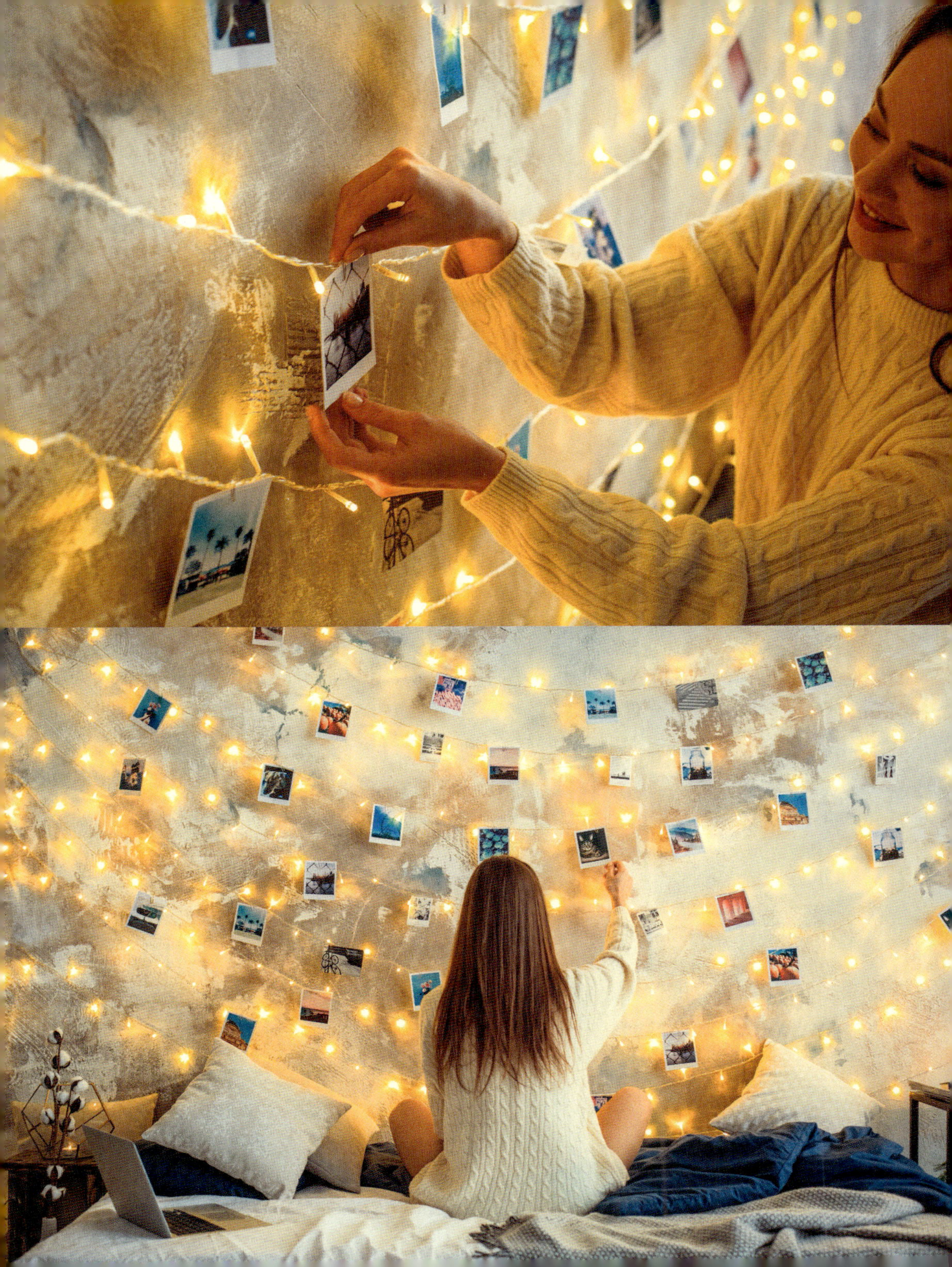

Warum das Gehirn molekularen Wasserstoff liebt

Der Hippocampus – zentrale Schaltstelle unseres Gedächtnisses und Ort der Neurogenese

Was ist der Hippocampus? Seinen Namen hat er von seiner besonderen Form. Wie viele Gehirnareale besteht er aus zwei Teilen, die an zwei Seepferdchen erinnern, was ihm den lateinischen Namen für Seepferdchen einbrachte. Dieses ungewöhnliche Gebilde entscheidet darüber, wie viel unser Gehirn leisten kann. Er speichert Informationen und vermittelt zwischen Kurz- und Langzeitgedächtnis, indem er Informationen aus dem Kurzzeitgedächtnis an das Langzeitgedächtnis weitergibt. Mit einem speziellen Schlüssel kann er diese Erinnerungen wieder abrufen und zur Verfügung stellen. Auf diese Weise können wir ebenso schnell und spontan reagieren und handeln wie nachdenken und resümieren, und wir können beides für ein effektives tägliches Leben nutzen. Im Hippocampus findet die Neurogenese statt, die tägliche Neubildung von Gehirnzellen, die Sie vermutlich auch als Neuronen kennen. Da der Hippocampus unser biografisches Gedächtnis[125] enthält, ist er der Speicher für alles, was unsere Persönlichkeit ausmacht, und für alles, was wir täglich dazulernen, für neue Erfahrungen und die Meinungen und Lehren, die wir daraus ziehen. Da der Hippocampus einer Festplatte ähnelt, die nur eine begrenzte Speicherkapazi-

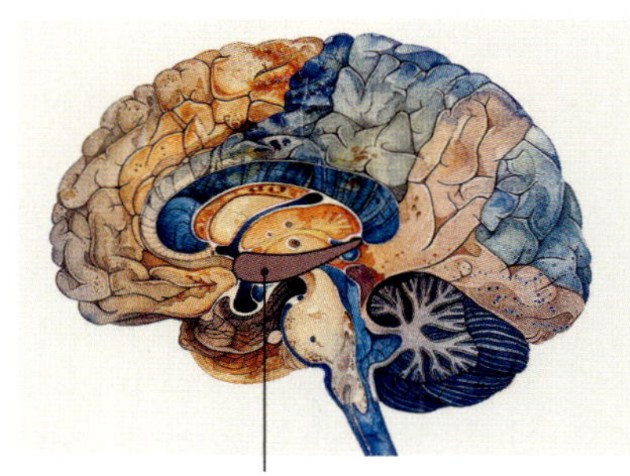

tät hat, reicht er sein Wissen an die Großhirnrinde weiter, wo es für den späteren Gebrauch gespeichert wird. Damit ist klar: Wenn die Neurogenese im Hippocampus nicht mehr richtig funktioniert, verlieren wir Erinnerungen, Fähigkeiten und die Möglichkeit des bewussten Handelns. Das ist bei neurodegenerativen Erkrankungen wie Demenz und Alzheimer der Fall. Eine weitere wichtige Aufgabe ist die Orientierung und das räumliche Gedächtnis. Beide sorgen dafür, dass wir uns an verschiedenen Orten bewegen können, auch wenn wir diese nicht kennen. Emotionen sind ebenfalls im Hippocampus und im gesamten limbischen System angesiedelt, von dem der Hippocampus einen Teil bildet, und können eventuell bei neurodegenerativen Erkrankungen weniger gut gefühlt werden. Der Hippocampus ist einer von zwei Teilen im Gehirn, die sich regenerieren können, deshalb ist hier sowohl Vorbeugung als auch Heilung möglich und fundamental wichtig. Der zweite Teil ist der Riechkolben, der über archaische Überlebensprogramme wie die Fähigkeit, riechen zu können, entscheidet. Wichtig ist, dass die Neurogenese in jedem Alter angeregt werden kann, und dass neurodegenerative Erkrankungen, die den Hippocampus betreffen, geheilt werden können, wenn sie nicht zu weit fortgeschritten sind.[126]

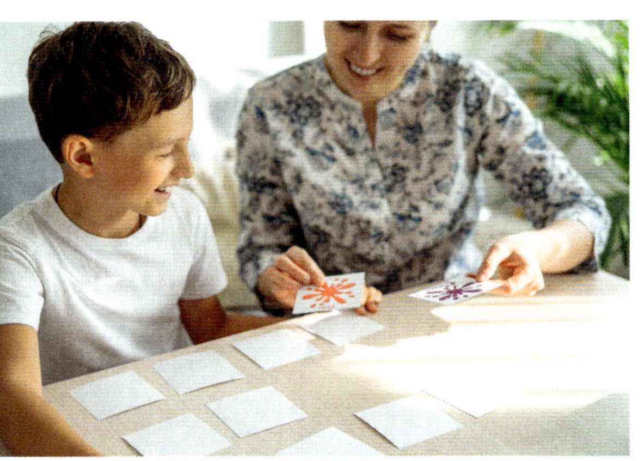

Stress ist ein Feind der Neurogenese und damit der täglichen Regeneration des Hippocampus. Hinzu kommt die vermehrte Bildung von freien Radikalen und die stärkere Ausschüttung des Hormons Cortisol aufgrund von Stress. Anstrengende mentale Aufgaben und große körperliche Leistung können oxidativen Stress im Gehirn auslösen und den Hippocampus, die Lernfähigkeit sowie das Gedächtnis beeinträchtigen. Traumatische Erlebnisse und posttraumatische Belastungsstörungen bewirken Stress im Gehirn und belasten den Hippocampus. Es versteht sich also von selbst, dass wir jede Möglichkeit nutzen sollten, um den Hippocampus gesund und leistungsfähig zu halten –

angefangen bei einer gehirngerechten Lebensführung und Ernährung bis hin zu einem überlegenen Antioxidations- und Heilmittel wie molekularer Wasserstoff.

Studien zeigen, dass die Gabe von molekularem Wasserstoff die kognitive Leistungsfähigkeit unter Stress deutlich verbessert, so zum Beispiel eine mit Mäusen 2009 durchgeführte Untersuchung. Die Kontrollgruppe, bei der die Tiere nicht unter Stress litten, zeigte dagegen keinerlei Veränderungen. In der Wasserstoffgruppe wurde keine Erhöhung der oxidativen Stressmarker festgestellt. Als Fazit erklärten die Wissenschaftler, Stress unterdrücke die Bildung neuer Neuronen im Gyrus dentatus, dem Teil des Hippocampus, in dem die Neurogenese erfolgt, es komme also zu keiner oder nur einer reduzierten Neurogenese. Wasserstoffwasser sorge dagegen dafür, dass die Neuronenbildung wieder anspringt. Der kontinuierliche Konsum von Wasserstoffwasser verhindere den stressbedingten Rückgang von Lern- und Gedächtnisleistungen, so die Forscher.[127]

Molekularer Wasserstoff hat mehrere entscheidende Eigenschaften, die den Hippocampus schützen und stärken:

- Molekularer Wasserstoff ist ein selektives Antioxidans. Er neutralisiert ausschließlich reaktive Sauerstoffspezies (ROS) und aktiviert ansonsten das antioxidative System des Körpers. Beides tut Wasserstoff nur in dem wirklich nötigen Umfang. Die freien Radikale, die besondere Aufgaben im Signaltransfer erfüllen, bleiben erhalten.
- Diese differenzierte Fähigkeit schützt das Gehirn vor oxidativem Stress und begrenzt bereits bestehenden.
- Molekularer Wasserstoff schützt vor Entzündungen und verringert bestehende.
- Molekularer Wasserstoff moduliert den Prozess, bei dem Zellen Signale aus der Umgebung erkennen und darauf reagieren (Signaltransduktion).
- Molekularer Wasserstoff hat einen positiven Einfluss auf die Art, wie genetische Anlagen umgesetzt werden (Genexpression).

Molekularer Wasserstoff schützt das Gehirn und erhält die Hirnleistung

Oxidativer Stress und Entzündungen schädigen das Gehirn und bereiten den Weg für neurodegenerative Erkrankungen. Das Jahr 2007 war ein Startschuss für die medizinische Verwendung molekularen Wasserstoffs. Damals entdeckten japanische Forscher, dass Wasserstoff antioxidative Eigenschaften besitzt, die vor oxidativem Stress und das Gehirn vor Durchblutungsstörungen, Ischämie-/Reperfusionsverletzungen und Schlaganfällen schützen, indem sie selektiv Hydroxylradikale neutralisieren.[128] Seitdem haben weitere Studien diese Entdeckung bestätigt und neue, positive Erkenntnisse hinzugefügt, die in einer Metastudie von 2023 zusammengefasst wurden. Die Autoren betonen, wie bemerkenswert es ist, dass in keiner der untersuchten Studien unerwünschte Nebenwirkungen festgestellt wurden.[129]

Molekularer Wasserstoff steigert die Freisetzung von Ghrelin

Ghrelin ist ein Hormon, das im Gehirn und in größeren Mengen im Magen gebildet wird. Das Hormon reguliert, wie viel wir essen, indem es Hunger verstärkt oder Sättigungsgefühle auslöst, es stimuliert die Bildung von Magensäure und von Bauchspeicheldrüsenenzymen, ist an der Insulinfreisetzung beteiligt und damit an der Blutzuckerregulierung[130] und hat viele weitere Aufgaben. Eine der wichtigsten ist, dass Ghrelin die Freisetzung des Wachstumshormons anregen kann, daher auch sein Name: **G**rowth **H**ormone **Rel**ease **In**ducing – Wachstumshormonfreisetzung einleitend.

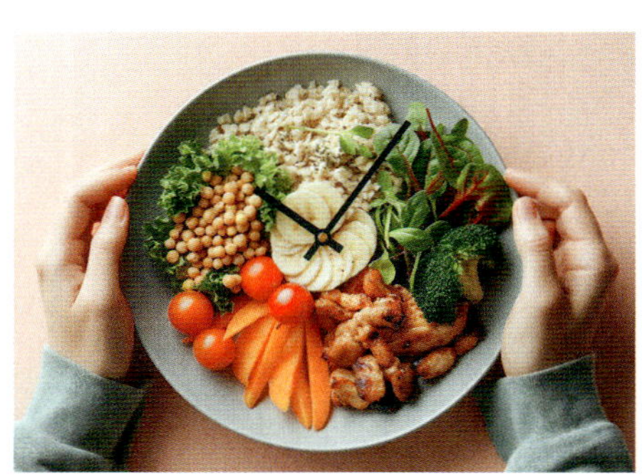

Für das Gehirn ist das Wachstumshormon sehr wichtig. Es ist in den Gehirnarealen aktiv, die für die Kognition zuständig sind, also für unsere Wahrnehmung, die Verarbeitung von Informationen und die Kenntnisse, die wir uns

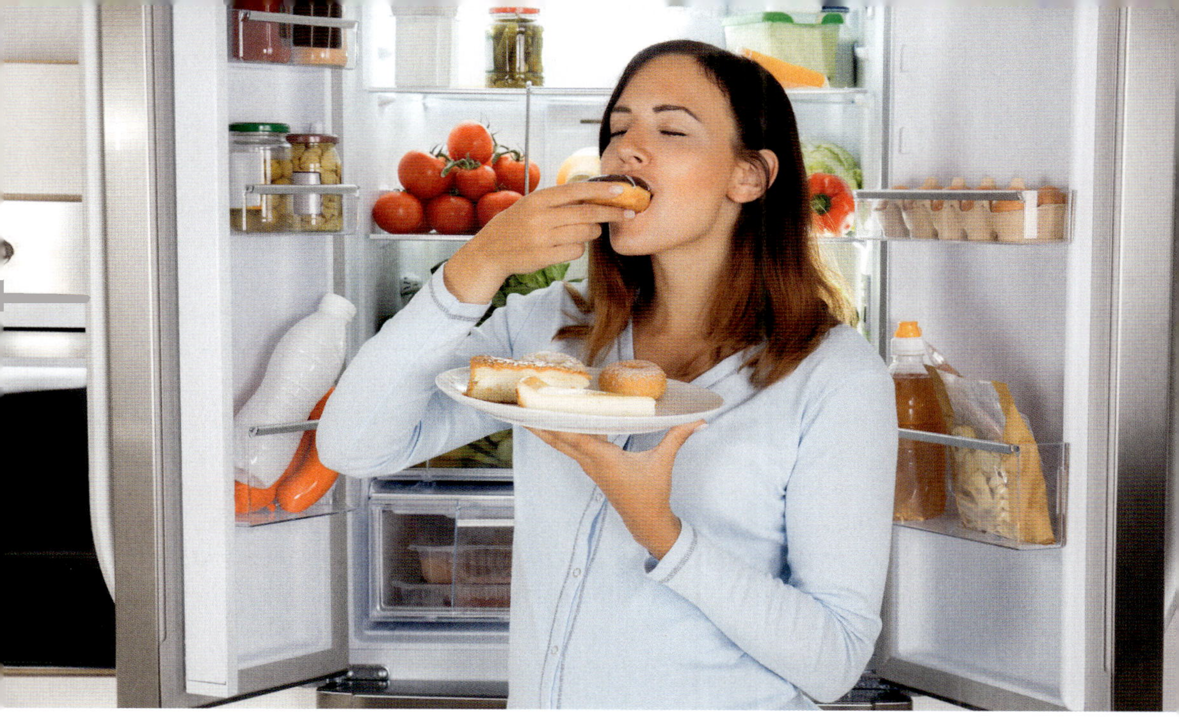

aneignen, um Erlebtes und Gelerntes zu bewerten. Molekularer Wasserstoff steigert die Freisetzung von Ghrelin und damit auch des Wachstumshormons.[131]

Neurodegenerative und neurologische Erkrankungen – molekularer Wasserstoff schützt und heilt

Neurodegenerative Erkrankungen sind Krankheiten, bei denen immer mehr Nervenzellen (Neuronen) degenerieren und schließlich absterben. Entscheidend ist, wie viele Neuronen betroffen sind, denn mit den Jahren können Neuronen verloren gehen. Inzwischen ist allerdings bekannt, dass wir unser Gehirn bis ins hohe Alter fit halten können und dass Neurodegeneration zwar als typische Alterserkrankung angesehen wird, sie mit der richtigen Lebensführung jedoch nicht eintreten muss.[132]

Die häufigsten neurodegenerativen Erkrankungen sind Demenzerkrankungen, Morbus Alzheimer, Morbus Parkinson, motorische Neuronenkrankheiten wie ALS (amyotrophe Lateralsklerose) und Chorea Huntington. Sie gelten als unheilbar, wobei der Hirnforscher Dr. Michael Nehls darauf hinweist, dass der Krankheitsprozess verbessert werden kann, solange nur der Hippocampus betroffen ist. Der Hippocampus ist der Bereich im Gehirn, der lebenslang neue Neuronen bilden kann. Diesen Vorgang nennt man Neurogenese (siehe Kapitel »Der Hippocampus – zentrale Schaltstelle unseres Gedächtnisses und Ort der Neurogenese« ab Seite 113).[133]

Neurologische Krankheiten werden durch Veränderungen in der Struktur und Funktionsweise des Nervensystems ausgelöst. Sie sind mit oft gravierenden Störungen und Behinderungen verbunden und zählen ebenso wie neurodegenerative Erkrankungen weltweit zu den häufigsten Todesursachen. Die Aussichten auf Heilung sind gering, da die meisten neurologischen Erkrankungen kaum auf die aktuellen Medikamente, physikalischen Therapien und die neurologische Rehabilitation ansprechen. Diese sollen den Patienten zwar ermöglichen, so mit ihrer Erkrankung zurechtzukommen, dass ein selbstständiges Leben möglich ist, jedoch ist der Erfolg oft begrenzt.

Zu den neurologischen Erkrankungen zählen Schlaganfall durch Hirnblutung (hämorrhagischer Schlaganfall) oder Gefäßverschluss (zerebrale Ischämie), traumatische Schäden wie Schädel-Hirn-Trauma, Ischämie-/Reperfusionsschäden, Multiple Sklerose, Epilepsie, Polyneuropathie (Erkrankungen des peripheren Nervensystems), Glioblastom, Alzheimer und Parkinson.

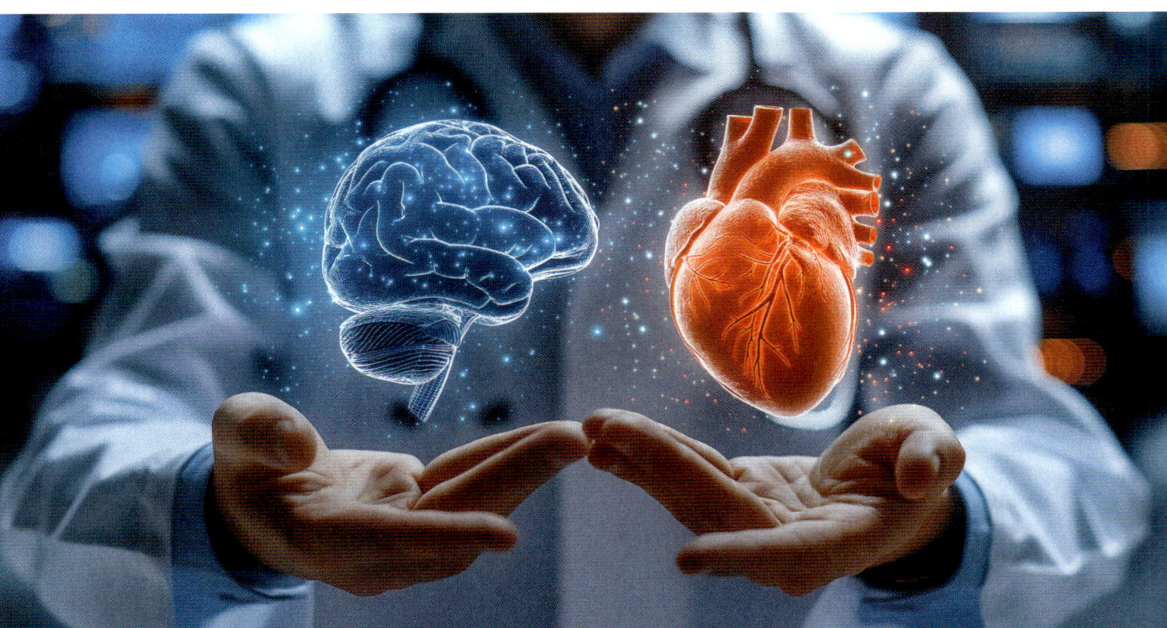

Eine wachsende Zahl an Studien zeigt, dass molekularer Wasserstoff bei neurodegenerativen und neurologischen Erkrankungen schützen und eine Heilung unterstützen kann. Die angegebenen Studien zur zerebralen Ischämie[134,135,136], zu traumatischen Verletzungen des Gehirns[137,138], neuropathischen Schmerzen[139,140], Alzheimer[141,142], Parkinson[143,144], Glioblastom (ein bösartiger Hirntumor)[145] und Hirninfarkt[146] sind eine Auswahl der vorliegenden Untersuchungen. Humanstudien sind leider noch rar, die meisten Studien wurden mit Mäusen und Ratten durchgeführt, deren Ergebnisse gut übertragbar auf den Menschen sind. Trotzdem sind mehr Studien mit Menschen wichtig. Der Bereich neurologischer Erkrankungen ist umfassend, aber bei allen spielen oxidativer Stress und Entzündungen eine Rolle.

Hilfe bei Demenz, Alzheimer, Parkinson, Huntington und ALS

Für wohl jeden Menschen sind diese Krankheiten ein Schreckgespenst. Die Patienten verlieren entweder ihre Fähigkeit, sich zu erinnern, oder ihre Fähigkeit, die Muskeln einzusetzen und sich normal zu bewegen. Diese Behinderung kann auch die Kau- und Schluckmuskeln erreichen und sie lahmlegen wie bei der amyotrophen Lateralsklerose (ALS).

Nach aktuellem medizinischem Stand gibt es kein Heilmittel, bestenfalls Möglichkeiten, den Krankheitsverlauf zu verlangsamen. Bekannt ist, dass oxidativer Stress und die damit verbundenen Entzündungen einen wesentlichen Anteil an der Neurodegeneration des Gehirns haben. Das Zentralnervensystem verbraucht viel Sauerstoff, um seine Aufgaben auszuführen, wodurch eine erhebliche Menge an reaktiven Sauerstoffspezies (ROS) entsteht. Das körpereigene antioxidative System ist mit der Produktion von Antioxidantien wie Superoxiddismutase (SOD), Glutathionperoxidase und Katalase stark gefordert. Untersuchungen haben gezeigt, dass bei Patienten mit neurologischen Erkrankungen einschließlich Parkinson nur geringe Mengen dieser Antioxidantien zu finden sind.[147]

Dass Alzheimer auf das Trinken von Wasserstoffwasser anspricht, ergab beispielsweise eine 2022 in *Neural Regeneration Research* veröffentliche Tierstudie.[148] Hilfe bei Parkinson-Symptomen wiesen Studien wie beispielsweise diejenigen aus den Jahren 2011[149], und 2021[150] sowie eine doppelblinde, placebokontrollierte klinische Humanstudie von 2016[151] nach. Wasserstoffwasser stellte die Neuronenbildung im Gyrus dentatus, einem Teilbereich des Hippocampus, wieder her, wodurch wichtige Gehirnfunktionen wie Lernen, Erinnern und Verarbeiten von Informationen wieder möglich waren.[152]

Heilungserfolge nach Schlaganfall

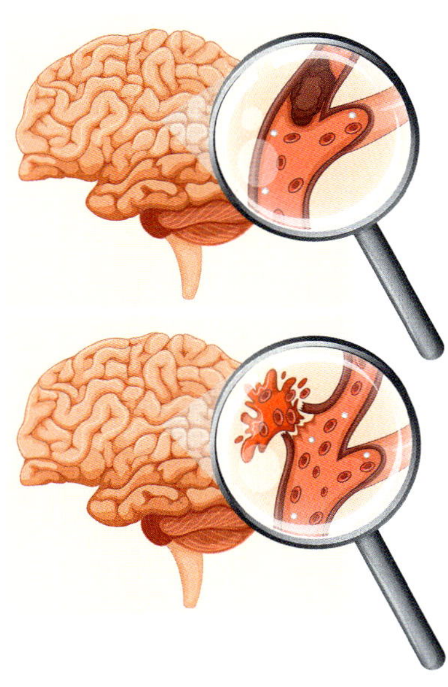

Ein Schlaganfall wird meist von Durchblutungsstörungen ausgelöst, wodurch das Gehirn nicht mehr genügend Sauerstoff erhält und Gehirngewebe abstirbt (ischämischer Schlaganfall). Die Folgen sind Funktionsstörungen im Körper bis hin zu schweren Behinderungen wie Sehstörungen, Gesichtslähmungen, halbseitigen Lähmungen, Schluckbeschwerden, halbseitiger Blindheit, Schwindel, Sprachstörungen sowie zu Aufmerksamkeits- und Konzentrationsstörungen, Depressionen und Epilepsie. Als größte Risikofaktoren für einen Hirninfarkt gelten Bluthochdruck und Arterienverkalkung. Der sogenannte ischämische Schlaganfall ist weltweit eine der Hauptursachen für Behinderung und stellt ein zentrales Thema der Forschung dar.

Eine weitere Form des Schlaganfalls ist der hämorrhagische Schlaganfall (Hirnblutung), bei dem ein Gefäß im Gehirn platzt. Der Bluterguss drückt auf das Hirngewebe und kann Schäden verursachen. Meist ist die geplatzte Arterie bereits durch Verkalkung geschädigt.

Die Hirnblutung ist seltener als der Hirninfarkt, aber bei beiden Typen sind die Nervenzellen überreizt und sterben ab, es bilden sich sehr viele reaktive Sauerstoffspezies (ROS) sowie Entzündungen, und die Mitochondrien arbeiten nicht mehr richtig. Eine randomisierte, placebokontrollierte klinische Studie untersuchte 50 Hirninfarktpatienten im Akutstadium mit leichtem bis mittelschwerem Schlaganfall. 25 von ihnen erhielten eine Wasserstoffgasinhalation, und 25 wurden mit herkömmlichen intravenösen Medikamenten behandelt. In der Wasserstoffgruppe verbesserten sich die weiter oben genannten Folgen im Vergleich zur Medikamentengruppe deutlich, und in der Wasserstoffgruppe traten keine negativen Nebenwirkungen auf. Das Forscherteam stufte die Behandlung als sicher ein und erklärte, dass die Verbesserung der Messwerte dafürspricht, molekularen Wasserstoff breitflächig und generell für Schlaganfallbehandlungen anzuwenden.[153]

Chinesische Wissenschaftler führten eine Schlaganfallstudie durch und veröffentlichten das Ergebnis im November 2023 in der Fachzeitschrift *Chemical Research in Toxicology.* Die antioxidative, entzündungshemmende und antiapoptotische Wirkung von molekularem Wasserstoff war hier ebenfalls der Anlass der Untersuchung. Auch dieses Wissenschaftlerteam kam zu dem Ergebnis, dass molekularer Wasserstoff eine wichtige Rolle bei der Behandlung von Schlaganfällen spielen kann.[154]

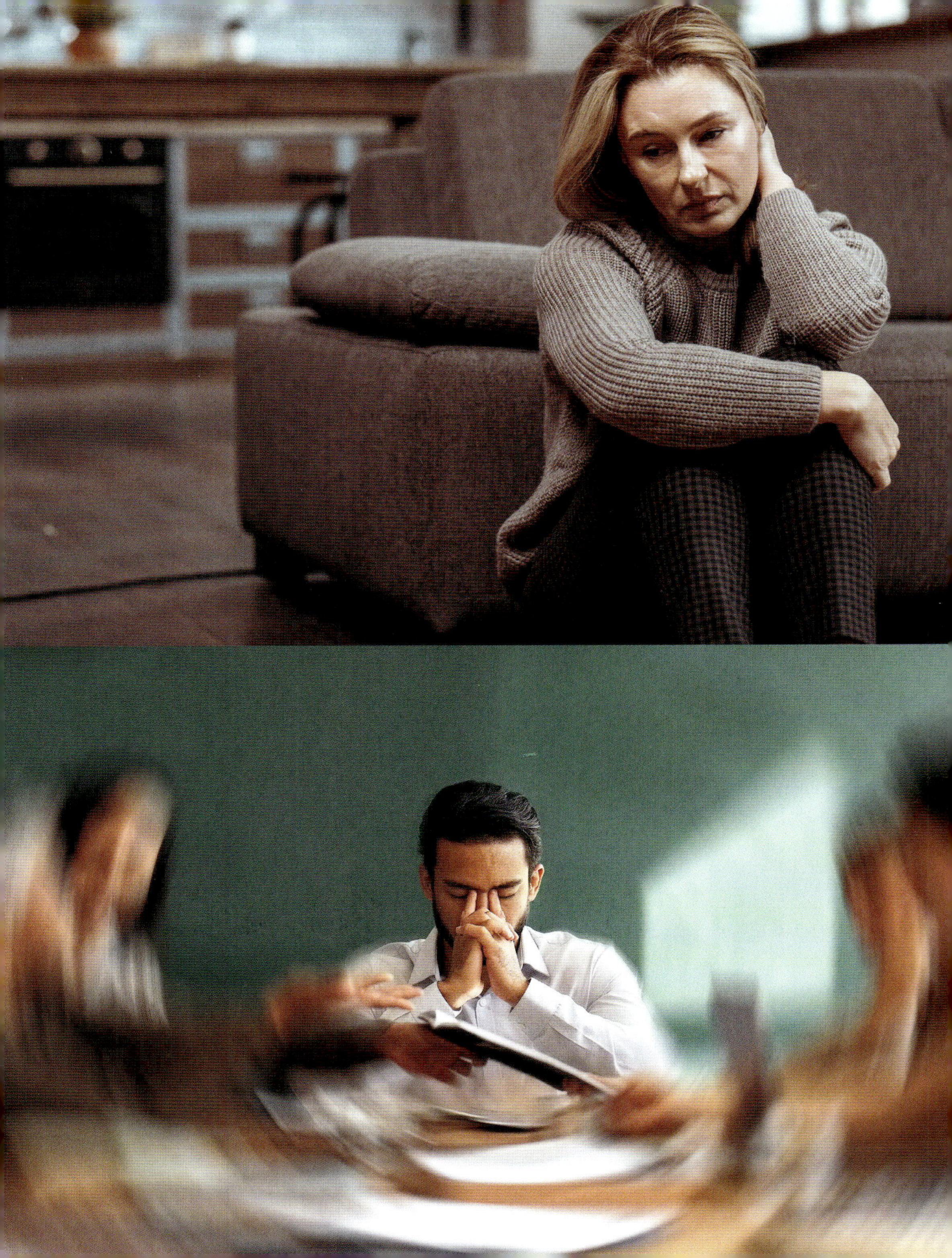

Molekularer Wasserstoff hilft bei Burn-out, Fatigue, Ängsten und Depressionen

Burn-out und Fatigue sind eigenständige Krankheitsbilder mit dem gemeinsamen Merkmal einer chronischen Erschöpfung und Müdigkeit. Burn-out bedeutet »ausgebrannt«. Alles ist zu viel, fällt schwer, und das Bedürfnis nach Ruhe ist groß, während es gleichzeitig schwierig ist, abzuschalten. Sie empfinden eine bleierne Müdigkeit, wollen sich zurückziehen, leiden unter Schlafstörungen und alles erscheint Ihnen sinnlos. Oft kommen Verdauungsprobleme und Kopf- oder Rückenschmerzen dazu. Untersuchungen weisen darauf hin, dass Burn-out mit einem überaktiven autonomen Nervensystem und einem veränderten Cortisolspiegel verbunden ist. Auch Fehlfunktionen des Immunsystems und Veränderungen im endokrinen System, zu dem die Nebennieren, die Hypophyse, die Nebenschilddrüse und die Zirbeldrüse gehören, wurden festgestellt. Typisch für das Burn-out-Syndrom ist die Klage, von der Arbeit überfordert zu sein.

Typische Kennzeichen einer Fatigue sind extreme, andauernde Müdigkeit und Erschöpfung, weshalb die Erkrankung auch als chronisches Erschöpfungssyndrom bezeichnet wird (CFS, Chronic Fatigue Syndrome). Die Betroffenen fühlen sich körperlich und emotional erschöpft, kraftlos und ohne jeden Antrieb. Sie leiden unter Ängsten, Depressionen und Panikattacken, können sich nicht konzentrieren und nur schwer an etwas erinnern. Stimmungsschwankungen machen den Alltag schwierig. Fatigue-Patienten schlafen schlecht und haben körperliche Symptome wie Verspannungen, Kopf- und Gliederschmerzen, Verdauungsstörungen und Übelkeit. Weitere Symptome sind Herz- und Kreislaufbeschwerden und Kurzatmigkeit. Die Ursachen des Fatigue-Syndroms sind noch nicht völlig geklärt. Es tritt als Folge von Krebserkrankungen und bei Covid-19-Patienten auf, aber auch chronisch-entzündliche Erkrankungen wie Morbus Parkinson oder Multiple Sklerose gehen häufig mit chronischer Müdigkeit einher. Fatigue-Patienten beklagen vor allem, dass sie nicht mehr leistungsfähig sind.

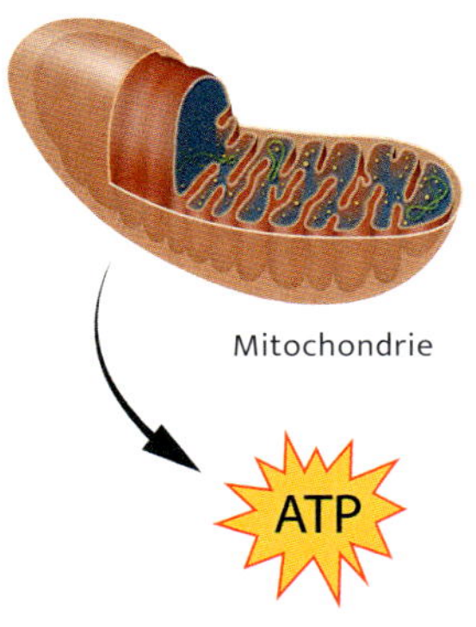

Bei Erschöpfung und Müdigkeit sind die Mitochondrien geschwächt. Sie produzieren weniger Lebensenergie ATP (Adenosintriphosphat), wodurch die gesamte körperliche und psychische Verfassung leidet. Die hochintensiven Prozesse, die in den Mitochondrien zur Energiegewinnung ablaufen, machen sie besonders anfällig für oxidativen Stress. Gesunde Mitochondrien brauchen ausreichend Stoffe, um die ganz natürlich entstehende Oxidation auszugleichen. Fehlen diese, entsteht oxidativer Stress, der die Mitochondrien und die Zellen angreift bis hin zur Zerstörung.

Untersuchungen haben gezeigt, dass sich Müdigkeit und Erschöpfung bei Fatigue-Patienten verringern, wenn sie mit Antioxidantien behandelt werden. Da nicht alle Antioxidantien gleich wirksam sind, begannen Forscher, sich für molekularen Wasserstoff mit seinen besonderen antioxidativen Fähigkeit zu interessieren.

Im Jahr 2020 untersuchte ein Forscherteam, welche Rolle reaktive Sauerstoff- und Stickstoffspezies bei chronischer Müdigkeit spielen und wie sich die antioxidative Wirkung von molekularem Wasserstoff darauf auswirkt. Als Ergebnis sprachen die Wissenschaftler eine Empfehlung dafür aus, vorübergehende und chronische Formen von Müdigkeit, die mit oxidativem Stress verbunden ist, mit molekularem Wasserstoff zu behandeln.[155]

Myalgische Enzephalomyelitis/Chronisches Fatigue-Syndrom (ME/CFS)

Myalgische Enzephalomyelitis/Chronisches Fatigue-Syndrom (ME/CFS) ist eine schwere neuroimmunologische Erkrankung, die durch extreme Müdigkeit, Schwäche, Schlafstörungen sowie kognitive und immunologische Dysfunktion gekennzeichnet ist.

ME/CFS ist ein eigenständiges, komplexes Krankheitsbild, das weit über das Fatigue-Syndrom hinausgeht. Die Ursachen für ME/CFS sind noch nicht völlig geklärt, man weiß jedoch, dass eine Fehlfunktion der Mitochondrien die wichtigste Rolle für den aus den Fugen geratenen Energiestoffwechsel spielt. Bisher wurden keine zufriedenstellenden Behandlungsmöglichkeiten gefunden. Molekularer Wasserstoff (H_2) verbessert die Leistung der Mitochondrien, indem er Hydroxylradikale, das stärkste Oxidationsmittel unter den reaktiven Sauerstoffspezies, abfängt. Da in Tierversuchen und klinischen Studien berichtet wurde, dass Wasserstoff eine akute und chronische Müdigkeit lindert, erstellte ein Forscherteam eine Übersicht der vorhandenen Literatur und prüfte die vorliegenden Ergebnisse. Es zeigte sich, dass molekularer Wasserstoff auch bei einer so schweren Erkrankung wie ME/CFS Hilfe geben kann.[156]

Mehr Lebensqualität: Wie Wasserstoffwasser die Stimmung verbessert

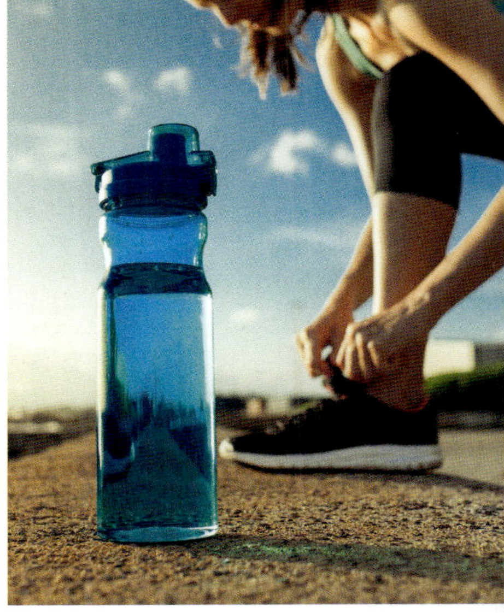

Wasserstoff stimmt den Menschen um, nicht nur körperlich, sondern auch seine Gemütslage. Es geht nicht von heute auf morgen. Umstimmung ist ein sanfter, nachhaltiger Prozess. Als die nepalesischen Träger eines Forschers, der unterwegs in den Himalaja war, sich niedersetzten und sich weigerten, weiterzugehen, sagten sie: »Wir müssen warten, bis die Seele nachkommt.« Wer unter Dauerstress steht oder mit Krankheiten zu kämpfen hat, wird Geduld haben müssen, bis sich zuerst die körperliche Verfassung bessert.

2018 erschien eine Studie im Fachjournal *Medical Gas Research,* die sich der Verbesserung der Lebensqualität im täglichen Leben widmete. Das Team um den japanischen Professor Kei

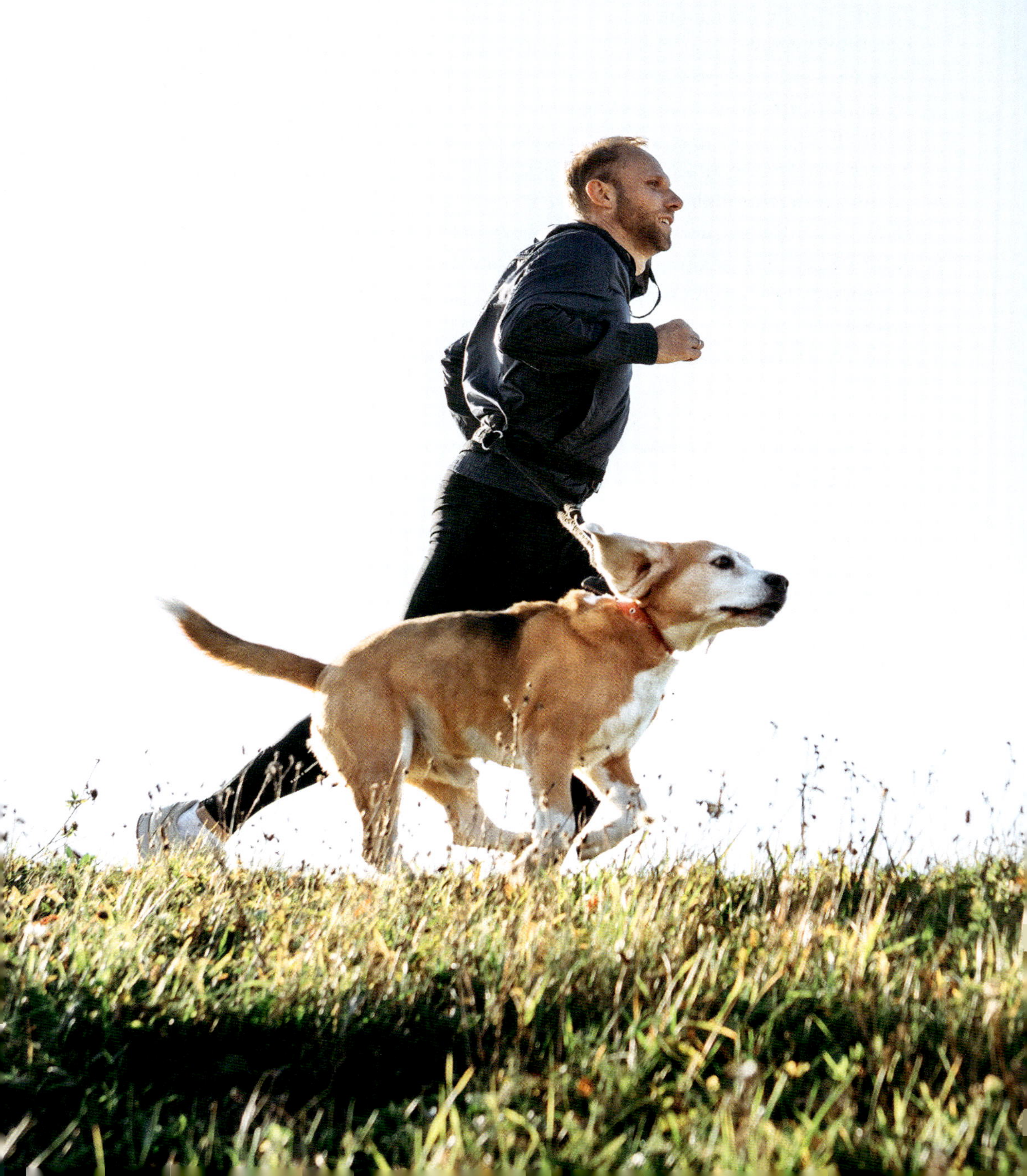

Mizuno bewertete, wie sich verschiedene Faktoren auswirken, die das Potenzial haben, die Lebensqualität zu steigern. Chronischer oxidativer Stress und Entzündungen verringern die Lebensqualität, weil sie sich negativ auf das zentrale Nervensystem auswirken. Auch bei gesunden Menschen steigt der Pegel an oxidativem Stress durch Alterung, beruflichen oder privaten Stress und mehrstündige geistige oder körperliche Belastung an. Außerdem verstärkt oxidativer Stress den Alterungsprozess. Im Umkehrschluss kann die Lebensqualität aufrechterhalten werden, wenn man verhindert, dass sich oxidativer Stress anhäuft und chronisch wird. Molekularer Wasserstoff ist ein besonderes Antioxidans, das oxidativem Stress und Entzündungen vorbeugen und bereits bestehende Beschwerden verringern kann, wodurch sich die Lebensqualität verbessert.

Die Wissenschaftler untersuchten, wie sich das Trinken von Wasserstoffwasser auf die Lebensqualität von Erwachsenen auswirkt. Die Teilnehmer durchliefen psychophysiologische Tests, füllten Fragebögen aus und absolvierten Tests zur autonomen Nerven- sowie zur Gehirnfunktion. Dreizehn Frauen und dreizehn Männer erhielten 4 Wochen lang entweder ein Placebowasser oder Wasserstoffwasser. In der Wasserstoffgruppe war der Sympathikus im Ruhezustand deutlich weniger aktiv als bei der Placebogruppe, was darauf hinweist, dass Wasserstoffwasser die Lebensqualität durch seine ausgleichende Wirkung auf das zentrale Nervensysteme erhöhen kann.[157]

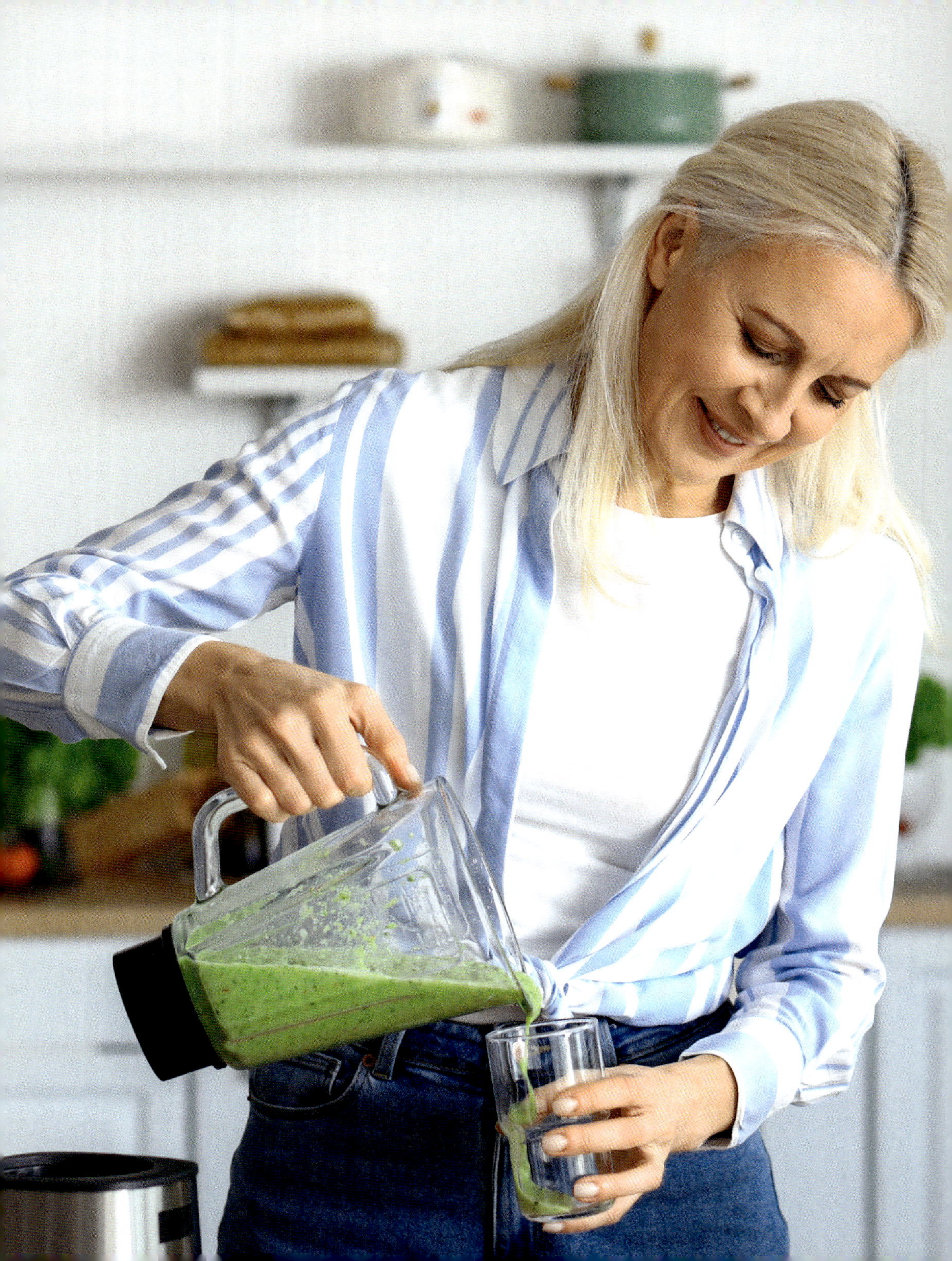

Wasserstoff beruhigt das autonome Nervensystem und den Vagusnerv

Wie der Vagusnerv, die Darm-Hirn-Achse und das Darmmikrobiom zusammenarbeiten

Unter dem Begriff »viszerale Organe« werden sämtliche in Brust-, Bauch- und Beckenhöhle sowie die im Kopf und Halsbereich gelegenen Organe zusammengefasst. Der populäre Begriff ist »Eingeweide«, weil es sich um die inneren Organe handelt. Umgangssprachlich versteht man unter Eingeweiden nur das, was im Bauch liegt: Magen, Leber, Galle, Darm, Milz und die Bauchspeicheldrüse, aber auch der Eingeweideschädel, in dem die Sinnesorgane für Sehen, Hören, Riechen und Schmecken liegen, die Speiseröhre und die Luftröhre, das Zwerchfell und andere zählen dazu. Diese Organe und das zentrale Nervensystem kommunizieren ständig miteinander, um den Zustand des Körpers zu erfassen und wenn nötig anzupassen, damit der Gleichgewichtszustand erhalten bleibt. Eine besonders wichtige Verbindung ist die Darm-Hirn-Achse, die die Kommunikation zwischen dem Magen-Darm-Trakt und dem zentralen Nervensystem aufrechterhält. Ausgetauscht werden Informationen zur Hormonbildung und -regulation, für die Immunabwehr und die Funktion der Nervenbahnen wie die Signalübertragung durch den Vagusnerv.

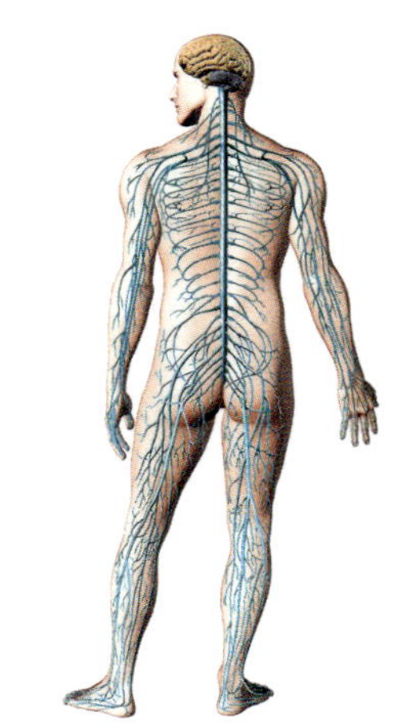

Besonders wichtig ist die Darm-Hirn-Achse des Zentralen Nervensystems

Inzwischen hat sich gezeigt, dass die Billionen von Mikroorganismen in und auf unserem Körper einen so wichtigen Einfluss auf die Darm-Hirn-Achse haben, dass als neue Bezeichnung Mikrobiota-Darm-Hirn-Achse vorgeschlagen wurde. Unter Mikrobiota versteht man die Gesamtheit an Mikroben wie Bakterien, Viren, Archaeen, Pilze und Parasiten, die auf uns und in uns leben. Die letzten Jahrzehnte haben immer deutlicher gezeigt, dass die Mikrobiota an verschiedensten Krankheiten beteiligt ist – von Fettleibigkeit bis zu Krebs. Vor allem die im Magen-Darm-Trakt lebende, größte und vielfältigste Gemeinschaft von Mikroorganismen wird in Bezug auf ihren Einfluss auf Gesundheit und Krankheit erforscht.

Der Vagusnerv

Der Vagusnerv ist der Hauptnerv des Parasympathikus, der zum autonomen (auch: vegetativen) Nervensystem gehört. Er wird auch als Ruhenerv bezeichnet. Dem für Entspannung sorgenden Parasympathikus gegenüber steht der Sympathikus, der für Anregung und Aktivität zuständig ist. Beide regulieren innere Organe, und es ist offensichtlich, dass wir für innere Ausgeglichenheit, die Fähigkeit, zu entspannen, und für guten Schlaf einen gesunden Vagusnerv brauchen. Oft wird die Frage gestellt, wie man den Vagusnerv beruhigen kann.

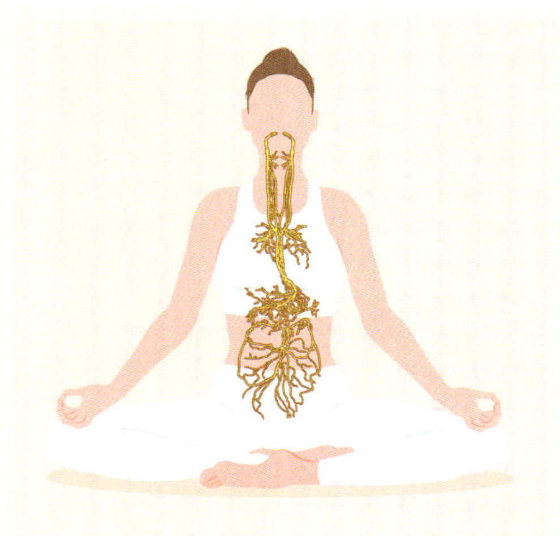

Untersuchungen zeigen, dass Menschen Angst und Furcht entwickeln, sich anders verhalten und die kognitive Leistung zurückgeht bis hin zu psychiatrischen Störungen, wenn die Vaguskommunikation zwischen Magen-Darm-Trakt und Gehirn nur eingeschränkt funktioniert oder unterbrochen wird. Bestimmte Darmbakterien spielen hier eine große Rolle, sodass sie die Signale des Vagusnervs nutzen, um mit dem Gehirn zu kommunizieren und das Verhalten zu beeinflussen.[158] Zum Beispiel steigt unser Antrieb, uns zu bemühen und für Belohnungen zu arbeiten, wenn der Vagusnerv stimuliert wird.[159]

Wasserstoff schützt das zentrale Nervensystem und modelliert das Darmmikrobiom

Jeder Einfluss auf das Darmmikrobiom, das Sie vielleicht unter dem Namen Darmflora kennen, hat umfangreiche Auswirkungen auf unsere Gesundheit, Abwehrkraft und Fitness. Das Darmmikrobiom beeinflusst unsere Stimmung und die Schlafqualität, unsere Motivationen und Lebensfreude. Wie Sie im nächsten Kapitel lesen werden, beeinflusst molekularer Wasserstoff die Qualität des Darmmikrobioms und damit unsere Gesundheit und Verfassung.

Zwei hochkomplexe Filter, die Darmbarriere und die Blut-Hirn-Schranke, schützen das Körperinnere und das zentrale Nervensystem im Gehirn vor schädlichen Stoffen. Nur eine fitte Barriere ist dieser anspruchsvollen Aufgabe gewachsen. Dazu braucht die Darmbarriere eine gesunde Darmschleimhaut, und diese benötigt wiederum ein gesundes Darmmikrobiom. Beide Barrieren hindern viele Substanzen am Eindringen, aber mit Wasserstoff verhält es sich anders. Aufgrund seiner winzigen Atomgröße und seines geringen Gewichts kann er beide Filter durchdringen und im Körperinneren sowie im zentralen Nervensystem wirken. Molekularer Wasserstoff schützt und stärkt beide Barrieren, die Darmbarriere und die Blut-Hirn-Schranke. Mehr über den Schutz der Blut-Hirn-Schranke erfahren Sie im Kapitel »Stärkung der Blut-Hirn-Schranke und antioxidativer Schutz des Gehirns« auf Seite 42 f.

Molekularer Wasserstoff moduliert das Darmmikrobiom und steigert die Bildung von Butyrat

Im Jahr 2021 erschien eine Studie in der Fachzeitschrift *Journal of Functional Foods,* deren wichtigste Ergebnisse lauteten: Wasserstoffwasser kann die Darmwand schützen (beziehungsweise die Darmschleimhaut, die das Innere des Darms auskleidet) und bewirken, dass sich mehr Butyrat produzierende

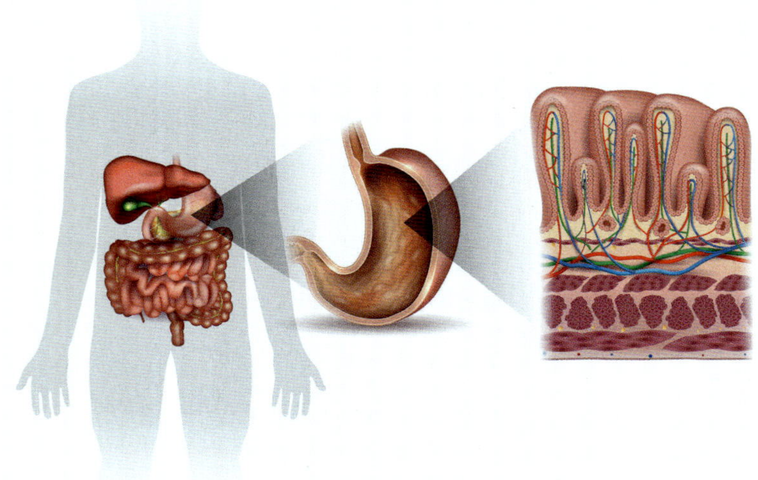

Bakterien ansiedeln. Butyrat (Buttersäure) sind kurzkettige Fettsäuren, die entstehen, wenn Darmbakterien Ballaststoffe im Dickdarm abbauen. Kurzkettige Fettsäuren können die Darmwand leicht durchdringen und sich im gesamten Körper nützlich machen. Sie wirken bei Immunzellen und Zellen, die im Fett- und Zuckerstoffwechsel eine Rolle spielen, und gelten daher als Hilfe bei Übergewicht, Fettleber, Diabetes und gegen Entzündungen. Die Darmzellen lieben Butyrat, für sie ist es ein wichtiger Nährstoff. Außerdem verbessert Wasserstoffwasser Störungen im Darm, die durch ein entgleistes Mikrobiom entstehen: zum Beispiel Durchfall, Flüssigkeitsverlust und Übergewicht.

Der Autor der Studie berichtet, dass seit 2018 eine Handvoll Studien mit Nagetieren und eine Humanstudie durchgeführt wurden. Die erste Studie mit Menschen fand 2019 statt.[160] 38 jugendliche Fußballspielerinnen tranken 2 Monate lang Wasserstoffwasser. Das Ergebnis war eine größere Reichhaltigkeit und Vielfalt der Darmflora,[161] was ein Zeichen für ein günstiges Gleichgewicht im Mikrobiom ist.[162] Weitere Studien zur Wirkung von Wasserstoffwasser auf die Darmflora stellten fest, dass Wasserstoff durch seinen Einfluss auf die Darmflora verschiedene Erkrankungen verbessern oder heilen kann, zum Beispiel Parkinson, Leaky Gut, Sepsis und Schimmelpilzvergiftungen. Mehrere Eigenschaften von Wasserstoff erklären, warum er so günstig auf das Darmmikrobiom wirkt:

- Durch die Aufnahme von Wasserstoff werden die wasserstoffproduzierenden Bakterien gestärkt und wird ihre Vermehrung angeregt.
- Bestimmte Mikroben nutzen Wasserstoff für ihr Wachstum und ihren Stoffwechsel. Das kann erklären, warum sich insgesamt mehr Darmbakterien ansiedeln und die Darmflora umfangreicher und vielfältiger wird.
- Wasserstoff regt anaerobe Bakterien wie Bacteroides und Firmicutes an, sich anzusiedeln. Die zusätzlichen Bakterien können nun auch mehr Wasserstoff produzieren.
- Vermutet wird auch, dass Wasserstoff eine Kaskade von biologisch aktiven Verbindungen wie Propionsäure, Acetat, H25 und Butyrat auslöst, die die Darmflora weiter verbessern.
- Nach aktuellem Kenntnisstand wirken Propionsäure und H25 auf Darmfunktionen, das Immunsystem, die Genexpression und die Zellsignalisierung.
- Es sind noch weitere Studien erforderlich, um die Auswirkungen von Wasserstoff auf den Darm genauer zu untersuchen, aber die Anzahl der Studien nimmt deutlich zu.[163]

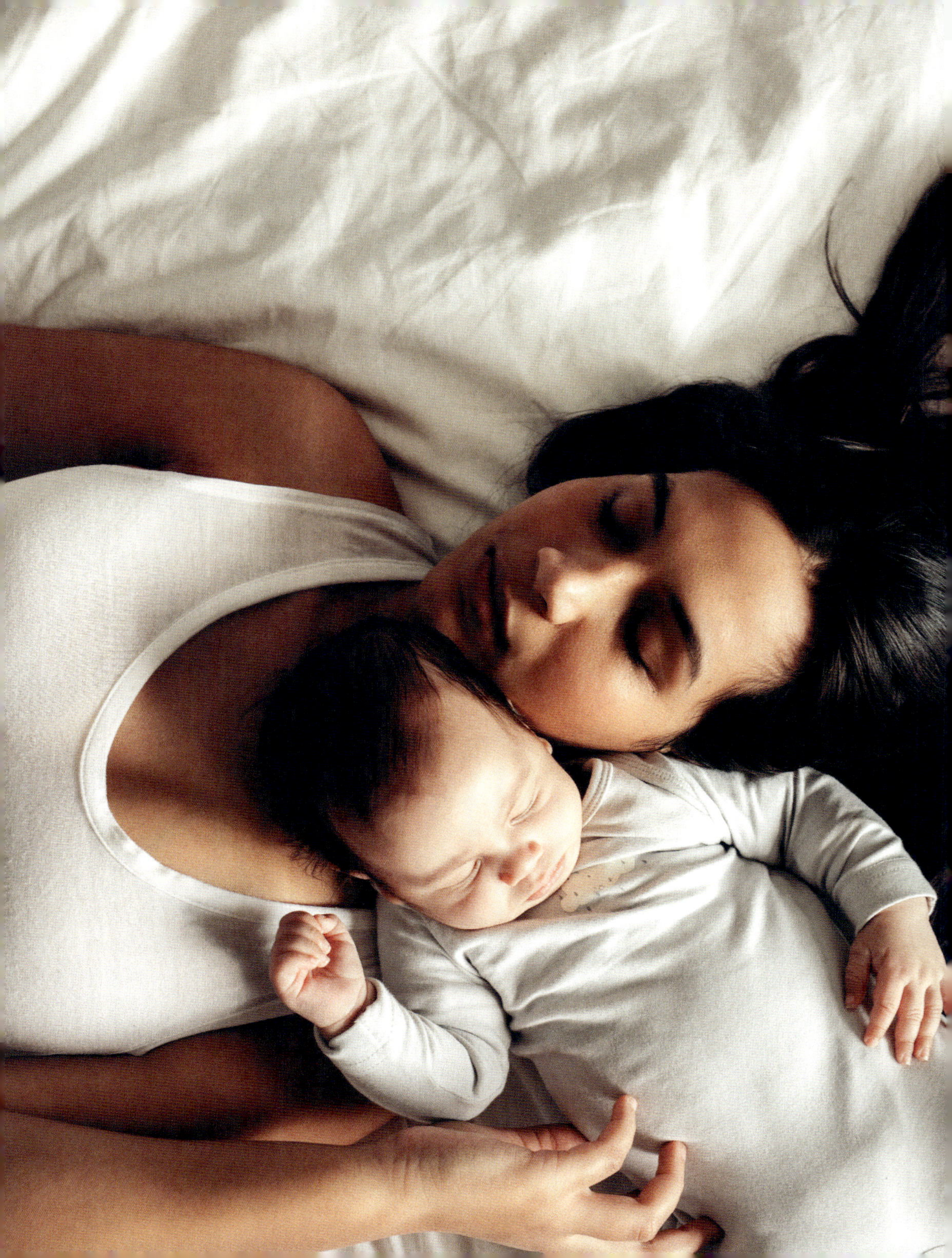

Besser schlafen mit molekularem Wasserstoff

»Der Schlaf ist für den ganzen Menschen, was das Aufziehen für die Uhr«, erklärte der deutsche Philosoph Arthur Schopenhauer. Er musste es wissen, denn in dem ganz eigenen Gedankenkosmos, den Schopenhauer errichtete, nahmen seine Überlegungen zum Schlaf einen wichtigen Platz ein. Seine Texte reichen von Überlegungen zur biologischen Funktion des Schlafes über medizinische Fakten bis hin zu philosophisch-spirituellen Gedanken. Warum schlafen wir? Was geschieht im Schlaf? Laut Schopenhauer wirkt die Lebenskraft, wie er die Heilkraft nennt, im Schlaf, er nährt das Gehirn und schenkt uns eine Zeit, in der der Intellekt und alles Erkennen und sich Vorstellen ein Ende findet.

Was Arthur Schopenhauer im 19. Jahrhundert vorwegnahm, hat die Wissenschaft heute belegt. Allen Fakten und Forschungen zum Trotz umgibt den Schlaf nach wie vor etwas Geheimnisvolles. Nicht schlafen oder viel zu wenig schlafen ist die sicherste Methode, um krank zu werden und früh zu altern. Denn im Schlaf erholen sich Körper, Geist und Psyche. Im Gehirn laufen lebenswichtige Prozesse ab, die das Gehirn reinigen, regenerieren und es wieder bereit für neue Leistungen machen. Das Gelernte und Erlebte wird im Schlaf verarbeitet und an die Großhirnrinde weitergeleitet, wo es dauerhaft gespeichert wird. Es ist die Zeit der Neurogenese, in der neue Nervenverbindungen geschaffen werden, die unsere geistige Leistung auffrischen und erweitern. In der Nacht entsteht unser biografisches Gedächtnis, mit dessen Hilfe wir uns als Mensch definieren, Bedürfnisse und Wünsche erkennen sowie Ziele setzen können.

Schlaf ist zu einem großen Thema weltweit geworden. Immer mehr Menschen schlafen schlecht, viele greifen zu Schlafmitteln. Schlafforscher empfehlen 7,5 Stunden Schlaf pro Nacht. Laut dem *Statista Global Consumer Survey* schlafen 44 Prozent der befragten Menschen in Deutschland jedoch viel weniger: 38 Prozent schlafen 4–6 Stunden, 6 Prozent schaffen sogar nur weniger als 4 Stunden. Fast ein Viertel der Befragten leidet an Schlafstörungen. 91 Prozent geben an, dass ihre Lebensqualität durch den schlechten Schlaf etwas oder stark beeinträchtigt wird. Es ist also nicht erstaunlich, dass viele Menschen und die Wissenschaft händeringend nach Möglichkeiten suchen, den Schlaf zu verbessern. Kann Wasserstoff eine Lösung bieten?

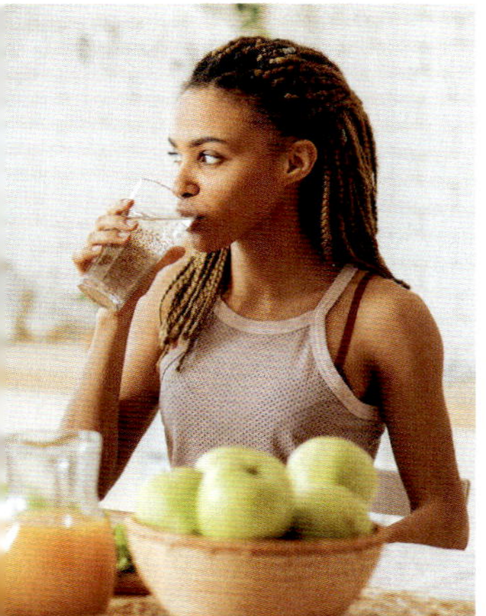

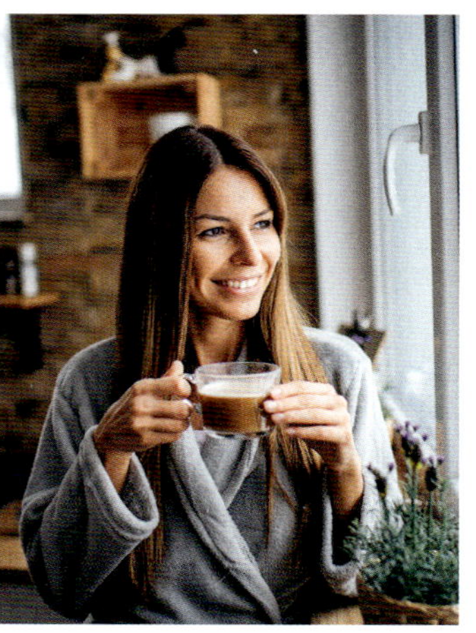

Studien zu molekularem Wasserstoff und Schlaf

Eine im Dezember 2023 in *Sleep Advances* publizierte Studie beantwortet diese Frage mit einem Ja. Die Wissenschaftler verabreichten Mäusen, die unter Schlafmangel litten, 7 Tage lang entweder Wasserstoffwasser oder ein Placebo. Ihr Schlaf-wach-Rhythmus wurde aufgezeichnet, und die Aktvierung der Neuronen in Gehirnregionen, die entweder dem Schlaf oder Wachzustand zugeordnet waren, wurden festgestellt. Bei Mäusen ohne Schlafentzug vertiefte sich der Schlaf, und bei den Mäusen mit Schlafentzug nahm die Menge an REM-Schlaf zu. Die Mäuse schliefen schneller ein, und die schlafbezogenen Gehirnregionen wurden stärker aktiviert. Wasserstoff kann eine einfache, wirksame Behandlung sein, um Schlafprobleme auszugleichen, so die Wissenschaftler.[164]

Wie kann man erreichen, dass Menschen mit Schlafentzug aufmerksamer sein können? Eine 2020 in *Neurophysiology* veröffentlichte Studie untersuchte, wie sich molekularer Wasserstoff im Vergleich zu Kaffee auf die Aufmerksamkeit auswirkt. Bisher gibt es kaum Untersuchungen zu der Frage, welche Wirkung Wasserstoff auf die Gehirnschaltungen hat, die speziell für die Wachsamkeit zuständig sind. Die Testpersonen waren 23 gesunde junge Frauen und Männer im Akter zwischen 20 und 23 Jahren, die 24 Stunden nicht geschlafen hatten. Das Koffein machte sie deutlich wacher, und Wasserstoff lag im gleichen Bereich auf der Aufmerksamkeitsskala. Beide Substanzen machen etwa gleich wach, es wurden keine wesentlichen Unterschiede gefunden. Während Kaffee ab einer bestimmten Menge aufputscht, verursachte das Wasserstoffwasser keine Nebenwirkungen.[165]

Molekularer Wasserstoff beruhigt den Parasympathikus und den Vagusnerv, die für die Fähigkeit, zu entspannen, und den Schlaf wichtig sind. Anhaltender Stress führt bei vielen Menschen zu einer Unausgeglichenheit zwischen dem aktivierenden Sympathikus und dem beruhigenden Parasympathikus, zu dem der Vagusnerv gehört. Mehr darüber erfahren Sie im Kapitel »Wasserstoff beruhigt das autonome Nervensystem und den Vagusnerv« ab Seite 129.

Der zirkadiane Rhythmus – leben im Kreislauf von Tag und Nacht

1959 gab der US-amerikanische Wissenschaftler Dr. Franz Halberg dem Rhythmus, der unser Leben am stärksten prägt, einen Namen: Tag-Nacht-Rhythmus. Er nannte ihn »circadian« von lateinisch *circa* (dt. ungefähr) und *dies* (dt. Tag) und begründete die moderne Chronobiologie. Der zirkadiane Rhythmus, wie er auf Deutsch heißt, erstreckt sich über ungefähr 24 Stunden und beeinflusst alles Leben auf der Erde.

Der Tagesrhythmus hat für unser Wohlbefinden die größte Bedeutung. Unsere Befindlichkeiten und Bedürfnisse wechseln innerhalb von 24 Stunden, und die Frage, inwieweit wir ihnen folgen oder sie übergehen, hat einen großen Einfluss auf unsere Gesundheit, das Stressniveau, die geistige und körperliche Leistungsfähigkeit und die Entwicklung von Krankheiten. Viele unserer modernen Lebensgewohnheiten stören die natürlichen Rhythmen. Leistungsziele verleihen uns zwar die Kraft, die biologischen Rhythmen zu überwinden, es bedeutet aber, dass wir gegen unseren Körper und unsere Kräfte arbeiten.

Langes Aufbleiben in der Nacht und stattdessen Schlafen am Tag, Schichtarbeit mit einem wechselnden Rhythmus zwischen Tag- und Nachtarbeit, unregelmäßiges Essen und das häufige Übergehen von Ruhebedürfnissen werden mit verschiedenen Krankheiten in Verbindung gebracht. Es ist davon auszugehen, dass Störungen der inneren Uhr mitverantwortlich für das Burn-out-Syndrom sind. Häufige Reisen in andere Zeitzonen, wie das bei Flugpersonal der Fall ist, stellen ebenfalls eine große Belastung für unseren natürlichen Tag-Nacht-Rhythmus dar.

Neuere Forschungsergebnisse belegen, dass ein gestörter chronobiologischer Rhythmus das Risiko für eine Krebserkrankung oder einen Herzinfarkt in die Höhe treibt.[166] Bei finnischen Flugbegleiterinnen war die Brustkrebsrate nach 14 Arbeitsjahren doppelt so hoch wie die von Frauen, die kein derartiges Flugpensum absolviert hatten. Bösartiger Hautkrebs (Melanome) waren bei dänischen Frauen, die in Nachtschicht arbeiteten, und bei isländischen Verkehrspiloten 25-mal häufiger als bei anderen Berufen.

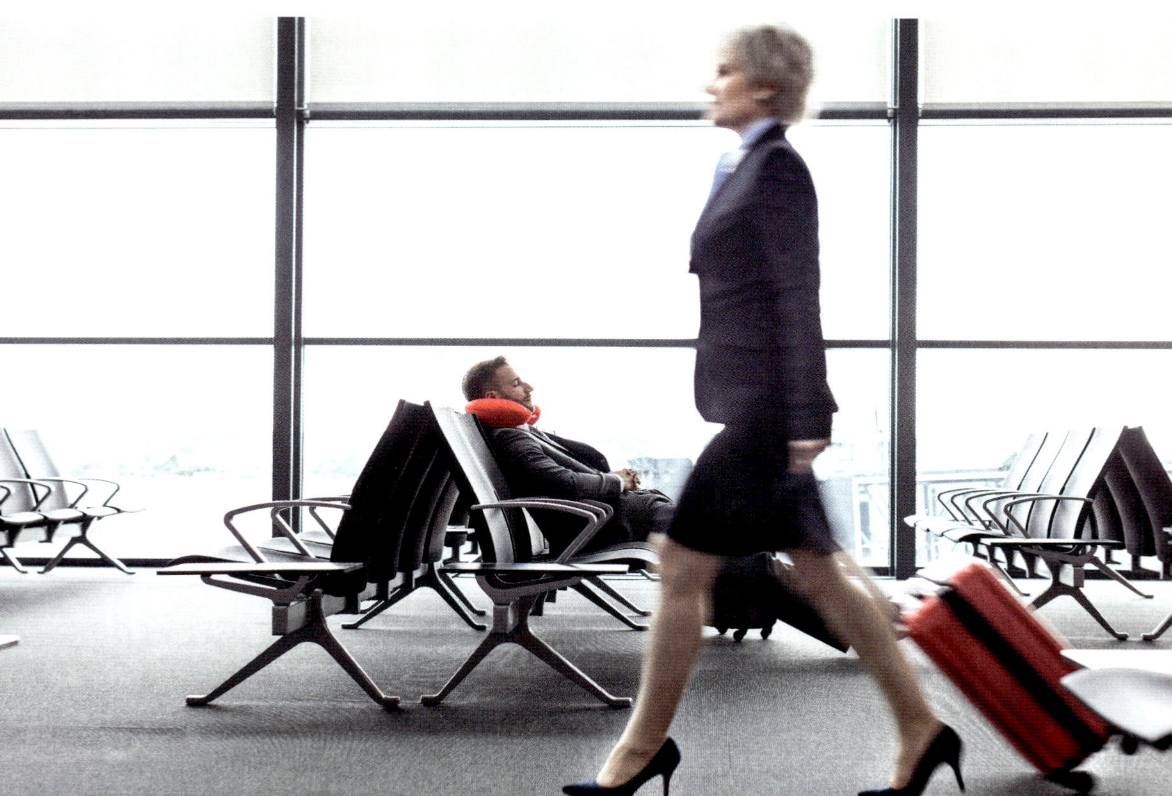

Die Nacht ist die Zeit der Zirbeldrüse, dem winzig kleinen Organ im Zentrum des Gehirns. Sie hat einen immensen Einfluss auf die intuitiv-kreativen Fähigkeiten, die Gesundheit und das Wohlbefinden. Noch heute, trotz aller Forschung, umgibt die Zirbeldrüse etwas Rätselhaftes. Sie reagiert auf die Schumann-Wellen, elektromagnetische Wellen, die achtmal pro Sekunde zwischen der Erdoberfläche und der Ionosphäre um die Erde laufen, und ist der Sitz der Vorahnung. Für frühere Kulturen war die Zirbeldrüse ein Ort der Verehrung. Heute weiß man, dass sie in der Nacht das Schlafhormon Melatonin ausschüttet, das als Botenstoff zahlreiche entscheidende Aufgaben für die Regeneration übernimmt und die Weichen für ein erholtes Aufwachen am Morgen stellt. Es lohnt, sich intensiver mit der Zirbeldrüse zu befassen. Sie ist unabdingbar mit einem leistungsstarken Gehirn verbunden und lehrt, warum es so wichtig ist, im natürlichen 24-Stunden-Takt zu leben, denn gut zu schlafen ist eine Frage des natürlichen Rhythmus.

Zirkadianer Rhythmus und Redox-Homöostase

Vor mehr als 10 Jahren, im September 2013, erschien ein Artikel darüber, dass die Redox-Homöostase unsere biologische Uhr beeinflusst.[167] Nicht nur die Zyklen von Tag und Nacht, Nahrungsaufnahme, Temperatur und weitere Faktoren takten unsere innere Uhr, sie sind auch eng mit dem Redox-Zustand in der Zelle verknüpft und schwingen mit dessen Veränderungen mit.

Sehr aufschlussreich ist eine im Juli 2024 in *Scientific Reports* veröffentlichte Studie, die aufschlüsselt, wie der zirkadiane Rhythmus, die Zellrhythmen und die Redox-Rhythmen gemeinsam oxidativen Stress beeinflussen.[168] Gestörte Rhythmen verstärken oxidativen Stress, und steigender oxidativer Stress bringt die biologischen Rhythmen aus dem Gleichgewicht. Die Folgen sind unterschiedliche Erkrankungen, Schlaflosigkeit und Gewichtszunahme.

Das Wissen um den Zusammenhang zwischen zirkadianem Rhythmus und oxidativem Stress verdeutlicht, warum molekularer Wasserstoff ein hervorragendes Mittel für besseren Schlaf ist. Das bestätigt auch eine bereits im Dezember 2023 in *Sleep Advances* publizierte Tierstudie. Die Mäuse schliefen tiefer und länger, nachdem sie Wasserstoffwasser getrunken hatten.[169]

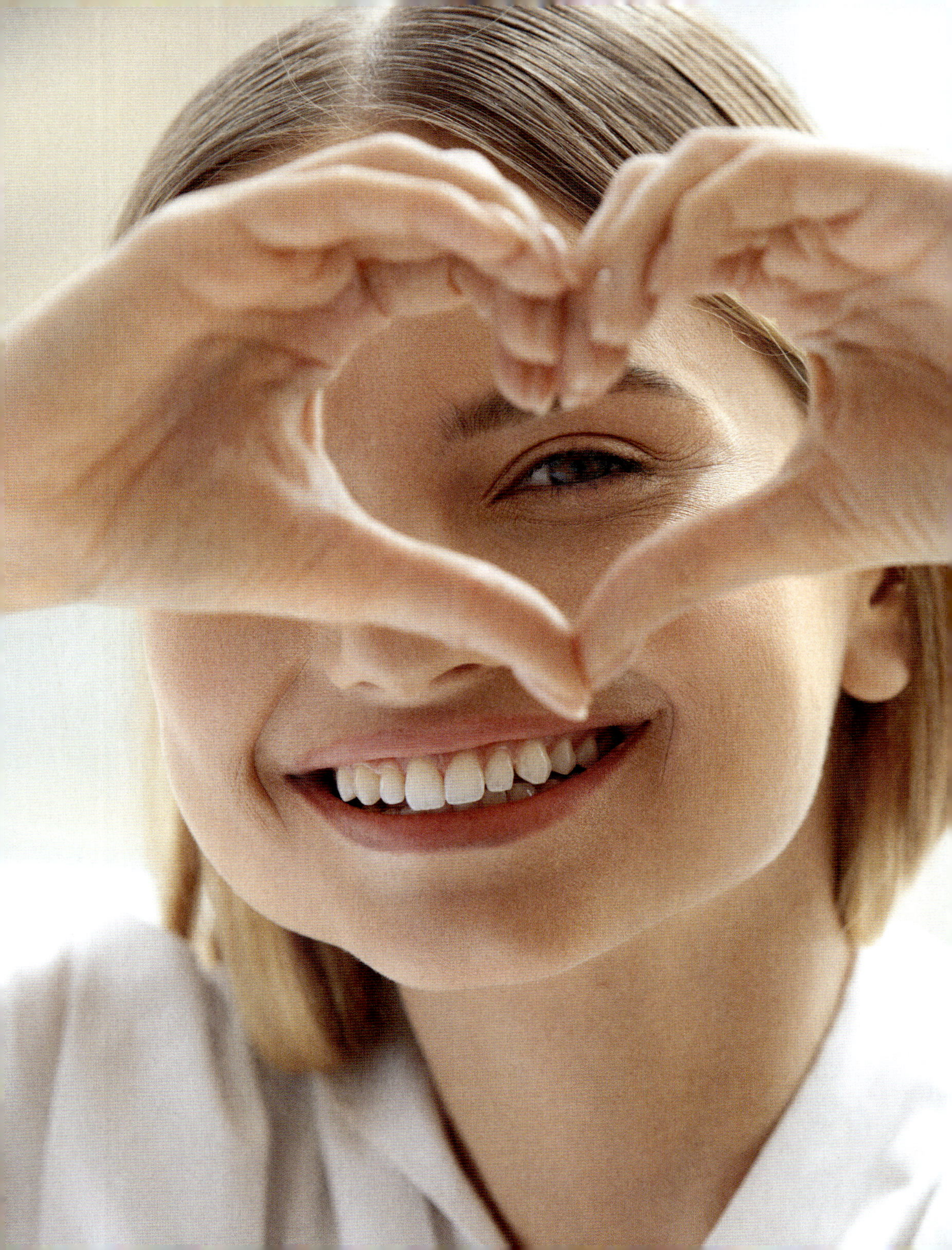

Molekularer Wasserstoff für ein gesundes Herz und bei Herz-Kreislauf-Erkrankungen

Herz-Kreislauf-Erkrankungen und Krebs gehören weltweit zu den Hauptursachen für Krankheit und Tod, und es gibt nach wie vor keine durchgängig sichere und wirksame Methode zur Prävention und Behandlung. Laut einem Bericht der WHO von 2015 verursachten Herz-Kreislauf-Erkrankungen 17,7 Millionen Tote weltweit, das sind 31 Prozent aller Todesfälle. Molekularer Wasserstoff ist eine Wohltat für das Herz-Kreislauf-System. Mit molekularem Wasserstoff können verschiedene Erkrankungen behandelt oder ihnen vorgebeugt werden, zum Beispiel Arteriosklerose, Herzinfarkt, Herzhypertrophie (eine starke Zunahme der Herzmuskelmasse, wenn das Herz zu viel arbeiten muss), durch Strahlung ausgelöste Herzschäden und Schäden durch Chemotherapie.

Alle Eigenschaften von Wasserstoff sind ideal für ein gesundes Herz: Er neutralisiert reaktive Sauerstoffspezies (ROS) und regt die Bildung weiterer Antioxidantien an, hemmt Entzündungen und die Apoptose, spendet Energie, schützt die Mitochondrien, die Arterien und die Blutgefäße, steuert verschiedene Bereiche der Genexpression (die Art, wie Erbanlagen realisiert werden) in eine günstige Richtung, was sich auch auf das Herz-Kreislauf-System auswirkt, und nährt und durchfeuchtet Gewebe – alles im richtigen Umfang und flexibel darauf abgestimmt, was ein Mensch gerade braucht.

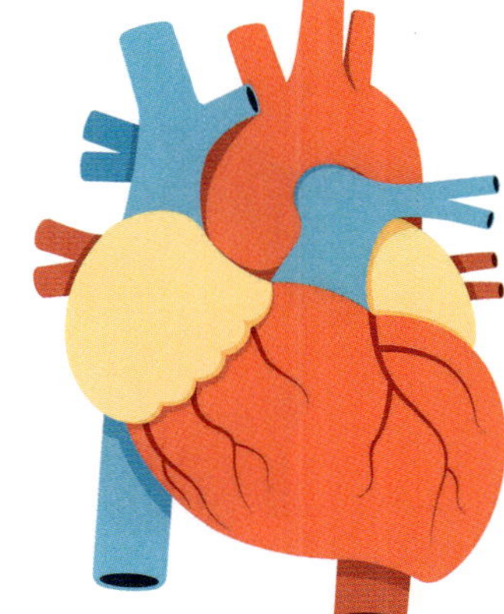

Koronare atherosklerotische Herzkrankheit

Am Beispiel der koronaren atherosklerotischen Herzkrankheit möchte ich zeigen, wie Wasserstoff helfen kann. In der gängigen medizinischen Behandlung werden Mittel wie Blutverdünner, Medikamente, die die Verklumpung von Blutplättchen verhindern, und Betablocker (blutdrucksenkende Mittel) gegeben. Im Ernstfall können Stents notwendig werden, die in die verengten Gefäße eingesetzt werden und diese offen halten sollen. Manchmal ist sogar eine Bypassoperation vonnöten.

Arteriosklerose

Arteriosklerose ist eine Verkalkung der Gefäße bis hin zu deren Verschluss. Die Erkrankung beginnt mit Fettablagerungen unter der Arterienwand und einer Schädigung der Endothelzellen, die die Innenwand der Blutgefäße auskleiden. Als Auslöser werden chronische Entzündungen und Störungen im Fettstoffwechsel betrachtet. Kaum beachtet wird, dass ein Vitamin-C-Mangel die Ursache sein kann. Der Mangel kann die Gefäßwände brüchig werden lassen und zu einer Form von Skorbut führen.[170] Vor Kurzem, im Juni 2024, ist eine Studie im *European Journal of Pharmacology* erschienen, in der es heißt: »Viele grundlegende und klinische Studien haben gezeigt, dass mole-

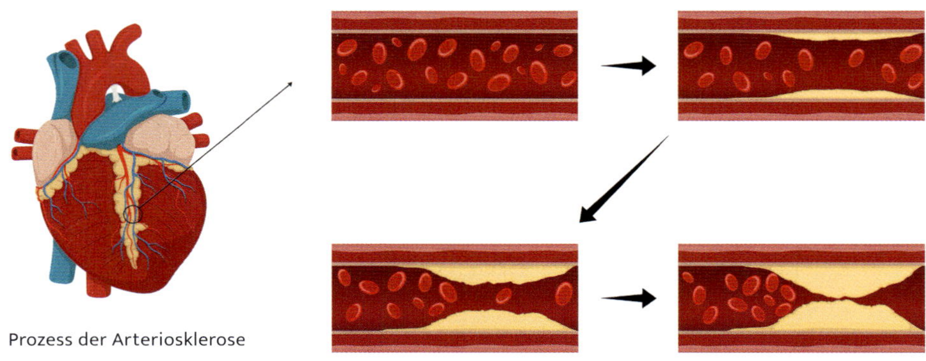

Prozess der Arteriosklerose

kularer Wasserstoff ein starkes entzündungshemmendes, antioxidatives und antiapoptotisches Molekül ist, das eine schützende Wirkung auf metabolische Herzerkrankungen wie koronare atherosklerotische Herzkrankheit hat.«[171]
Bereits 2019 war eine in *Current Pharmaceutical Design* publizierte Metastudie zu vergleichbaren Ergebnissen gekommen. Wie so viele andere Wissenschaftler betonen auch die Autoren dieser Studie, dass Wasserstoff im Gegensatz zu den herkömmlichen Medikamenten keine Nebenwirkungen zeigt.[172]

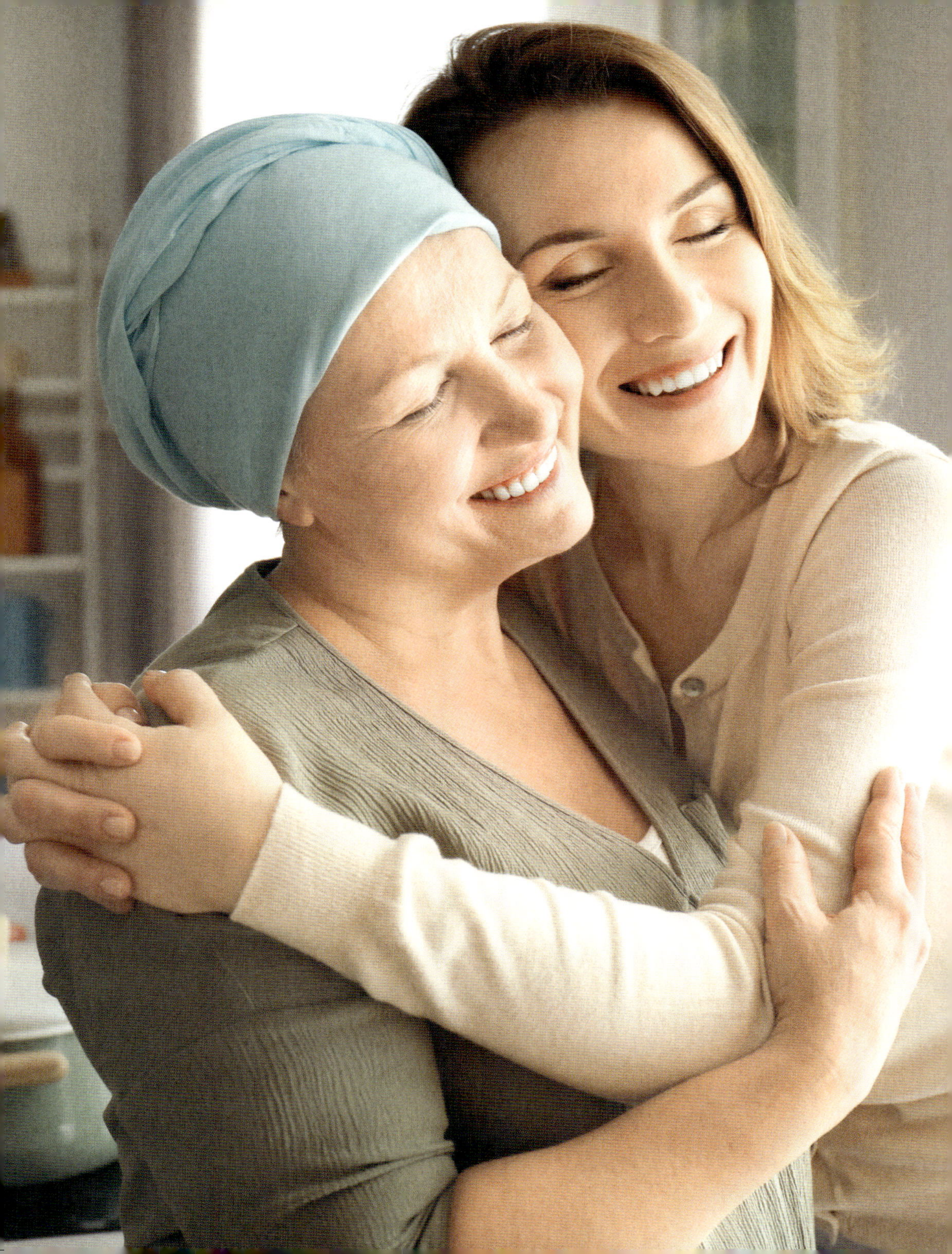

Krebs vorbeugen und ihn behandeln mit molekularem Wasserstoff

»Die Wasserstoffinhalation bietet Krebspatienten viel Hoffnung und kann umfassend und lebenslang nach der Genesung eingesetzt werden, um sicherzustellen, dass der Krebs nicht wiederkommt. Wenn ein Mensch wieder gesund ist, ist Wasserstoff nicht nur die Versicherung, dass man gesund bleibt, sondern er arbeitet ständig daran, dass man besser aussieht und sich besser fühlt. Es ist die beste Anti-Aging-Behandlung.«

Dr. Mark Sircus

Krebs ist wie bereits erwähnt nach wie vor eine der häufigsten Todesursachen, und zwar weltweit. Laut einer Statistik der Internationalen Agentur für Krebsforschung (IARC), einer externen Forschungsorganisation der Weltgesundheitsorganisation (WHO), gab es im Jahr 2020 weltweit etwa 19 Millionen Krebsfälle und 10 Millionen Krebstote.[173] Eine Chemotherapie oder Strahlentherapie ist nicht immer erfolgreich, die Nebenwirkungen vor allem der Chemotherapie sind einschneidend und folgenreich. Die Wirkung von Krebsmedikamenten ist ebenfalls nicht zufriedenstellend und mit Nebenwirkungen verbunden. Auf der Suche nach neuen Mitteln gegen Krebs rückte molekularer Wasserstoff in den Fokus der Wissenschaft.

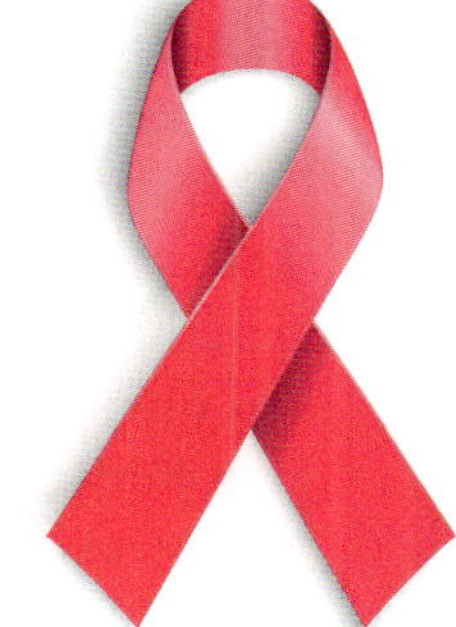

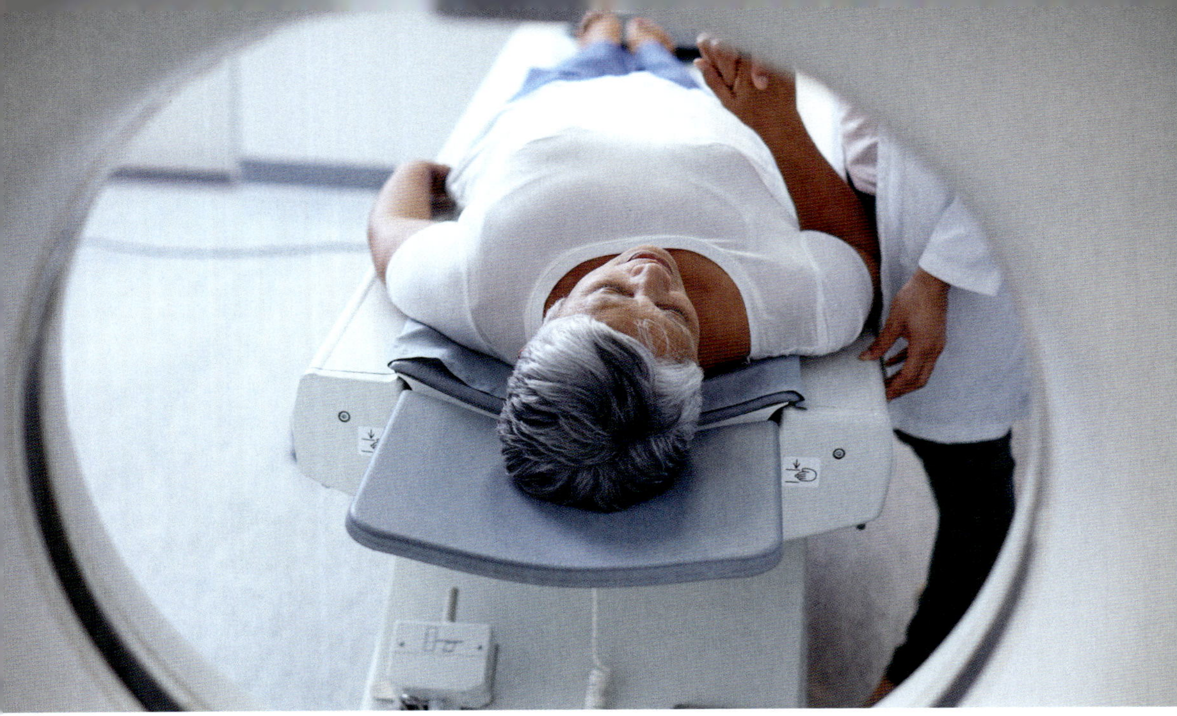

Alles Lebendige folgt dem natürlichen Kreislauf von Geburt und Tod. Krebszellen widersetzen sich der natürlichen Entwicklung. Das macht sie so tödlich und schwer behandelbar.

Das MDPI ist ein renommierter Herausgeber von Open-Access-Zeitschriften aus verschiedenen wissenschaftlichen Fachrichtungen. Die Artikel haben das Peer-Review-Verfahren durchlaufen – von Experten aus dem gleichen Fachgebiet bewertet – und erfüllen hohe Qualitätsansprüche. In der Sonderausgabe *Feature Annual Reviews* in *Molecular Genetics and Genomics* 2021 erschien bei MPDI eine bemerkenswerte Metastudie zu den Wirkungen von molekularem Wasserstoff auf Krebserkrankungen, auf deren Aussage ich im weiteren Text Bezug nehme.

Reaktive Sauerstoffspezies (ROS) tragen auf unterschiedliche Weise zur Krebsentstehung und zum bösartigen Wuchern von Tumorzellen bei: Sie verursachen genetische Schäden und lösen Entzündungen sowie Angiogenese, ein unkontrolliertes Wachstum von Blutgefäßen, aus, die das Tumorwachstum fördern. ROS verändern die Gene, die das Zellwachstum und die Zellteilung steuern. In vielen Untersuchungen wurden im frühen Stadium der Krebsentwicklung erhöhte ROS-Werte gefunden.[174]

Dr. Mark Sircus, der sich intensiv mit Naturheilmitteln zur Behandlung von Krebs befasst hat, schreibt dazu: »Reaktive Sauerstoffspezies (ROS), die teilweise reduzierten Stoffwechselprodukte des Sauerstoffs mit stark oxidierenden Eigenschaften, sind in hohen Konzentrationen schädlich für die Zellen. Wasserstoffgas ist das perfekte Mittel, um ROS zu reduzieren, weil es das schädlichste freie Radikal in Wasser umwandelt. Es besteht also kaum ein Zweifel, dass Wasserstoffgas (H_2) die Lebensqualität von Patienten verbessert, die eine Krebsbehandlung erhalten. Außerdem hilft Wasserstoffgas uns, den Krebs direkt zu bekämpfen und seine Ausbreitung zu minimieren.«[175]

Normalerweise beseitigt der Körper geschädigte Zellen, bevor sie entarten und sich zu Krebszellen entwickeln können. Aber nicht immer reicht die Kraft des Körpers aus. Aufgrund verschiedener Ursachen können reaktive Sauerstoffspezies (ROS) überhandnehmen. Hydroxylradikale sind die am stärksten oxidierenden reaktiven Sauerstoffspezies, die kaum gebändigt werden können, aber molekularer Wasserstoff kann sie problemlos unschädlich machen.

Hinzu kommt, dass molekularer Wasserstoff im Gegensatz zu Antitumormedikamenten keine Nebenwirkungen hat. Er ist aber nachweislich bei vielen Erkrankungen wirksam, die durch oxidativen Stress und chronische Entzündungen verursacht werden. Inzwischen erscheinen immer mehr Veröffentlichungen, die zeigen, dass molekularer Wasserstoff gegen Krebs wirkt und dass H_2 die Nebenwirkungen einer Krebsbehandlung abschwächen kann, denn Chemotherapie und Strahlentherapie lösen einen Tsunami an reaktiven Sauerstoffspezies aus. Wasserstoff schützt außerdem auch sonst vor den schädlichen Auswirkungen von Strahlung (siehe Kapitel »Schutz vor Schäden durch elektromagnetische Felder [EMF]« ab Seite 153).[176]

Molekularer Wasserstoff zur Unterstützung bei Chemotherapie

Eine Chemotherapie und Krebsmedikamente können Krebszellen effektiv töten, aber sie zerstören auch gesunde Zellen durch den oxidativen Stress, den sie verursachen. Molekularer Wasserstoff kann die Nebenwirkungen einer Chemotherapie und die von Medikamenten mildern sowie das weitere

Wachsen von Krebszellen unterdrücken, ohne Schäden zu verursachen. Die heilende und ordnende Kraft von H_2 zeigt sich auch bei einer Xenotransplantation, bei der Fremdgewebe, wie zum Beispiel ein Herz, von einem Spender auf den Patienten übertragen wird. Das Spendergewebe wird besser angenommen, was die Überlebensrate erhöht. Diese besonderen Eigenschaften verleihen molekularem Wasserstoff ein breites Anwendungspotenzial nicht nur im privaten Bereich, sondern auch in der klinischen Therapie in Form einer Wasserstoffinhalation.[177]

Wenn Sie auf der Suche nach einer Zusammenstellung von Studien zur Wirkung von molekularem Wasserstoff gegen Krebs sind, werden Sie in der im MPDI veröffentlichten Metastudie fündig. Die Autoren demonstrieren anhand zahlreicher Studien, dass molekularer Wasserstoff ein neuartiges und effektives Antitumormittel ist – nicht nur, weil er reaktive Sauerstoffradikale unschädlich macht, sondern auch, weil er ordnend und heilsam auf die DNA und damit auf die Zellfunktion einwirkt – eine Regulierung der Genexpression, wie es in der medizinischen Fachsprache heißt.[178]

Die folgenden Studien stehen exemplarisch für die meisten, wenn nicht gar alle Formen von Krebs, da sich die Wirkmechanismen von Wasserstoff bei allen Krebsarten eignen, zum Beispiel auch bei Hirntumoren, weil molekularer Wasserstoff leicht durch die Blut-Hirn-Schranke gleiten und auf den Tumor einwirken kann.

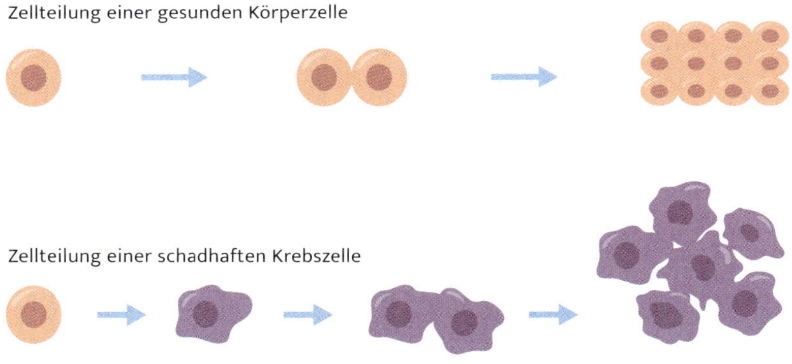

Angiogenese

Die Studienlage zu Krebs und molekularem Wasserstoff ist umfangreich. Es finden sich sowohl Tierstudien als auch Studien mit Menschen. Außerdem befassten sich Untersuchungen speziell mit der Wirkung von Wasserstoffwasser auf die Angiogenese, bei der bestehende Blutgefäße wachsen und sich verzweigen. Die Angiogenese spielt eine wichtige Rolle bei der Wundheilung, sie findet jedoch auch bei einem Krebsgeschehen statt und trägt wesentlich zum Tumorwachstum bei. Der Redox-Zustand in den Zellen, also die Frage, ob Oxidations- und Reduktionsprozesse in der Zelle ausgeglichen sind, wirkt sich intensiv auf die Frage eines krankhaften Blutgefäßwachstums aus. Wasserstoffwasser konnte die Angiogenese deutlich bremsen.[179]

Lungenkrebs

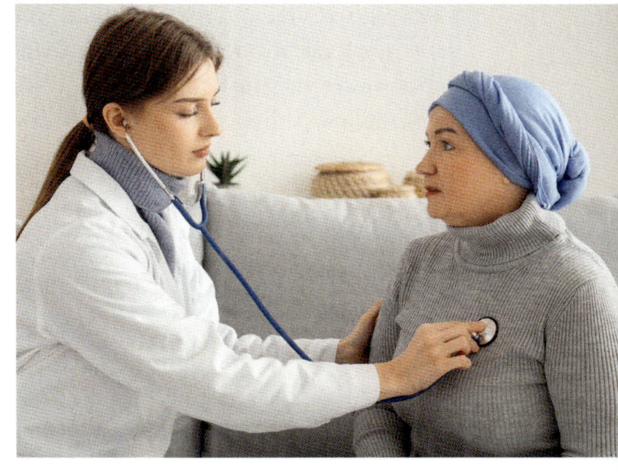

2019 nahmen zwanzig Lungenkrebspatienten an einer Studie teil, während der die Immunseneszenz von Lymphozytenuntergruppen untersucht wurde. Bevor die eigentlichen Behandlungen begannen, inhalierten die Patienten über den Zeitraum von 2 Wochen täglich 4 Stunden lang Wasserstoff (66,7 Prozent) und Sauerstoff (33,3 Prozent). Bereits nach 2 Inhalationswochen verbesserten sich die Werte von Helferzellen, zytotoxischen T-Zellen, allen natürlichen Killer-T-Zellen und weiteren Parametern.[180]

Eine 2020 in *Bioscience Reports* veröffentlichte Studie ergab, dass Wasserstoffgas das Fortschreiten von Lungenkrebs stoppt, indem es CD47 hemmt. CD47 ist ein Schutzmechanismus, mit dem Leukozyten den Fresszellen des Immunsystems (Makrophagen) signalisieren »Friss mich nicht«. Aber auch Tumorzellen nutzen CD47 und erhöhen so ihre Überlebenschance.

Dr. Jinghong Meng und ihr Team schlossen daraus, dass die Inhalation von Wasserstoffgas eine effektive Methode zur Behandlung von Lungenkrebs sein könnte.[181]

Fallstudien mit einzelnen Patienten

Gallenblasenkrebs mit Metastasen in der Leber

Unter den zahlreichen Fallstudien finden sich eine 72-jährige Patientin mit Gallenblasenkrebs und Metastasen in der Leber. Sie weigerte sich, andere Behandlungen zu akzeptieren, und begann, täglich Wasserstoffgas zu inhalieren. Im ersten Monat der Inhalationstherapie mit 67-prozentigem Wasserstoffgas wuchsen die Gallenblasen- und Lebertumore weiter, und ein Darmverschluss kam dazu. Sie führte die Wasserstofftherapie fort und erhielt parallel dazu Behandlungen, um den Darmverschluss zu lindern. 3 Monate nach Beginn der Inhalation gingen die Metastasen in der Bauchhöhle allmählich zurück,

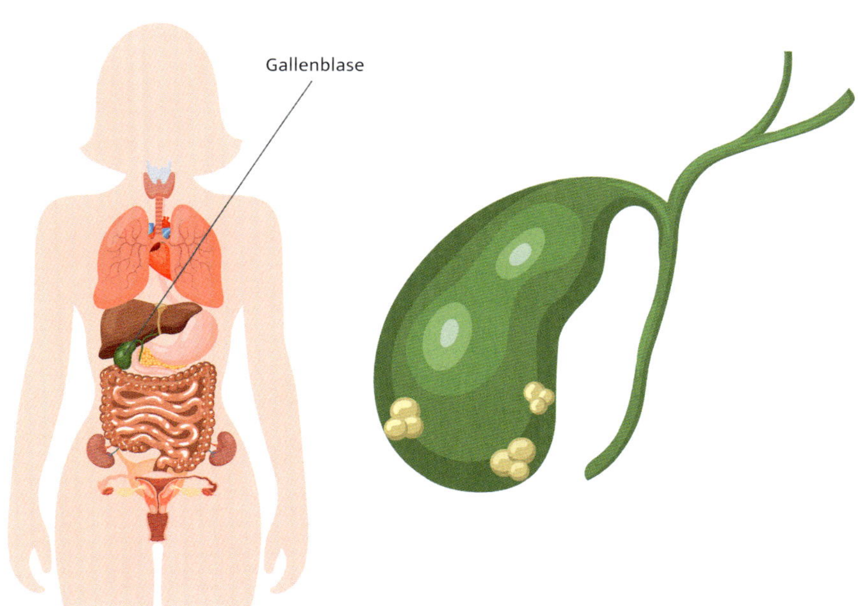

ihre Blutarmut verbesserte sich, und die Marker, die Tumore und die Zahl der Lymphozyten anzeigen, normalisierten sich. Die Patientin konnte ihr normales Leben wieder aufnehmen.[182]

Metastasierender Lungentumor

Eine weitere Fallstudie von 2019 berichtet von einer 44-jährigen Frau, bei der im November 2015 ein größerer Lungentumor mit mehrfachen Metastasen diagnostiziert wurde. Lungenkrebs produziert besonders viele Metastasen, die in die Nachbarlunge, in die Knochen und in das Gehirn übergehen können. Die Standardtherapie schlug nicht an, und der Tumor breitete sich ins Gehirn, in die Nebennieren und in die Leber aus. Schließlich wurde eine Therapie mit Wasserstoffgas (67 Prozent) begonnen, bei der dieses täglich während 2–6 Stunden appliziert wurde. Alle anderen Mittel wurden abgesetzt. Nach 4 Monaten hatte sich die Größe mehrerer Hirntumore deutlich verringert, nach einem Jahr waren sie verschwunden. Die Tumore in Lunge und Leber waren nicht weitergewachsen. Das Fazit der Wissenschaftler: »Diese Daten zeigen, dass die Wasserstoffgas-Monotherapie nach dem Versagen der Standardbehandlungen eine signifikant wirksame Kontrolle der Tumore (insbesondere derjenigen im Gehirn) bewirkte und die Überlebenszeit verlängerte.«[183]

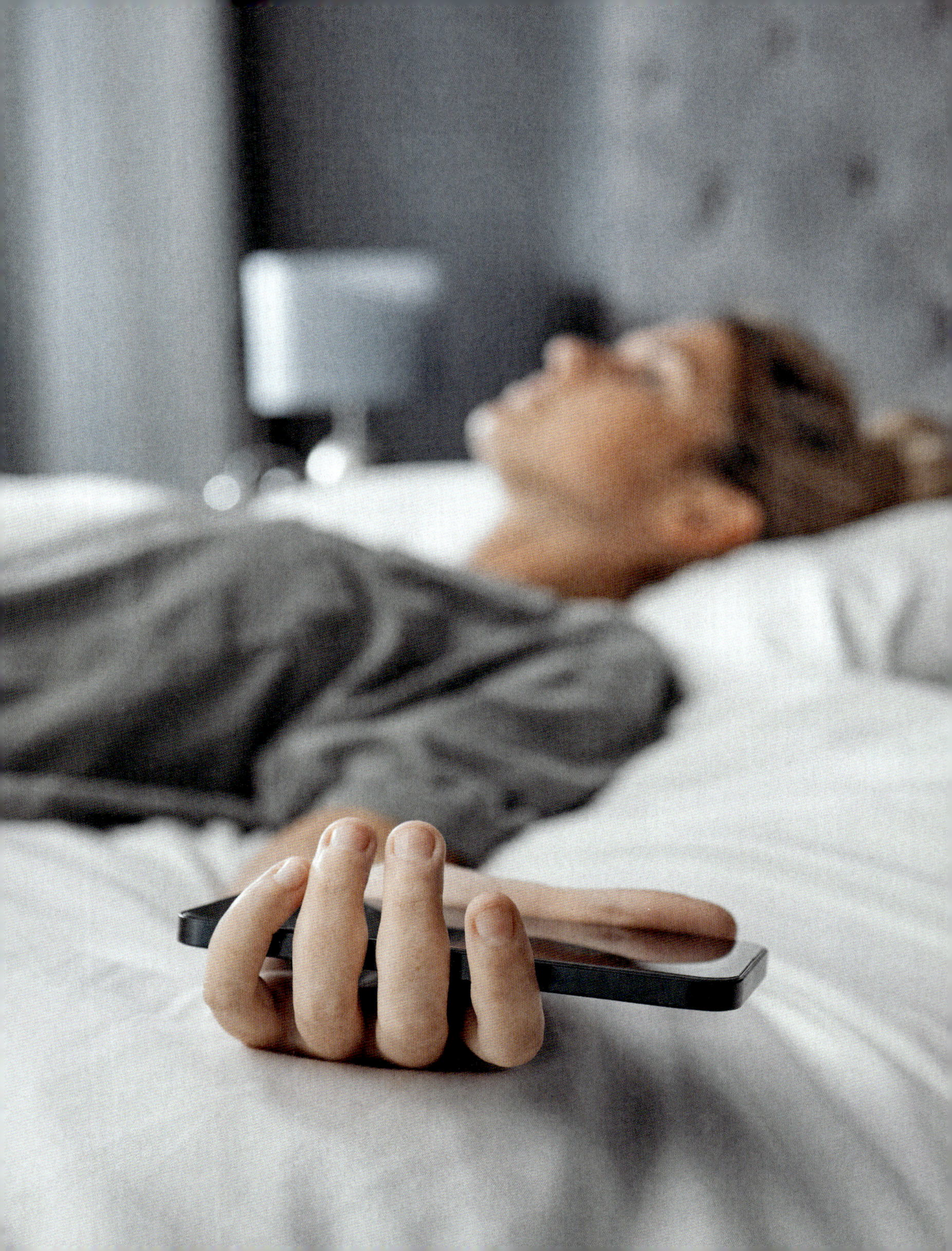

Schutz vor Schäden durch elektromagnetische Felder (EMF)

Radioaktive Strahlung führt zu Strahlenschäden in den Körperzellen, wobei es hier um die künstliche Strahlung, nicht die natürliche geht. Die Schäden, die von Röntgenuntersuchungen und Computertomografien ausgehen, können die körpereigenen Mechanismen in der Regel gut reparieren. Anders sieht es bei einer Radiotherapie zur Behandlung von Krebs aus. Außer den Krebszellen werden auch andere Zellen im bestrahlten Gewebe verletzt. Meist wird den Zellen Zeit bis zur nächsten Bestrahlung gegeben, aber nicht immer genügen die Reparaturmechanismen des Körpers. Hinzu kommt, dass Strahlen – zu denen beispielsweise auch die elektromagnetischen Felder, die von Mobilfunk und WLAN emittiert werden, gehören – nachweislich oxidativen Stress im Körper auslösen und dass die antioxidativen Marker im Blut sinken. Kurz gesagt: die Belastung mit freien Radikalen nimmt enorm zu, und die Abwehrmechanismen des Körpers werden geschwächt. Symptome sind unter anderem Müdigkeit, Kopfschmerzen, geringere Lernfähigkeit, mentale Beeinträchtigungen und Schlafstörungen.[184] Weitere Studien belegen, dass elektromagnetische Felder sich schädlich auf die Sexualhormone, die Keimdrüsen, die Entwicklung des Fötus und die Schwangerschaft auswirken können.[185]

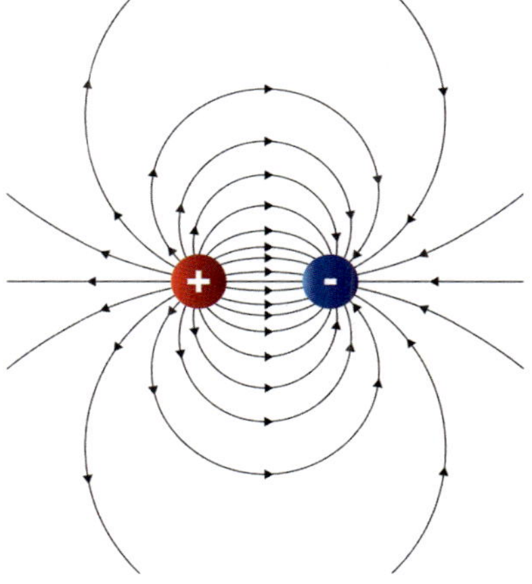

Eine der Studien, die belegen, dass molekularer Wasserstoff Schutz vor Strahlung bietet,

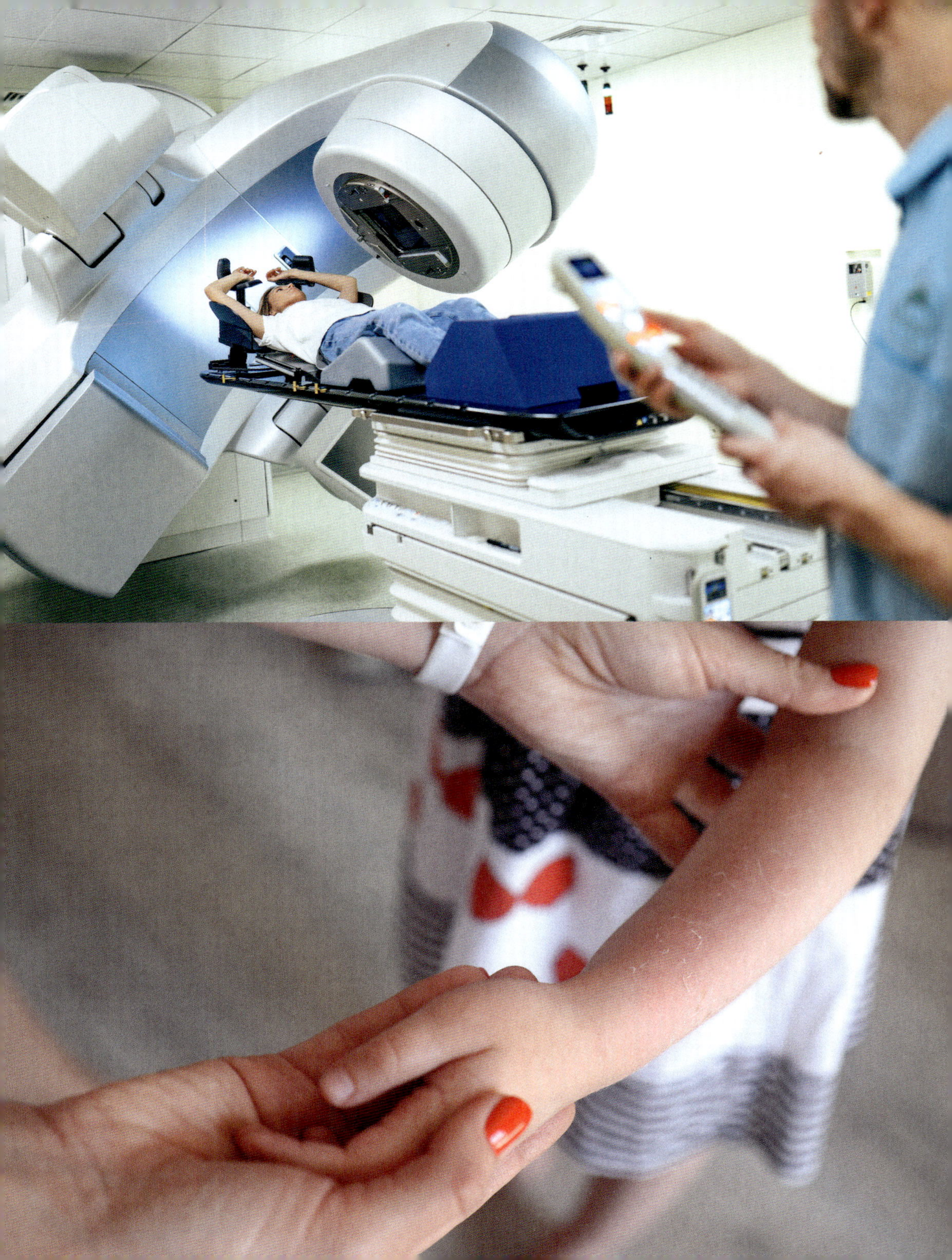

wurde 2012 in *Free Radical Research* publiziert. Darin wird berichtet, dass molekularer Wasserstoff die bestrahlten Zellen von Mäusen vor Schäden schützte. Eine randomisierte, placebokontrollierte Untersuchung zeigte außerdem, dass die Einnahme von molekularem Wasserstoff die Lebensqualität von Patienten verbessern kann, die mit einer Strahlentherapie für Lebertumore behandelt werden.[186]

Wichtig für Krebspatienten, die eine Strahlentherapie erhalten, ist, dass molekularer Wasserstoff zwar die Reaktion des Körpers auf den durch die Strahlung ausgelösten oxidativen Stress verringert, die Antitumorwirkung der Bestrahlung aber erhalten bleibt.

Strahlung ist heute überall: Mobilfunkmasten, WLAN-Router, Mobiltelefone, Tablets, Bluetooth, Fernseher, Radios, Ladegeräte, Backofen, Energiesparlampen und so weiter. Es gibt sogar ein eigenes Wort dafür: Elektrosmog. Addiert man diese Quellen, schwirrt einem der Kopf. Daher ist alles, was den Körper stärkt und die Auswirkungen mindert, höchst wertvoll.

Molekularer Wasserstoff eignet sich auch als natürlicher Schutz vor Sonneneinstrahlung, zur Behandlung von Sonnenbrand und als Anti-Aging-Mittel für die Haut.

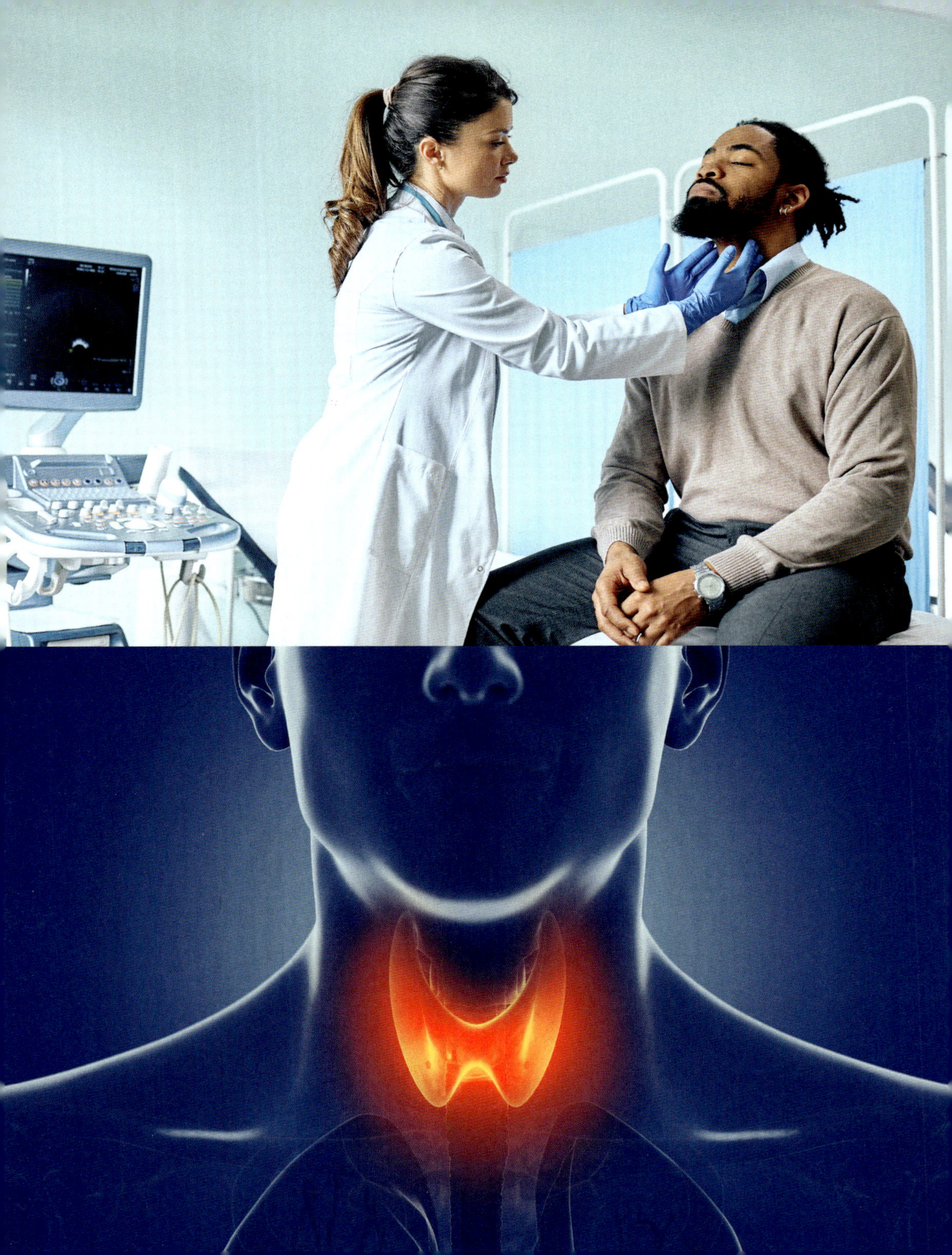

Weitere Erkrankungen: Schilddrüse, Nieren, Lunge

Molekularer Wasserstoff für die Schilddrüse

Überfunktion, Unterfunktion – die Schilddrüse hat eine Tendenz, aus dem Gleichgewicht zu geraten. Dabei ist es lebenswichtig für uns, dass sie gut funktioniert, was bedeutet, dass sie ihre Hormone im richtigen Umfang freisetzt. Die Schilddrüse spielt eine große Rolle im Stoffwechsel und wirkt sich auf den Energiehaushalt, die Körperwärme und die Verdauung aus. Sie beeinflusst das Herz-Kreislauf-System und den Blutdruck, die Gewichtszu- oder abnahme, die sexuelle Lust und die Fruchtbarkeit sowie das seelische Wohlbefinden. Zudem ist sie für das Wachstum und das Reifen von Ungeborenen und Kindern wichtig.

Was kann molekularer Wasserstoff für die Schilddrüse tun?

Es wird Sie nicht erstaunen, dass die antioxidativen und entzündungshemmenden Eigenschaften des Wasserstoffs auch die Schilddrüse schützen und eine Heilung unterstützen. 2021 erschien eine Metastudie in *Antioxidants* zum Einfluss von oxidativem Stress auf Schilddrüsenerkrankungen, zu denen auch Schilddrüsenkrebs zählt. Die Arbeit zeigte einen bemerkenswerten Zusammenhang zwischen einer verstärkten ROS-Bildung, dadurch ausgelösten Entzündungen und diesen Erkrankungen, weshalb die Wissenschaftler eine vorbeugende Ernährungstherapie empfehlen.[187] Gerade auch für Hashimoto-Thyreoiditis, eine Autoimmunerkrankung der Schilddrüse, für die es kaum Behandlungsmöglichkeiten gibt, kann molekularer Wasserstoff große Unterstützung bieten.

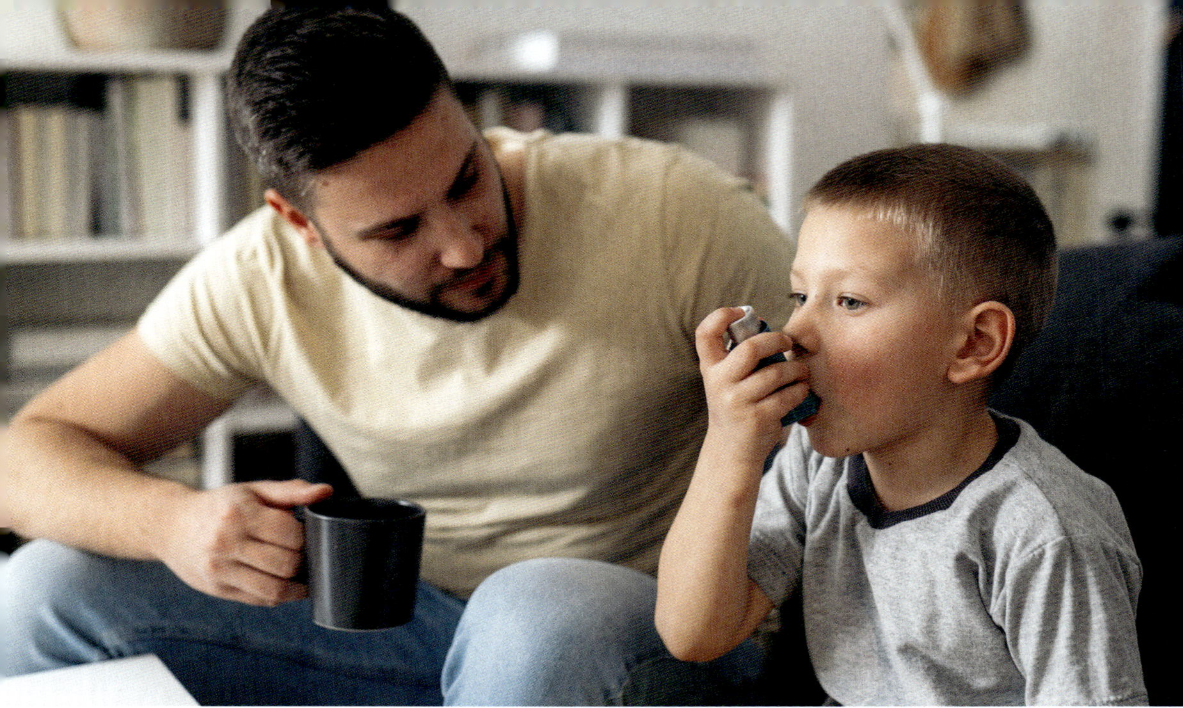

Molekularer Wasserstoff für Nieren- und Lungenerkrankungen

Hier möchte ich zwei Studien nennen, die die Wirkung auf Nieren- und Lungenerkrankungen bestätigen und dazu auch weitere Studien heranziehen.

Eine neuere Studie mit dem Titel »Hydrogen: A Novel Treatment Strategy in Kidney Disease« (»Wasserstoff: Eine neuartige Behandlungsstrategie bei Nierenerkrankungen«) erschien 2022 in *Kidney Diseases (Basel).* In ihrer Zusammenfassung erklären die Wissenschaftler, dass »Wasserstoff eine einzigartige Rolle bei der Antioxidation, der Entzündungshemmung, der Antiapoptose und dem Zelltod spielt. Mehrere Tierstudien haben inzwischen die therapeutische Wirkung von Wasserstoff bei Nierenerkrankungen wie Nierensteinen, Nierenfibrose und medikamenteninduzierter Nephrotoxizität bestätigt«. Die Wissenschaftler rufen dazu auf, großangelegte Studien durchzuführen.[188]

Ebenfalls 2022 wurde im *Journal of Zhejiang University-SCIENCE B* eine Studie unter dem Titel »Molecular Hydrogen is a promising therapeutic agent for pulmonary disease« (»Molekularer Wasserstoff ist ein vielversprechendes

Mittel zur Behandlung von Lungenkrankheiten«) publiziert. Auch hier werden die bekannten Wirkungen des Wasserstoffes angeführt.

Durch den Atemvorgang ist die Lunge ständig verschiedenen schädlichen Umwelteinflüssen ausgesetzt, wodurch Schäden entstehen können. Akute und chronische Atemwegserkrankungen sind eine häufige Ursache für Tod und weltweit ein großes Problem.

»Eine wachsende Zahl von Studien hat gezeigt«, so die Wissenschaftler, »dass Wasserstoff die Lunge vor verschiedenen Krankheiten schützen kann, darunter akute Lungenverletzungen, chronisch obstruktive Lungenerkrankungen, Asthma, Lungenkrebs, pulmonale arterielle Hypertonie und Lungenfibrose.« In ihrer Übersichtsarbeit befassen sich die Forscher mit den umfassenden Wirkungen von Wasserstoff und der Art und Weise, wie sie bei verschiedenen Lungenerkrankungen schützen und zu einer Heilung beitragen können.[189]

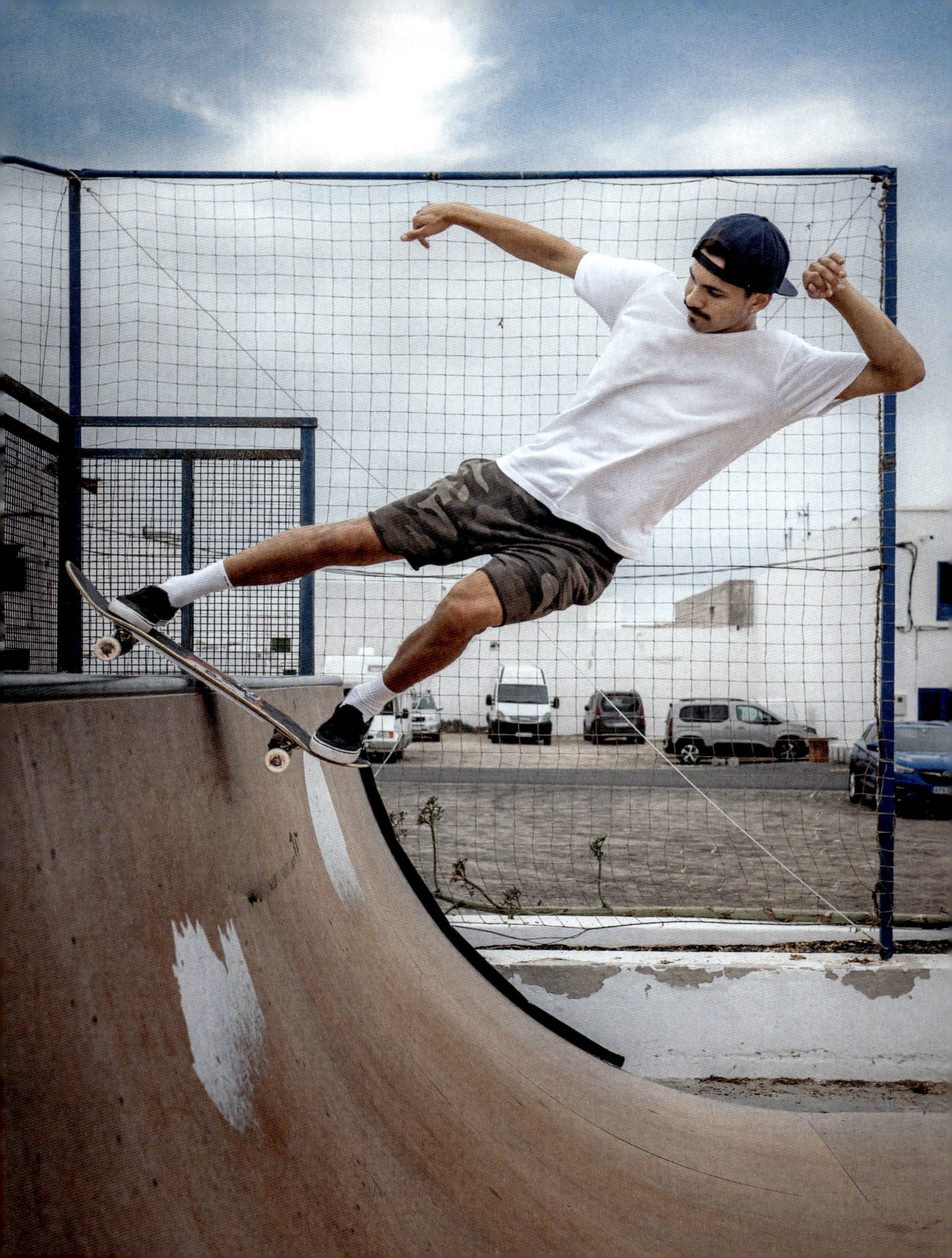

Molekularer Wasserstoff im Sport

Für Trainierte und Leistungssportler: mehr Ausdauer, weniger Erschöpfung

Wer würde nicht gern seine körperliche Leistung verbessern und mit weniger Ermüdung und Muskelschmerzen trainieren oder körperlich arbeiten? Eine 2021 in *Biology of Sport* publizierte Studie untersuchte, wie sich die 7-tägige Einnahme von Wasserstoffwasser auf die aerobe und anaerobe Leistung bei trainierten und untrainierten Personen auswirken würde. 37 trainierte und untrainierte Personen nahmen an der Studie teil und wurden in zwei Versuchsgruppen aufgeteilt: trainierte Radfahrer und untrainierte Personen. Am Ende der Woche hatte sich die mittlere Spitzenleistung nur bei trainierten Radfahrern verbessert, und die Ermüdung war weniger ausgeprägt. Die Forscher schlossen daraus, dass der Trainingszustand einen wichtigen Einfluss auf die Leistungssteigerung durch Wasserstoff nimmt.[190] Doch auch Untrainierte können mehr Energie durch Wasserstoff entwickeln, 7 Tage sind dafür allerdings zu kurz. Wasserstoff ist kein Zauberstab, der wie im Märchen Wunder vollbringt. Wer bereits trainiert ist, kann den Energieboost leichter nutzen. Wasserstoff steigert die Leistung der Mitochondrien, sodass mehr Energie produziert wird, und regt die Bildung neuer Mitochondrien an. Das geschieht nicht über Nacht.

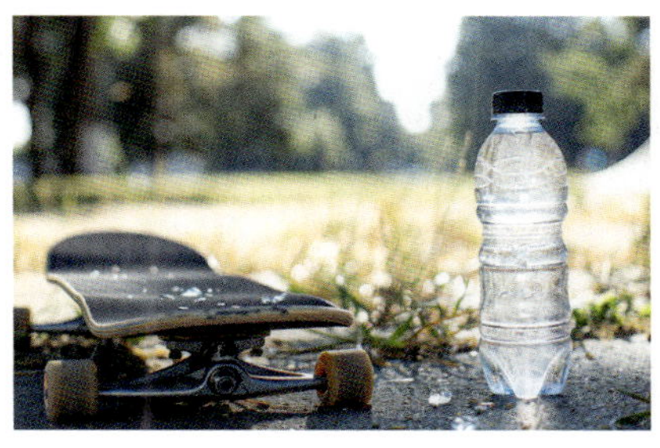

Wasserstoffwasser verbessert die Ausdauer und verringert die psychometrische Müdigkeit – auch Untrainierte profitieren

Psychometrie ist eine Disziplin in der Sportpsychologie, mit der die mentale und physische Gesundheit von Athleten bewertet wird. Leistungssportler setzen sich hohen psychischen und körperlichen Belastungen aus, um ihre Ziele zu erreichen. Psychometrische Messungen sollen ihre mentale und körperliche Stärke erfassen und Wege zur Verbesserung aufzeigen,

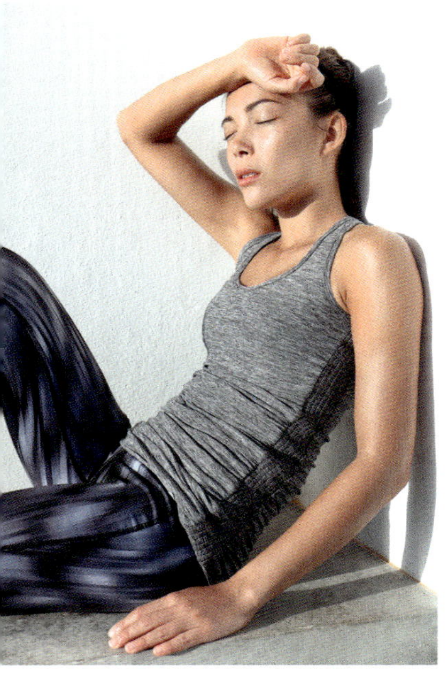

2019 erschien im *Canadian Journal of Physiology and Pharmacology* eine randomisierte, doppelblinde, placebokontrollierte Studie, also eine Studie, die den wissenschaftlichen Goldstandard erfüllt. Die Psychometrie kann auch für Untrainierte eingesetzt werden.

Anlass der Studie war, dass körperliche Anstrengung die reaktiven Sauerstoffspezies in der Skelettmuskulatur erhöht, was zu Gewebeschäden und Ermüdung führt. Das Forscherteam untersuchte, wie sich Wasserstoffwasser als sehr wirksames Antioxidans auf die mentale und körperliche Erschöpfung und Ausdauerleistung auswirkt. Zuerst tranken die gesunden, untrainierten Teilnehmer nur Placebowasser, während sie auf einem Fahrradergometer trainierten. Danach erhielten sie 30 Minuten vor Trainingsbeginn entweder Wasserstoffwasser oder Placebowasser. In der Wasserstoffgruppe fiel die messbare Ermüdung nach einem relativ leichten Training deutlich geringer aus. In einem weiteren Experiment absolvierten trainierte Teilnehmer ebenfalls ein moderates Training, bei dem sie 10 Minuten zuvor Wasserstoffwasser getrunken hatten. Im Vergleich zur Placebogruppe waren die Sportler viel ausdauernder und fühlten sich kaum erschöpft.[191]

Wasserstoff reduziert Laktat in den Muskeln und beschleunigt die Regeneration

Bei intensivem Ausdauersport oder einem Krafttraining verbraucht der Körper so viel Energie, dass er mehr Sauerstoff bräuchte, als ihm zur Verfügung steht. Solange der Sauerstoff reicht, um genügend Energie bereitzustellen, ist der Körper im aeroben Stoffwechsel, bei dem Glukose mithilfe von Sauerstoff verbrannt wird. Je intensiver trainiert wird, desto mehr Sauerstoff ist notwendig. Um den Energiebedarf der Muskeln zu decken, schaltet der Körper auf den anaeroben Stoffwechsel um, bei dem Glukose (Zucker) in Laktat (Milchsäure) umgewandelt wird. Wenn so viel Laktat gebildet wird, dass der Körper es nicht mehr abbauen kann, fangen die Muskeln an zu übersäuern. Ab diesem Moment sinkt die sportliche Leistung, die Muskeln brennen, die Beine werden schwer. Schließlich stellt sich Muskelkater ein.

Wasserstoffwasser kann die anaerobe Stoffwechsellage ausgleichen. Bei Spitzensportlern, die vor dem Training Wasserstoffwasser tranken, stieg das Laktat im Blut trotz starker körperlicher Belastung nicht an, und die Abnahme der Muskelleistung fiel geringer aus.[192] Gewebeverletzungen wie Muskelfaserrisse oder Hautabschürfungen kommen nicht nur beim Sport vor und können sehr schmerzhaft sein. Auch hier kann Wasserstoffwasser als Getränk oder Umschlag helfen.[193]

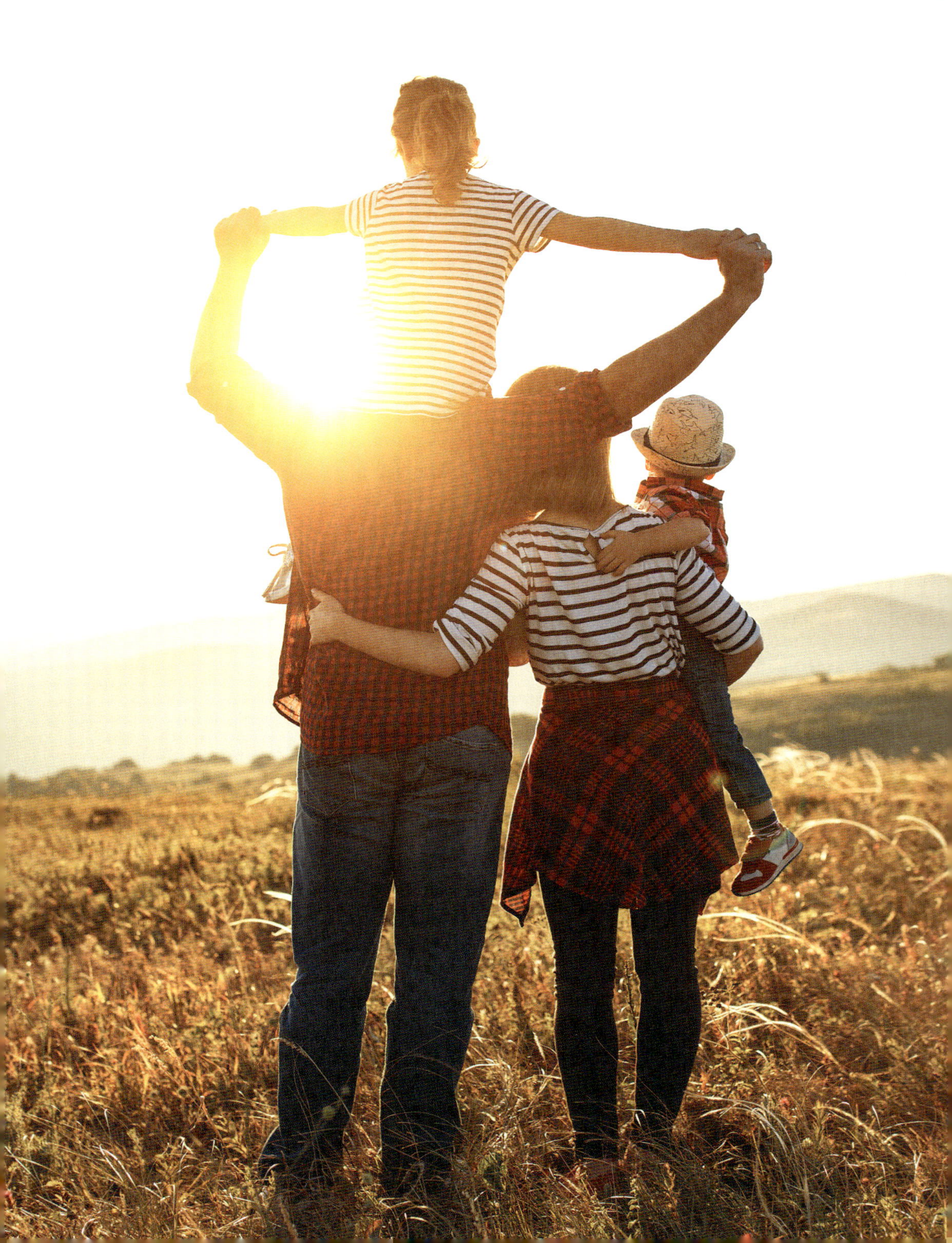

Überblick: Die wichtigsten Wirkungen von molekularem Wasserstoff

Hier sind nur Studien zu Erkrankungen angefügt, zu denen es keine Angabe an einer anderen Stelle in diesem Buch gibt.

Molekularer Wasserstoff ...

- liefert Energie, stärkt die Mitochondrien und erhöht die Energieproduktion in den Zellen,
- neutralisiert selektiv reaktive Sauerstoffspezies (ROS) und beugt oxidativem Stress vor,
- reduziert die Oxidation (den oxidativen Stress) auf das Maß, in dem die Zellen Oxidationsprozesse für eine gesunde Zellfunktion brauchen,
- unterstützt das antioxidative System des Körpers, indem es die Bildung anderer, starker Antioxidantien wie Superoxiddismutase (SOD), Glutathion-Peroxidase und Katalase genetisch hochreguliert,
- beugt Krankheiten vor, indem es Signalwege aktiviert, die für eine Prävention wichtig sind,
- erhöht die allgemeine Widerstandskraft gegen Stressfaktoren verschiedener Art,
- stärkt das Immunsystem, lindert Autoimmunerkrankungen,
- erhöht die körperliche Ausdauer,
- verringert die Ausschüttung entzündungsfördernder Faktoren wie TNF-alpha, IL-6, Il-1, NF-kappaB, PGE2 und mehr,

- heilt Entzündungen aller Art, wie Halsweh, Aphthen im Mund,
- reduziert oder heilt akute und chronische Entzündungen,
- leitet Gift- und Schadstoffe aus,
- erhöht die Menge der alkoholabbauenden Enzyme in der Leber und verringert so die Belastung durch Alkohol,
- steigert die Menge des Hormons Ghrelin, die im Magen abgegeben wird,[194] (Ghrelin schützt das Gehirn vor Nervenschäden und neurodegenerativen Erkrankungen wie Demenz, Alzheimer und Parkinson),
- unterstützt die Heilung bei neurologischen Erkrankungen wie Schlaganfall und Gehirnblutung,
- verbessert das Gedächtnis bei älteren Menschen,
- fördert und stabilisiert die Stammzellen, auch die mesenchymalen, die für die Regeneration von Knochen, Knorpeln und Geweben wichtig sind,
- beugt Osteoporose vor und erhält die Knochendichte,
- wirkt regulierend auf den Schlaf-wach-Rhythmus (den zirkadianen Rhythmus),

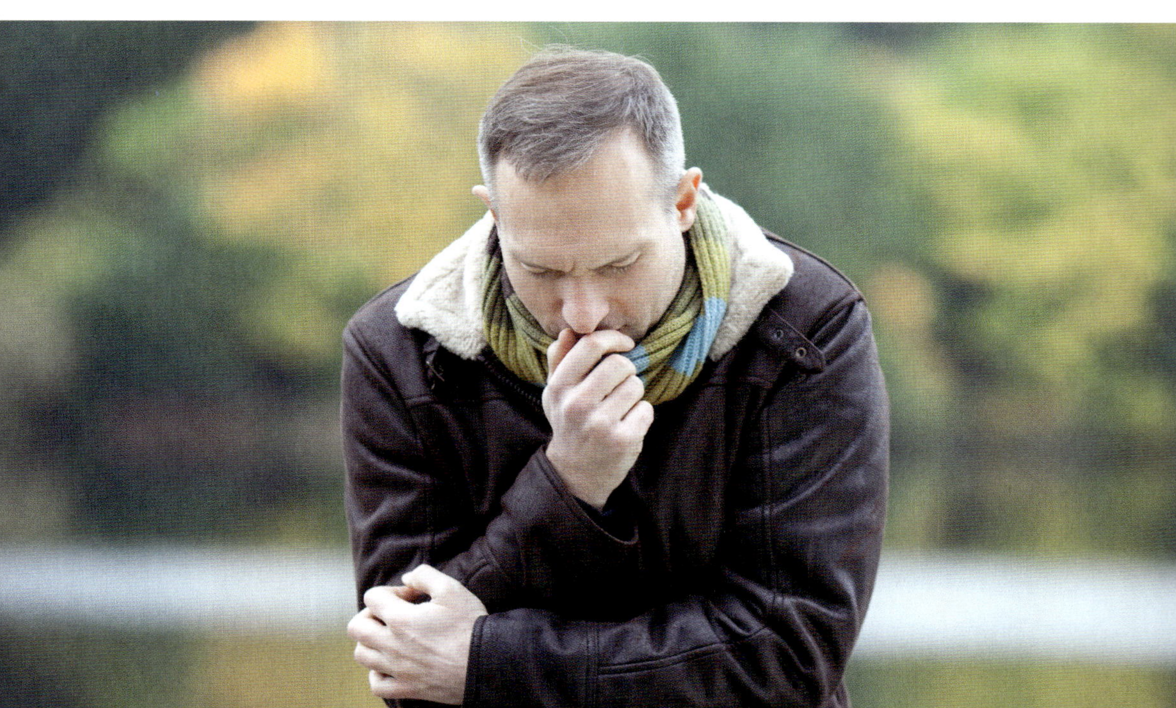

- ist stoffwechselaktiv und hat einen regulierenden Einfluss auf den Fett-, Protein- und Kohlenhydratstoffwechsel,
- fördert die Besiedelung des Darms mit günstigen Bakterien und erhöht dadurch die Immunabwehr und Langlebigkeit,
- hat einen positiven Einfluss auf die Darm-Hirn-Achse, den Parasympathikus und den Vagusnerv,
- gleicht den Cholesterinspiegel in Richtung des bestmöglichen Wertes aus,
- kann bei Fettleibigkeit und metabolischem Syndrom eingesetzt werden,
- wirkt auf die Blutgerinnungsfaktoren und kann Blutplättchenverklumpungen (Thrombosen), die Erkrankungen wie Hirninfarkt oder Lungenembolien auslösen können, verringern oder verhindern,[195]
- zeigte Erfolge bei der Behandlung von Sepsis (Blutvergiftung),[196]
- schützt und stärkt Augen und Sehfähigkeit,
- kann Augenerkrankungen wie Makuladegeneration vorbeugen oder mildern,[197]
- heilt Wunden und Hautentzündungen, kann Narben und Verbrennungen verbessern,
- kann Gehörverlust, der durch oxidativen Stress entsteht, verbessern (im Tierversuch half molekularer Wasserstoff bei durch Lärm verursachtem Gehörverlust),[198]
- kann als Therapie bei sensorineuralem Hörverlust, einer der häufigsten Arten von Hörminderung, eingesetzt werden,[199]
- unterstützt den Heilungsprozess bei Ischämie (verminderte oder unterbrochene Durchblutung von Geweben, wodurch ein Sauerstoffmangel in den Zellen entsteht; Ursachen können eine Verengung [Stenose] oder ein Verschluss durch Thrombose, Embolie, Tumor und so weiter von Gefäßen sein; eine Ischämie des Herzens kann zum Beispiel einen Herzinfarkt auslösen),
- wirkt regulierend bei Diabetes Typ 2 und senkt den Blutzucker durch den positiven Einfluss auf den Kohlenhydratstoffwechsel und die Insulinsensitivität,

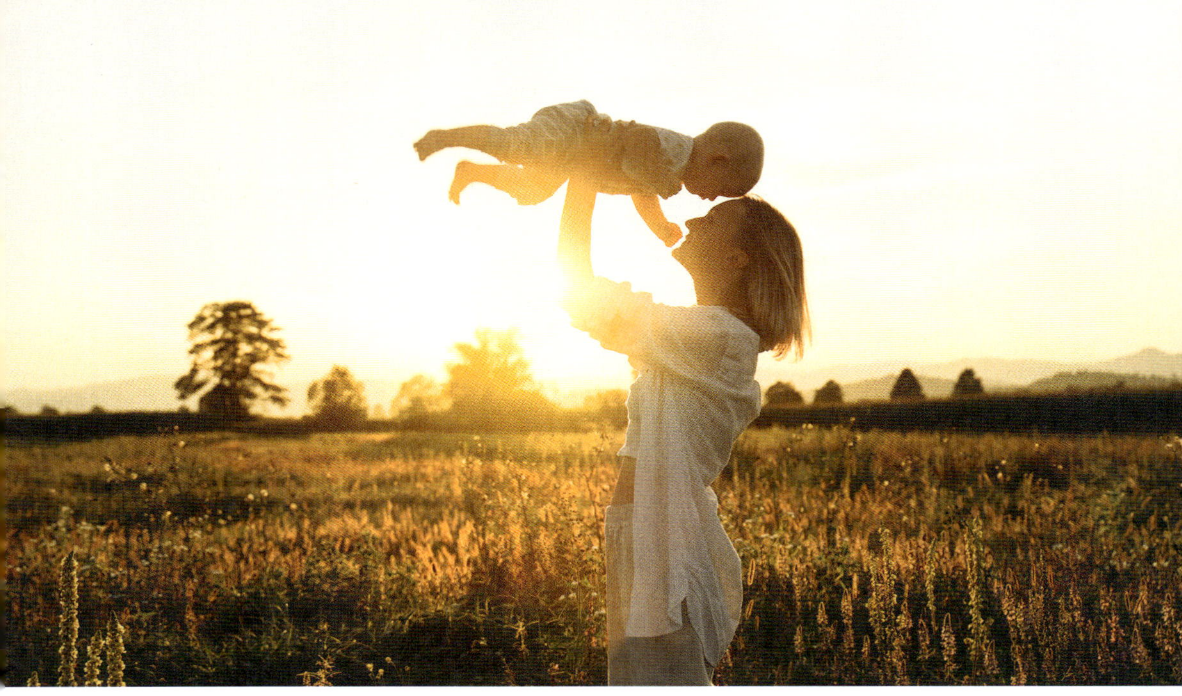

- unterstützt die Heilung bei einer Pankreatitis (Bauchspeicheldrüsenentzündung),[200]
- schützt die Leber und regt den Leberstoffwechsel an,
- stärkt und schützt die Leber und kann bei Ikterus (Gelbsucht) helfen,
- schützt den Magen-Darm-Trakt und wirkt positiv auf chronisch-entzündliche Darmerkrankungen,
- hat eine alkalische Wirkung auf das Blut und hilft, den pH-Wert auszugleichen,[201]
- kann allergische Typ-1-Reaktionen mildern (Soforttyp-Allergien),
- kann vor Strahlenschäden schützen,
- hat antitumorale Wirkungen, kann Krebs vorbeugen und die Nebenwirkungen einer Chemotherapie verringern,
- verbessert die periphere Durchblutung,
- sorgt für ein größeres Wohlgefühl und schnellere Erholung nach Sport,
- ist für Leistungssportler geeignet: reduziert die Muskelermüdung nach intensivem Training, indem es die Ansammlung von Milchsäure

in den Muskeln verringert, wodurch sich die Funktion der Muskeln verbessert und weniger oder kein Muskelkater entsteht,

- steigert die sexuelle Kraft und die Fruchtbarkeit,
- Anti-Aging: schützt die Zellen, unterstützt die Zellteilung und kann den Alterungsprozess verlangsamen,
- verbessert die Elastizität und Schönheit der Haut,
- steigert die Kollagenbildung in der Haut und im Bindegewebe und schenkt der Haut Feuchtigkeit,
- bekämpft Cellulite und reduziert Falten,
- stärkt die Haare,
- reguliert die Stammzellenaktivität und die Geweberegeneration,
- gilt als aussichtsreiches Mittel zur Behandlung von Lungenerkrankungen,
- mildert das Chronische Fatigue-Syndrom (CFS)
- unterstützt den Abbau von Alkohol und entgiftet,
- ist ein aussichtsreiches Mittel zur Behandlung von Covid-19 und Long Covid,
- kann Schmerzen verringern,
- erhöhte die Widerstandkraft gegen Stress im Tierversuch,
- regeneriert Körper und Geist.

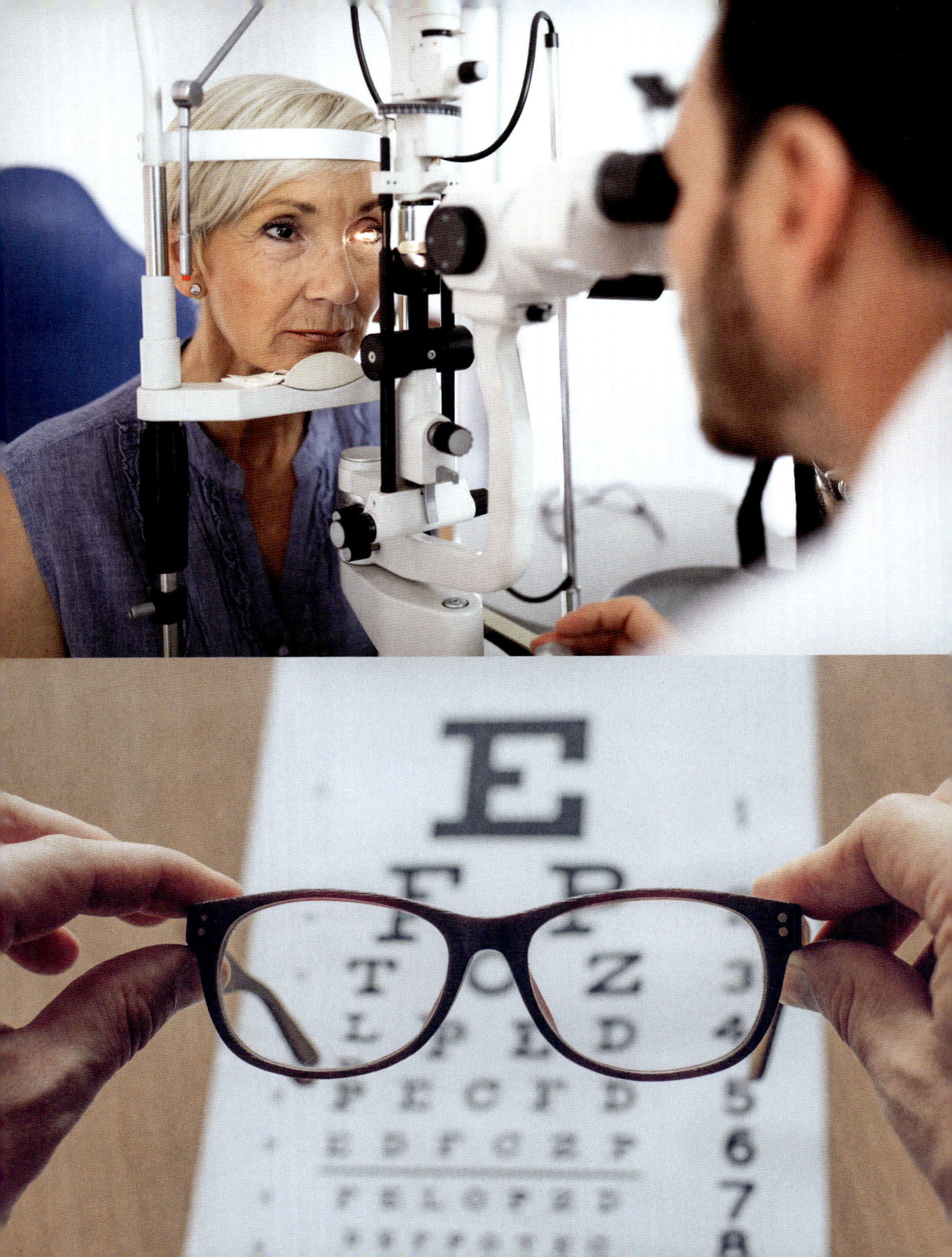

Erkrankungen, bei denen molekularer Wasserstoff hilfreich sein kann

- altersbedingte Erscheinungen, Verschleiß
- Arteriosklerose (Arterienverkalkung)
- Augen, Sehfähigkeit; Netzhautverletzungen
- Erkrankungen aus dem Autismus-Formenkreis
- Autoimmunerkrankungen
- Allergien
- Bauchspeicheldrüsenentzündung akut (Pankreatitis)
- Blasenentzündung, Blasenschmerzen
- Blutdruck, vor allem hoher Blutdruck
- Blutgesundheit, Blutgefäße
- Diabetes/metabolisches Syndrom
- Entzündungen
- Fatigue, Erschöpfung
- Fettstoffwechsel: Blutfette, Cholesterin, Triglyceride
- Fortpflanzung, Empfängnis
- Gehirn: kognitive Leistung, geistige Fitness
- Gehirn: Schlaganfall, Ischämie, Reperfusion, Verletzungen, traumatische Verletzungen und mögliche neurodegenerative Folgen[202], Gehirnerschütterung[203]
- Gehirn: Alzheimer, Demenz, Parkinson, ALS
- Genexpression: positiver Einfluss darauf, welche Gene abgelesen werden und wie das geschieht
- Haut: entzündliche Hauterkrankungen

- Herz-Kreislauf-Erkrankungen, Herzinfarkt
- Hodenverletzungen
- Hörverlust: akut, lärmbedingt
- Hypoxie-Ischämie
- Immunreaktion: Reduktion entzündungsfördernder Zytokine und Signalstoffe, die den Zelltod (Apoptose) auslösen
- Knochen- und Gelenkerkrankungen
- Krebs, Chemotherapie, Bestrahlung
- Lebererkrankungen: Hepatitis, Fettleber, Krebs
- Lunge: Infektionskrankheiten, Tuberkulose, Keuchhusten, Tumore
- Magenschädigungen durch nicht steroidale Antiphlogistika (NSAID: non-steroidal anti-inflammatory drug); NSAID sind Schmerzmittel, die wegen ihrer entzündungshemmenden (antiphlogistischen) Wirkung bei Rheuma eingesetzt werden
- Mastzellaktivierungssyndrom

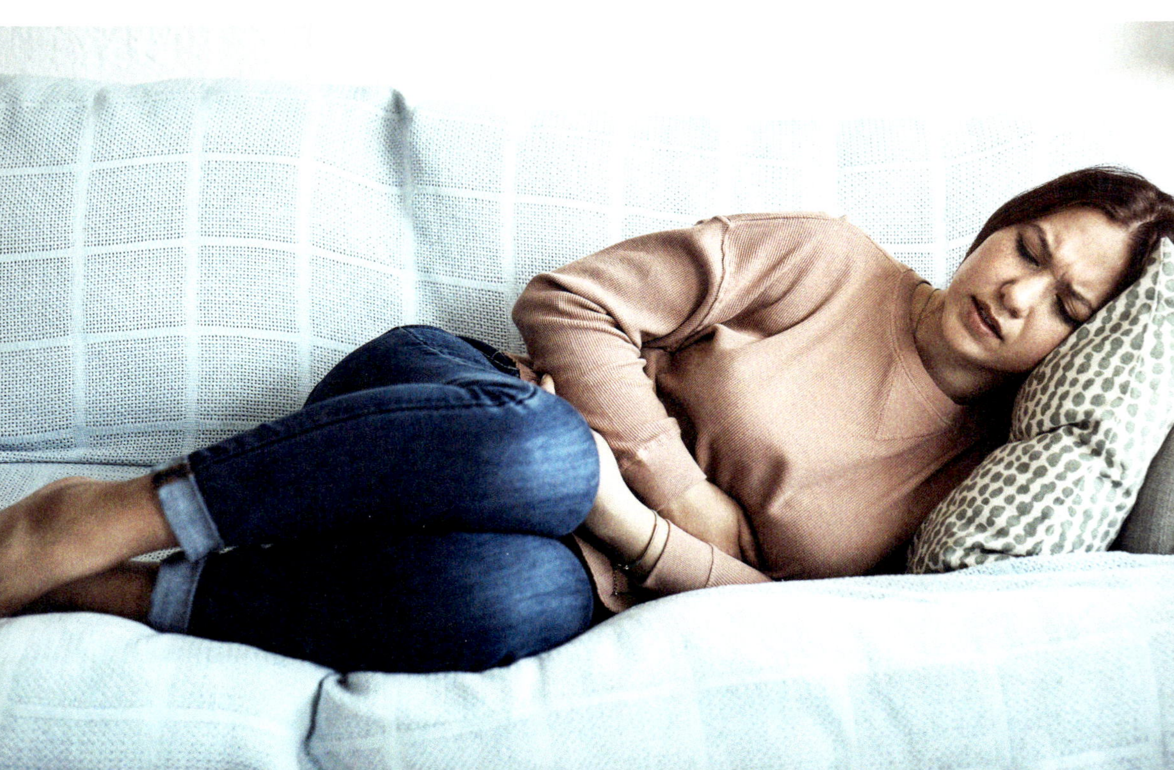

- metabolisches Syndrom
- mitochondriale Erkrankungen/ Mitochondriopathien: Dysfunktion der Mitochondrien
- Mund und Zähne
- Muskeln
- Nierenerkrankungen, Dialyse
- Ohrenerkrankungen und -entzündungen
- Organabstoßung bei Transplantation
- Osteoporose
- oxidativer Stress: Neutralisation reaktiver Sauerstoffspezies (ROS) und Hochregulieren von Genen zur Bildung antioxidativer Enzyme
- Parodontose
- Rheumatoide Arthritis
- Schlaganfall
- Sepsis (Blutvergiftung)
- Schmerzen, postoperative Befindlichkeiten
- Strahlennebenwirkungen
- Schuppenflechte (Psoriasis)
- Schwangerschaft
- Strahlung (EMF)
- Telomere: Verlangsamung der Verkürzung (Anti-Aging)
- Vergiftung, Alkoholvergiftung
- Wiederbelebung

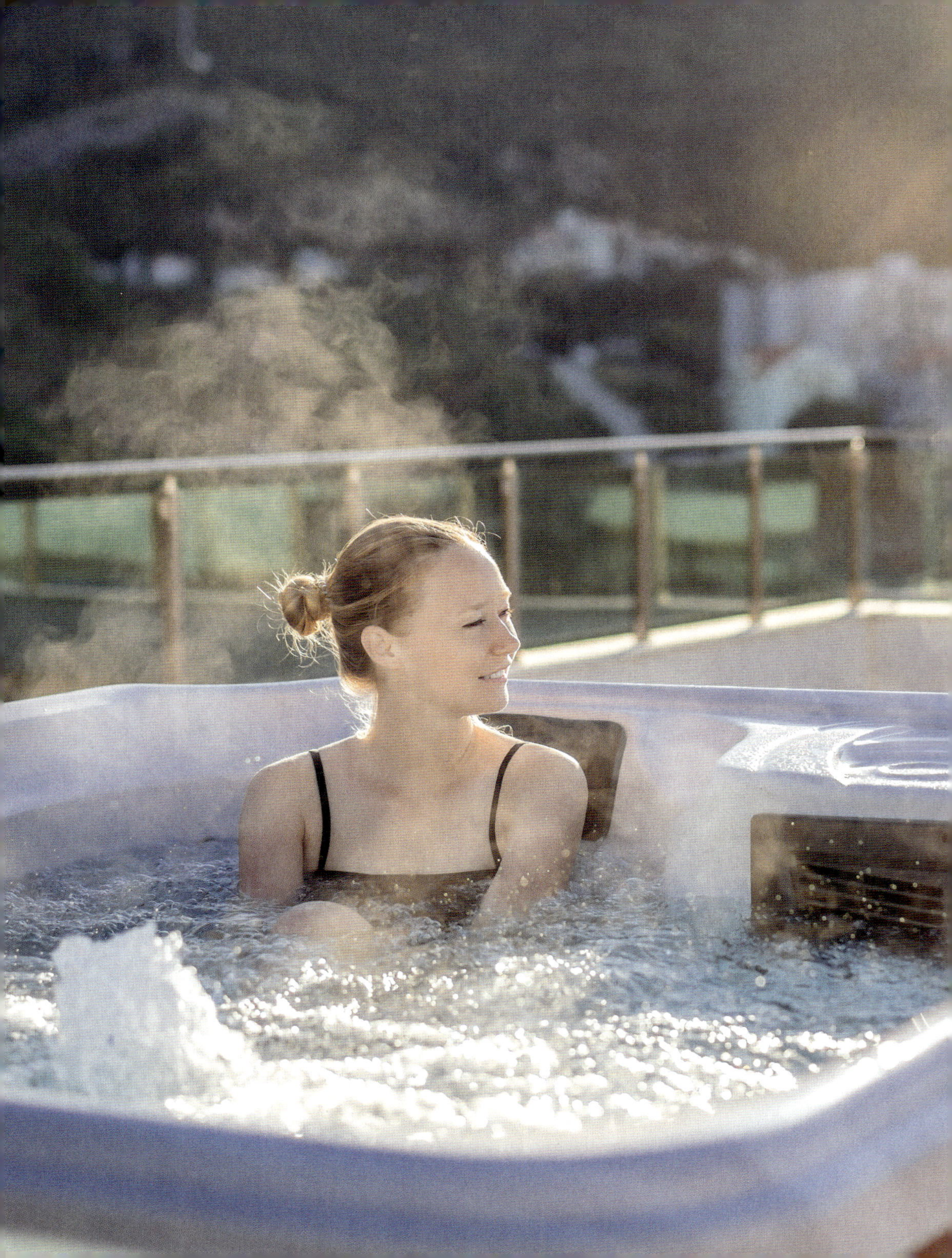

Molekularen Wasserstoff aufnehmen in der Praxis

Welche Möglichkeiten gibt es, molekularen Wasserstoff aufzunehmen?

Es gibt mehrere Wege, wie Sie molekularen Wasserstoff aufnehmen können:

- durch Trinken von Wasserstoffwasser
- durch Inhalation von Wasserstoffgas
- durch die Injektion einer Wasserstoff-Salz-Lösung
- in Form von Kapseln
- in Form von Brausetabletten
- durch Bäder mit wasserstoffproduzierenden Pulvern
- durch Augentropfen mit einer Wasserstoff-Salz-Lösung
- durch Erhöhen der Wasserstoffproduktion im Darm
- in Form von Kosmetika

Molekularen Wasserstoff über Wasserstoffwasser aufnehmen

Was ist Wasserstoffwasser, und wie kann man es selbst herstellen?

Wasserstoffwasser oder auch wasserstoffreiches Wasser ist Wasser, das mit molekularem Wasserstoff angereichert ist. Der freigesetzte Wasserstoff vitalisiert das Wasser, dessen Cluster dadurch eine strukturierte oder auch hexago-

nale Form aufweisen. Hexagonales Wasser enthält mehr gespeicherte Energie als unstrukturiertes Wasser.

Für die Herstellung verwendet man einen Wasserstoffgenerator, auch Wasserstoffbooster genannt, der Wasser durch Elektrolyse in molekularen Wasserstoff (H_2) und Sauerstoff (O) aufspaltet. Das Wassermolekül (H_2O) besteht aus zwei Wasserstoffatomen in Verbindung mit einem Sauerstoffatom (O). Der Behälter, in dem die Elektrolyse stattfindet, muss speziell aufgebaut und versiegelt sein, weil die winzigen Wasserstoffgasmoleküle Glas- und Plastikbehälter schnell und mühelos durchdringen. Wasserstoffwasser schmeckt angenehm und erfrischend.

Die Leistungsfähigkeit eines Wasserstoffgenerators wird in ppm gemessen. Die Abkürzung ppm steht für die englische Bezeichnung *parts per million,* was bedeutet, dass auf eine Million Teile einer Substanz ein Teil einer anderen kommt, in unserem Fall Wasserstoff. In der Beschreibung jedes Gerätes steht, wie viele ppm Wasserstoff in einer Minute oder mehr freigesetzt werden. Sie können die Wasserstoffkonzentration erhöhen, indem Sie den Prozess wiederholen, wenn gewünscht auch mehrmals. Bitte achten Sie beim Herstellen von Wasserstoffwasser darauf, dass das verwendete Wasser keine Kohlensäure enthält, da der Generator sonst explodieren könnte.

Beim Herstellungsverfahren mit einem Wasserstoffgenerator wird elektrischer Gleichstrom durch das Wasser geleitet und das molekulare Wasserstoffgas (H_2) vom Sauerstoffgas getrennt. Während der Elektrolyse werden die Wassermoleküle an der Anode oxidiert, wodurch Sauerstoffgas entsteht, und an der Kathode reduziert, wodurch Wasserstoffgas entsteht. Elektrolyse ist ein Vorgang, bei dem eine elektrische Gleichstromquelle verwendet wird, um eine chemische Verbindung (hier Wasser) in seine Bestanteile zu zerlegen. Die gesamte Reaktion ist ein Oxidations-Reduktionsprozess und wird als Redoxreaktion bezeichnet. Für die Herstellung ist es wichtig, reines Wasser zu benutzen: Wasser aus einem guten Filter, Umkehrosmosewasser (dabei ist die Ausbeute an Wasserstoff etwas geringer) oder ein gutes Mineral- oder Tafelwasser. Leitungswasser enthält in der Regel zu viele Schadstoffe und Schwebeteilchen. Will man doch Leitungswasser verwenden, muss der Generator eine Polymerelektrolytmembran (PEM) haben, da nicht gefiltertes Leitungswasser die Anlage zerstören und das Wasser verunreinigen kann. Die PEM-Membran (Protonen-Austausch-Membran) ist eine Art Sieb, das nur Protonen durchlässt, während Gase wie Sauerstoff und Wasserstoff zurückbleiben. So entsteht ein freigesetztes, sicheres Gas, das getrunken werden kann. Der Preis für einen Wasserstoffgenerator hängt zum einen von der Menge ab, die er produzieren kann, aber auch vom Material und der Verarbeitung. Billige Geräte lohnen sich in der Regel nicht.

Wie viel Wasserstoffwasser sollte man täglich trinken?

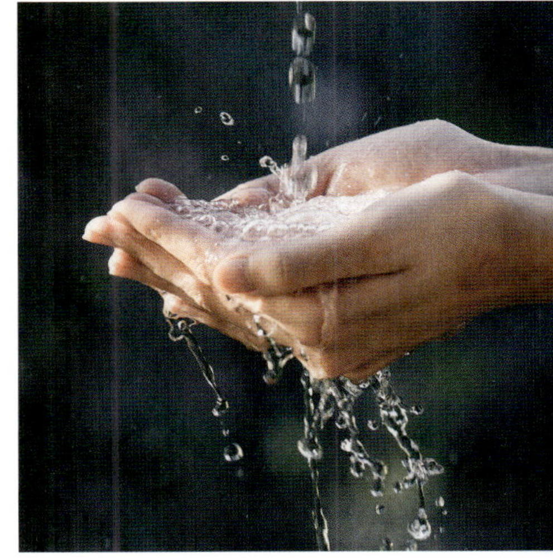

Je nach Quelle, Reinheit und Konzentration des Wasserstoffs im Wasser empfehlen die meisten Studien, 1–2 Liter pro Tag zu trinken. Bemerkenswert ist, dass Wasserstoffkonzentrationen von nur 0,08 ppm fast die gleichen Wirkungen haben wie gesättigtes Wasser (1,5 ppm H2). Die Aufnahme geschieht schnell: Nach 5–15 Minuten kann das Wasserstoffgas im Blut und in der Ausatemluft gemessen werden. Der größte Teil des Wasserstoffs im Blut ist innerhalb von 30 Minuten nicht mehr nachweisbar, und nach etwa 60 Minuten ist wieder der Ausgangswert erreicht.[204] Nach dem Trinken steigt die Wasserstoffkonzentration im Blut und in der Leber deutlich an. Das zeigt, dass die Magensäure Wasserstoff nicht zerstören kann und er sich überall im Körper verteilt.

Molekularen Wasserstoff in Form von Kapseln aufnehmen

Wasserstoffkapseln sind eine komfortable Form für die Aufnahme von molekularem Wasserstoff. Sie sind gut für Reisen geeignet, denn es ist sinnvoll, Wasserstoff regelmäßig aufzunehmen. Die kleinen, transportablen Generatoren sind ebenfalls für zu Hause und unterwegs konzipiert, die Handhabung ist nur ein wenig aufwendiger, hat aber den Vorteil, dass die Geräte besonders frisches, wasserstoffreiches Wasser liefern, das den Durst gut löscht. Wichtig ist, auch unterwegs wirkliches gutes, sauberes Wasser für die Herstellung zu verwenden. Je nach Lebensrhythmus kann es sinnvoll sein, beides zu verwenden.

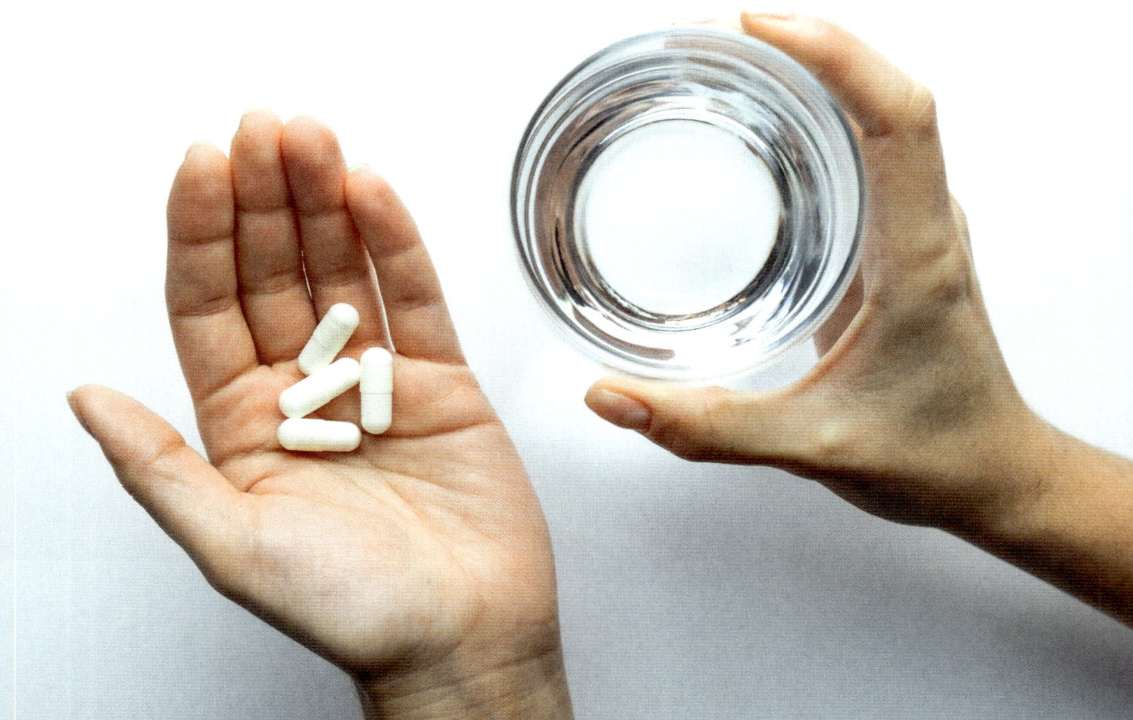

Wasserstoffkapseln werden in einer Tag- und Nachtversion angeboten. Neben weiteren, unterstützenden Stoffen wie Bor, Selen, Vitamin B_6 und Zink enthalten die Kapseln energiespendendes Kalium für den Tag und beruhigendes Magnesium für die Nacht.

Kalium in Wasserstoffkapseln für den Tag

Kalium ist an der Produktion von ATP (Adenosintriphosphat) beteiligt, der Energieeinheit, die in den Mitochondrien gebildet wird. Damit ist der Elektrolyt ein optimaler Begleiter für Wasserstoff. Beide zusammen wirken energetisierend und anregend über den Tag hinweg.

Kalium hat darüber hinaus weitere wichtige Aufgaben. Zum Beispiel wird Kalium benötigt, um Kohlenhydrate im Muskel in Form von Glykogen einzulagern. Eine gute Versorgung mit Kalium ist für eine schnellere Muskelregeneration wichtig und daher besonders bedeutend für Sportler. Aus diesem Grund können Wasserstoffkapseln, die mit Kalium angereichert sind, bei Ausdauersport oder anstrengender körperlicher Arbeit dafür sorgen, dass die Muskeln die über die Nahrung zugeführte Energie in Form von Glukose und Fruktose besser und ohne frühe Ermüdung nutzen können.

Magnesium in Wasserstoffkapseln für die Nacht

Magnesium ist ebenfalls ein Elektrolyt – ein Mineralstoff, der eine elektrische Ladung trägt, wenn er im Blut aufgelöst wird. An anderen Stellen im Körper ist Magnesium nicht geladen, sondern zum Beispiel in den Knochen gespeichert. Magnesium ist ein so wichtiger Stoff im Körper, dass es oft als Supermineral bezeichnet wird. Viele Enzyme brauchen Magnesium, ebenso wie Muskeln, Nerven, das Herz und nicht zuletzt das Supervitamin D_3.

Im Energiestoffwechsel spielt Magnesium eine Schlüsselrolle, da es für alle Funktionen unerlässlich ist, die mit der Aufbereitung und Bereitstellung von Energie in unserem Körper zusammenhängen. Magnesium kann daher Müdigkeit vertreiben und fitter machen. Das Besondere an Magnesium ist, dass es gleichzeitig entspannt und Stress abbaut. Es putscht nicht auf, sondern vertreibt nur lastende Müdigkeit und verleiht ein angenehmes Wohlgefühl, unter anderem, indem es die Muskeln entspannt. Das hilft, in der Nacht leicht in den Schlaf zu gleiten. Wasserstoff und Magnesium ergänzen sich gut, da Wasserstoff das autonome Nervensystem und den Vagusnerv ausgleicht, was zu einer potenzierten Wirkung führt.

Molekularen Wasserstoff durch Inhalation von Wasserstoffgas aufnehmen

Die Wasserstoffinhalation erfordert ein spezielles Gerät, das meist in Kliniken eingesetzt wird. Wer ernsthaft krank ist, wird die Kosten nicht scheuen und sich einen Inhalator für zu Hause kaufen, den er mehrere Stunden täglich nutzen muss. Gegen das zusätzliche Trinken von Wasserstoffwasser ist dann nichts einzuwenden. Die Inhalation eignet sich besonders für Lungen- und andere Atemwegserkrankungen, hat sich aber auch bei Krebs, Herz-Kreislauf-Erkrankungen und weiteren Leiden bewährt.

Egal, wie Wasserstoff aufgenommen wird – er besteht aus so kleinen und diffusionsfähigen Molekülen, dass er schnell und überall in den Körper gelangt: über den Magen-Darm-Trakt, die Haut oder beim Einatmen über die Lunge. Innerhalb weniger Minuten ist molekularer Wasserstoff im Blutkreislauf und kann sämtliche Zellen erreichen. Ebenso wie alle anderen Aufnahmeformen hat inhaliertes Wasserstoffgas antioxidative und entzündungshemmende Wirkungen. Daher eignet sich die Inhalation hervorragend für eine begleitende Behandlung von Lungeninfektionen, akutem Covid-19, Long Covid, Asthma, COPD, Allergien, Arteriosklerose, Herzerkrankungen und mehr. Bei der Inhalation wird ein 1- bis 4-prozentiges Wasserstoffgas verwendet und über die Nase aufgenommen.

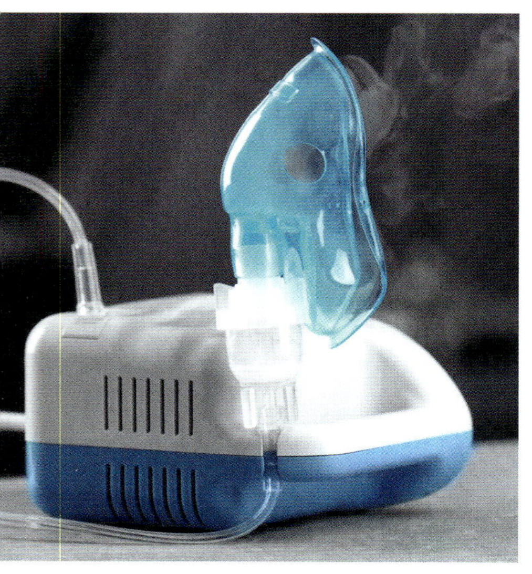

Molekularen Wasserstoff in Form von Brausetabletten aufnehmen

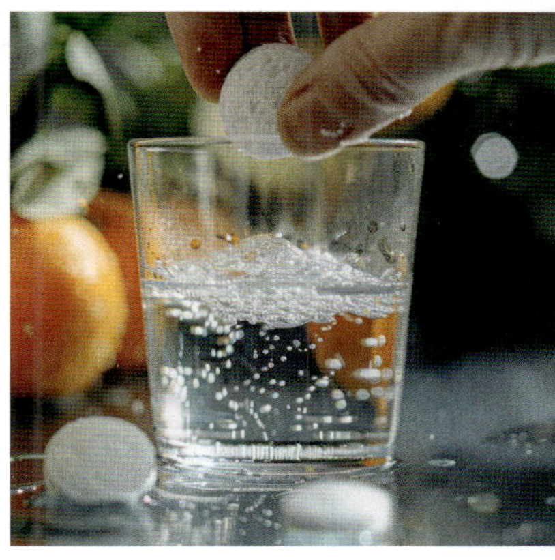

Wasserstoff-Brausetabletten sind eine eigene Kategorie. Sie sind sehr einfach in der Handhabung – ein oder zwei Brausetabletten in ein Glas Wasser, warten, bis sie sich aufgelöst haben, und fertig ist das Getränk.

Doch so einfach ist die Welt – in diesem Fall jedenfalls – nicht. Brausetabletten werden mit Magnesiummetall hergestellt, das im Kontakt mit Wasser stark reagiert und dabei Wasserstoffgas freisetzt, das explodieren und zu Verätzungen führen kann. Solche gefährlichen Reaktionen und die Toxizität machen elementares Magnesium ungeeignet und unsicher für den Verzehr.

In der EU reguliert die Richtlinie 2002/46/EG die Verwendung von Vitaminen und Mineralstoffen in Nahrungsergänzungsmitteln. Diese Richtlinie legt fest, welche Formen von Vitaminen und Mineralien zulässig sind. Magnesium in Form von elementarem Magnesium ist nicht auf der Liste der zugelassenen Substanzen. Stattdessen sind nur bestimmte Magnesiumverbindungen wie Magnesiumcitrat, Magnesiumoxid und Magnesiumcarbonat erlaubt, die als sicher gelten und keine gefährlichen Reaktionen mit Wasser eingehen (European Food Safety Authority). Die Verwendung von elementarem Magnesium in Nahrungsergänzungsmitteln wäre daher nicht nur gefährlich, sondern sogar gemäß der aktuellen EU-Vorschriften illegal. Dementsprechend werden in Deutschland keine Wasserstoff-Brausetabletten verkauft.

Molekularen Wasserstoff durch Bäder mit wasserstoffproduzierenden Pulvern aufnehmen

Baden in wasserstoffreichem Wasser eignet sich für Gesunde und Kranke. Wasserstoffbäder verstärken die Durchfeuchtung der Haut, und der Feuchtigkeitsgehalt bleibt länger erhalten. Durch die verbesserte Kollagenproduktion

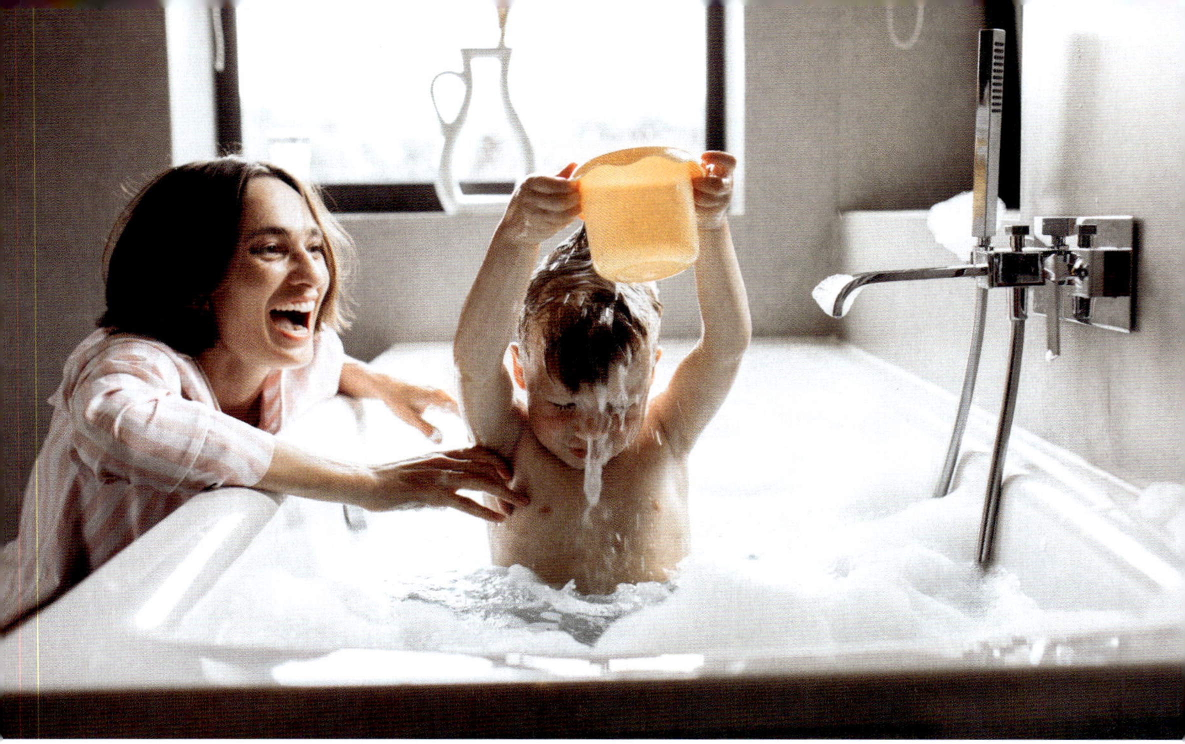

wird die Haut elastischer, Falten können schwächer werden, und mit der Zeit stellt sich ein Anti-Aging-Effekt ein. Molekularer Wasserstoff wirkt beruhigend und reduziert Stress, und Bäder sind ohnehin besonders gut zum Entspannen geeignet. Übrigens wird auch die Durchblutung angeregt, und das alles bereits bei 10-minütigen Bädern in 41 Grad Celsius warmem Wasser.

Besonders empfehlenswert sind Bäder bei Hautproblemen, zum Beispiel bei Psoriasis und Parapsoriasis.[205] Nachdem Testpersonen mit Kollagenkrankheit und Dermatomyositis 4 Monate lang in Wasserstoffwasser gebadet hatten, waren die starken Entzündungen auf den Handrücken und die innere Blutung zurückgegangen – ohne dass eine Salbe auf den Handrücken aufgetragen wurde. Selbst bei hartnäckigen entzündlichen Schwellungen und Rötungen klangen die Beschwerden ab, wenn die Bäder lange genug fortgesetzt wurden. Im Fall einer Testperson mit einer akuten Aortendissektion dauerte das rund 1 Jahr und 6 Monate.

Wollen Sie etwas für die Schönheit Ihrer Haut tun? Mit einem Wasserstoffbad können Sie Ihre Haut pflegen und gesund erhalten. In Japan sind Bäder in wasserstoffreichem Wasser eine beliebte Anti-Aging-Maßnahme.

Studien haben gezeigt, dass nicht nur die innerliche Aufnahme, sondern auch Wasserstoffbäder antioxidativ wirken, indem sie reaktive Sauerstoffspezies (ROS) unschädlich machen und Entzündungen verringern. Als sechs Patienten mit einem erhöhten CRP-Wert täglich ein Wasserstoffbad nahmen, sank der Wert des wichtigen Entzündungsmarkers C-reaktives Protein (CRP) unter den Standardwert.[206]

Wasserstoffwasser eignet sich auch hervorragend für die Fleckenkontrolle während der Gesichtsreinigung. Ein 43-jähriger Mann mit großflächigen Flecken auf der linken Wange, die als Pigmentflecken diagnostiziert worden waren, tauchte seine linke Wange 7 Monate lang dreimal wöchentlich 15 Minuten in 40 Grad Celsius warmes, wasserstoffreiches Wasser. Zusätzlich tauchte er die Wange einmal pro Woche für 10 Minuten in wasserstoffreiches Wasser bei Raumtemperatur. Eine 41-jährige Frau mit vielen großflächigen Flecken am linken Unterschenkel tauchte dieses Bein einen Monat lang einmal täglich für 10 Minuten in ein 21 Grad Celsius warmes Wasserstoffwasser. In diesen und weiteren Fällen gingen die Flecken zurück. Auch bei einer 48-jährigen Frau, die Pickel auf dem Rücken und punktförmige Flecken an der rechten Hand hatte, zeigten sich nach einem täglichen, Wasserstoffwasserbad in 41 Grad Celsius warmem Wasser über einen Monat hinweg deutliche Verbesserungen.

Bäder können eigentlich alles, was auch die innerliche Aufnahme bewirkt. Wie auch immer wir Wasserstoff aufnehmen: Er stimmt den Organismus langsam, sanft und geduldig um. Ein wasserstoffreiches Bad sorgt dafür, dass molekularer Wasserstoff in den Körper gelangen kann, es wirkt innerlich und äußerlich, in den Zellen und auf der Haut. Auch für die Reduzierung von Bauchfett ist ein Wasserstoffbad vorteilhaft: Nach 3 Monaten Baden ging das Bauchfett zurück, und die Cholesterin- sowie Blutzuckerwerte sanken auf ein normales Niveau.[207]

In Japan gehören warme Bäder mit wasserstoffproduzierenden Pulvern für viele Menschen zum Alltag. Es muss nicht immer ein Vollbad sein, auch ein Fußbad hat erstaunliche Wirkungen. Nun könnte der Gedanke naheliegen, dass Bäder, bei denen eine Wasserstoffsättigung bis zu 1,6 ppm möglich ist, eine weitaus stärkere Wirkung haben, aber Messungen haben gezeigt, dass das Trinken von Wasserstoffwasser mit einer geringen Konzentration von 0,08 bis

0,04 mmol/l ebenfalls ausgesprochen wirksam ist. Außerdem kann Wasserstoffwasser über den Tag verteilt getrunken werden, was eine kontinuierliche Wirkung ermöglicht.

Molekularen Wasserstoff durch die Injektion einer Wasserstoff-Salz-Lösung aufnehmen

Wasserstoff-Salz-Lösungen für eine Injektion müssen steril und korrekt hergestellt werden. Es können beispielsweise isotonische Kochsalzlösungen, in die Wasserstoff eingebracht wird, lokal oder intravenös injiziert werden. Sie ermöglichen eine genaue Kontrolle der angewendeten Dosis. Injektionen sollten nur von Ärzten oder ausgebildetem medizinischem Personal verabreicht werde.

Molekularen Wasserstoff in Form von Augentropfen aufnehmen

Die Zahl der Menschen, die an Augenkrankheiten wie grauem Star, diabetischer Retinopathie und trockenen Augen, Reizungen, Entzündungen sowie Infektionen leiden, nimmt laufend zu. Es gibt zahlreiche Augentropfen, aber solche auf Wasserstoffbasis sind bisher eher selten. Die Tropfen bestehen in einer Wasserstoff-Salz-Lösung, die die gleichen Wirkungen hat wie getrunkener oder inhalierter Wasserstoff oder Bäder: Sie reduzieren oxidativen Stress im Auge, lindern Entzündungen und steigern die Leistung des Immunsystems. Eine im November 2023 in *Pharmaceuticals (Basel)* erschienene Studie untersuchte, welche Vorteile und Möglichkeiten eine Behandlung mit molekularem Wasserstoff bei Augenkrankheiten bietet. Die winzige Größe, das geringe Gewicht und die immer wieder bestätigte Unschädlichkeit auch am Auge ist ein Vorteil, weil hier biologische Barrieren die größte Herausforderung für Arzneimittel darstellen. Wasserstoff gelangt problemlos überall hin und entfaltet dort die gleichen Wirkungen, wie sie schon zuvor in diesem Buch besprochen wurden.[208] Wasserstoffbasierte Augentropfen sind jedoch nicht nur eine Chance für Patienten mit Augenerkrankungen, sondern auch für jeden, der mit anderen Störungen wie durch Staub, trockenen Augen oder Reizungen durch Kontaktlinsen zu kämpfen hat. Bereits 2010 hatte eine Tierstudie gezeigt, dass sich durch die Anwendung von Wasserstoff-Augentropfen eine akute retinale Ischämie erfolgreich behandeln lässt.[209] Die retinale Ischämie ist eine Mangeldurchblutung der Netzhaut (Retina), die durch verschiedene Ursachen ausgelöst werden kann.

Kosmetik: Molekularer Wasserstoff als Beauty-Elixier

Antioxidativ, überragend schnelle Aufnahme in der Haut, entzündungshemmend – Wasserstoff-Kosmetik hat beeindruckende Pluspunkte zu bieten. Hinzu kommt, dass Wasserstoff selbst die unteren Hautschichten erreichen kann, was kaum einer anderen Creme gelingt. Er spendet der Haut Feuchtigkeit und regt die Kollagenbildung an, festigt das Bindegewebe und verleiht ihr neue Spannkraft. Falten werden gemildert, und Fältchen können verschwinden. All diese Wirkungen erledigt Wasserstoff mühelos, leicht und hocheffektiv.

In Japan boomt die Wasserstoffkosmetik, und Frauen und Männer schwören auf den Verjüngungseffekt.

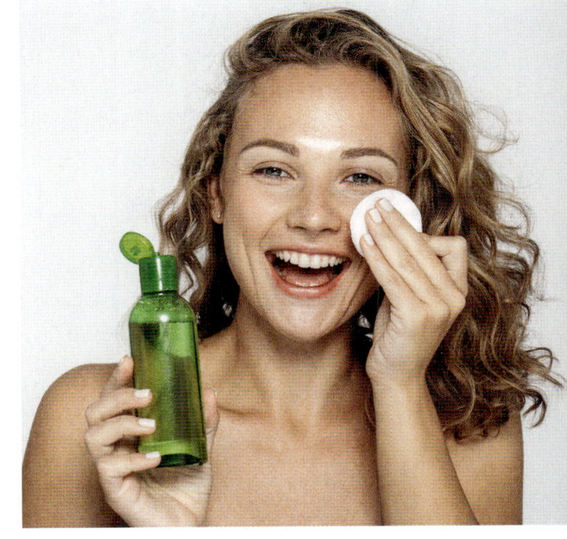

Auch reines Wasserstoffwasser wirkt sich sehr gut auf die Haut aus. Tragen Sie Wasserstoffwasser statt einer Lotion auf Ihr Gesicht auf. Einfach direkt aus dem Wasserstoffbooster auf die Handfläche geben und über dem Gesicht verteilen. Die halbe Menge reicht, den Rest können Sie trinken. Nicht abtrocknen, 5 Minuten warten und dann cremen wie gewohnt. Wasserstoffwasser trocknet im Gegensatz zu Leitungswasser die Haut nicht aus, sondern versorgt sie mit Feuchtigkeit. Sie werden überrascht sein. Die Haut fühlt sich wohlig und durchfeuchtet an und hat Glow – den strahlenden Effekt, mit dem heute so oft geworben wird.

Alternativ können Sie Wattepads nehmen, diese in Wasserstoffwasser tauchen und sie anschließend zum Beispiel auf Ihre Augenpartie legen oder zwei bis drei Kosmetiktücher wie etwa Kleenex oder ein dünnes Baumwolltuch in Wasserstoffwasser tauchen und danach das gesamte Gesicht damit bedecken. Auch Ihr Hals ist dankbar für einen Boost. Lassen Sie die Packung 10–15 Minuten einwirken, entfernen Sie sie dann, und cremen Sie Ihr Gesicht danach wie gewohnt ein. Wenn Sie Baumwolltücher verwenden, dann können Sie diese einfach an der Luft trocknen lassen. Achten Sie darauf, Bioprodukte zu benutzen, um sicher zu sein, dass keine Schadstoffe darin enthalten sind.

Behandeln Sie Flecken und Narben ebenfalls mit Wasserstoffwasser-Packungen oder tragen Sie ein wenig von dem Wasserstoffwasser auf, das Sie trinken.

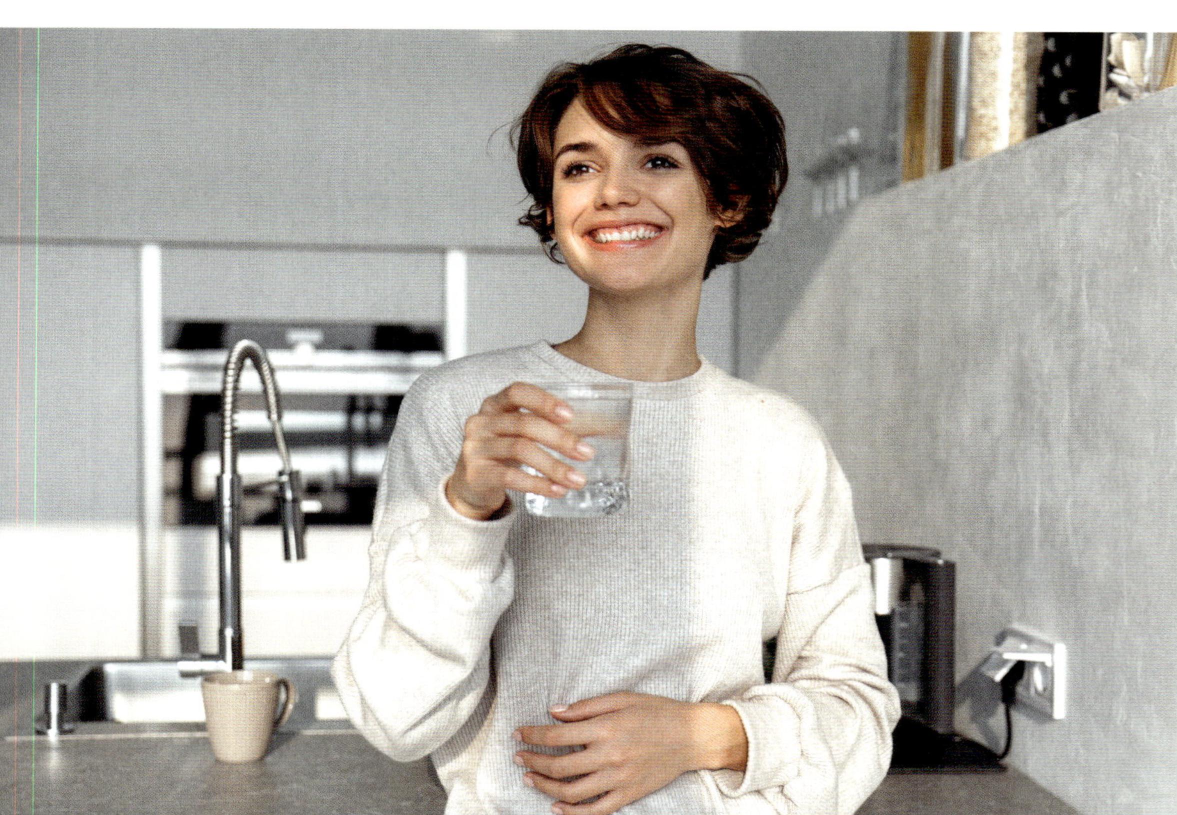

Wie beginnen Sie mit der Aufnahme von Wasserstoffwasser, und was ist zu beachten?

Beginnen Sie langsam, mit einem kleinen Glas täglich, und steigern Sie auf ein Glas bis zu mehreren Gläsern (à 250 Milliliter). Wasserstoffgas, ob als Getränk oder in Form einer Inhalation, regt den Stoffwechsel und die Leber an und entgiftet, weshalb es am Anfang zu Umstellungs- und Entgiftungserscheinungen kommen kann, die sich in Durchfall oder leichtem Unwohlsein äußern. Auch wenn Ihr Körper selbst wenig Wasserstoff produziert, kann es vorübergehend zu Anpassungsreaktionen kommen. Die meisten Kinder und Erwachsenen vertragen Wasserstoff von Anfang an gut; das Gleiche gilt für Tiere.

Manche Anwender berichten, dass sie am Anfang plötzlich sehr viel mehr Durst hatten und das Bedürfnis nach mehr Wasserstoff verspürten. Das kann vor allem passieren, wenn zuvor eher zu wenig getrunken wurde und der Körper nun die intensive Durchfeuchtung genießt und mehr davon haben will. Nach einiger Zeit pendelt sich der Durst auf ein normales, in der Regel etwas höheres Niveau ein als zuvor.

Wie viel Wasserstoff sollte man täglich aufnehmen?

Wasserstoffwasser, Kapseln, Inhalator

1–2 Liter Wasserstoffwasser am Tag ist eine gute Menge für die tägliche Versorgung. Diese Mengen, im Schnitt 1,5 Liter, wurden in den meisten Studien verwendet. Wie viel Sie persönlich am besten trinken, hängt von Ihrer Größe, Ihrem Gewicht und Ihrem Bedarf ab. Mit Bedarf ist zum einen Ihr persönlicher Bedarf an Wasser gemeint, wobei Sie zusätzlich Wasser ohne Wasserstoff trinken können, zum anderen Ihre gesundheitliche Ausgangslage. Es gibt keine Studien, die zeigen, dass molekularer Wasserstoff ein Sicherheitsrisiko oder schädlich ist. Bei Kapseln wird die einzunehmende Menge vom Hersteller ausgewiesen. Wenn Sie sich einen Inhalator besorgen, ist die Aufnahme, abhängig vom Gerät, ebenfalls angegeben.

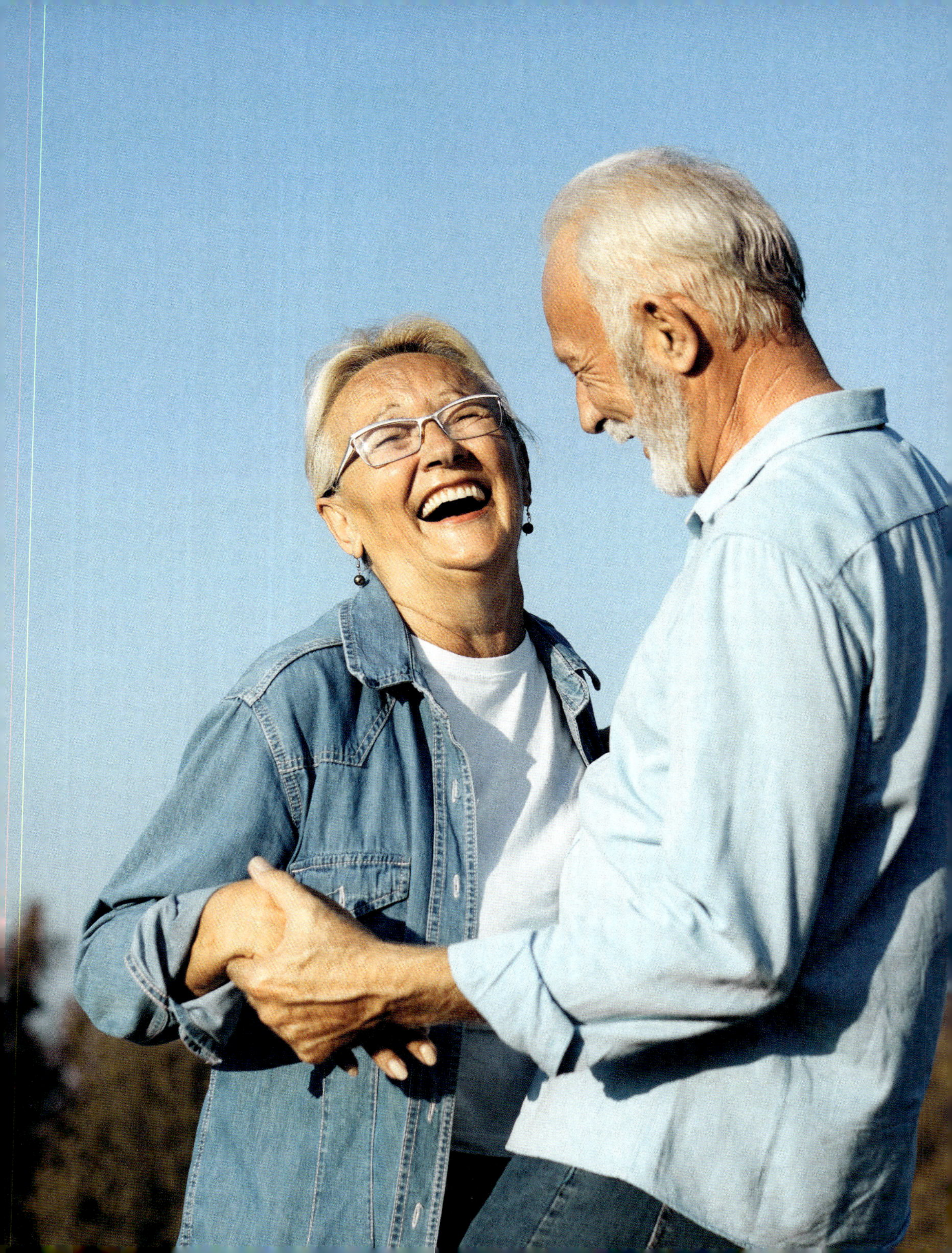

Die Zukunft von molekularem Wasserstoff als Medizin

»Zahlreiche präklinische Studien haben die auffallend positive Wirkung der Wasserstofftherapie bei einem breiten Spektrum von Krankheiten aufgezeigt. Bisher wurde nur über eine begrenzte Anzahl von Humanstudien berichtet, die alle die Vorteile der Wasserstofftherapie im klinischen Umfeld nachgewiesen haben. Es ist jedoch bemerkenswert, dass in den Humanstudien im Zusammenhang mit der Verabreichung der Wasserstofftherapie keine unerwünschten Wirkungen festgestellt wurden. Angesichts mehrerer laufender Studien und des anhaltenden Interesses an der Wasserstofftherapie sieht die Zukunft für ihren klinischen Einsatz als ergänzende Behandlung verschiedener neurologischer Erkrankungen vielversprechend aus.«

– »Molecular hydrogen therapy for neurological diseases: a review of current evidence«, Medical Gas Research, 2023

Wasserstoffmedizin ist eine der aussichtsreichsten – vielleicht die aussichtsreichste – Therapieform für die Zukunft der Medizin und für jeden, der bis ins hohe Alter gesund, fit und jugendlich bleiben möchte. Die Forschung hat erst 2007 begonnen, sich ausführlicher mit Wasserstoff als Medizin zu beschäftigen. Bis zum Juli 2021 gab es 1123 Veröffentlichungen, seitdem steigt die Publikationsrate deutlich an.[210]

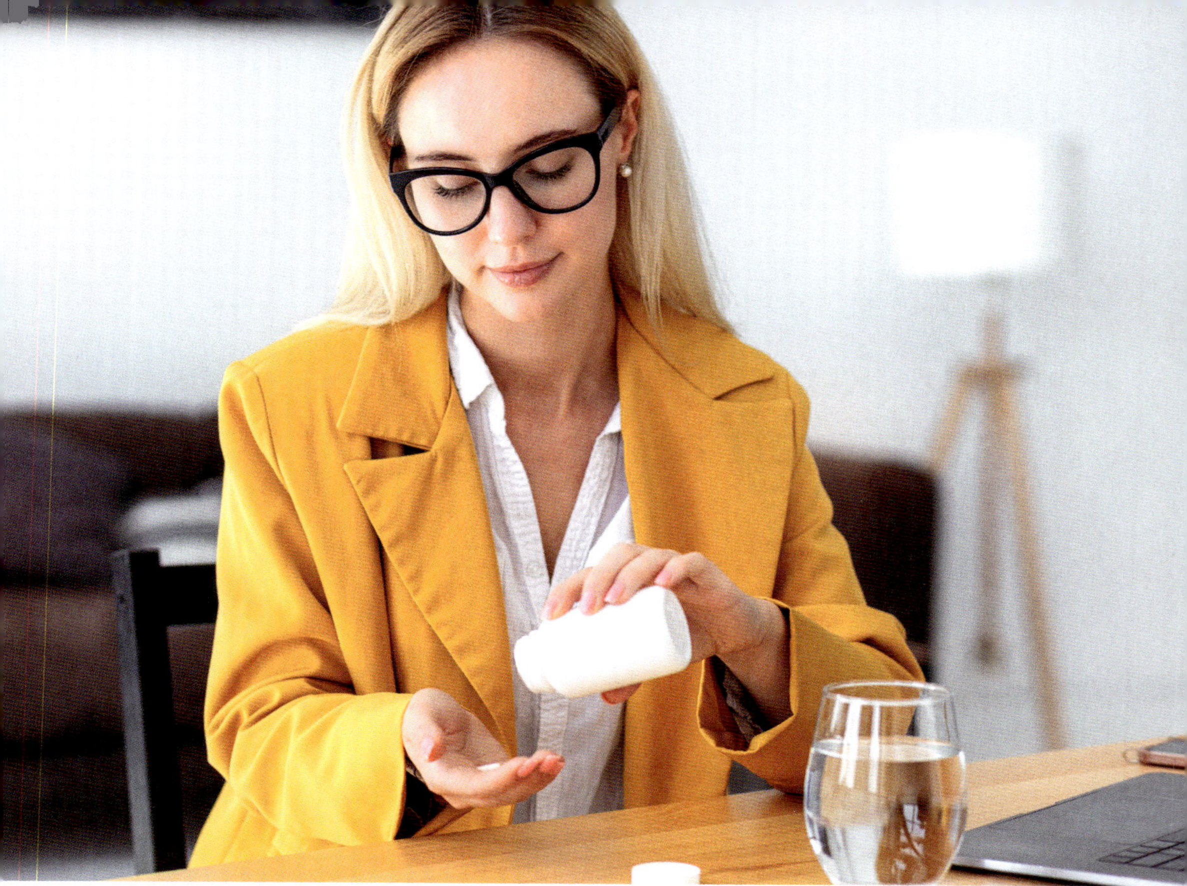

Studien sind wichtig. Nicht nur zur Bestätigung von Annahmen und Erfahrungswerten, sondern auch, um die Wirkmechanismen eines Stoffes gründlich zu erforschen und zu verstehen. Die meisten Studien wurden mit Tieren durchgeführt, und obwohl Untersuchungen mit Mäusen und Ratten gute Schlüsse auf die Wirkung beim Menschen zulassen, ist es wichtig, das gefundene Wissen anhand von Humanstudien zu belegen.

Die Eigenschaften von molekularem Wasserstoff sind übergeordnet und nicht auf eine einzelne Krankheit bezogen. Sie wirken in allen Bereichen, bringen Ordnung und Harmonie in den Körper von Menschen und Tieren und bringen Pflanzen zum Wachsen und Blühen. Weitere Forschungsarbeit wird vielleicht Möglichkeiten zeigen, wie sich Wasserstoffmedizin noch exakter auf eine bestimmte Erkrankung oder auch auf den gesunden Menschen anwenden lässt.

Ich bin ein Fan von guten, wohlausgewählten Nahrungsergänzungsmitteln, und das aus gutem Grund. Anti-Aging ist kein Mythos, und gesünder werden kann man auch, ohne einen Fuß in die Apotheke zu setzen. Molekularen Wasserstoff kann man nicht patentieren, das Interesse der Pharmaindustrie an Forschungen ist daher begrenzt. Vermutlich werden irgendwann pharmazeutische Produkte auf den Markt kommen, die Wasserstoff enthalten und patentierbar sind, so wie man kolloidales Gold in Krebsmedikamente verpackt hat – natürlich nur als Transportmittel.

Bedenken Sie, dass die in diesem Buch erläuterten Wirkungen und Studien nur einen Ausschnitt darstellen und Ihnen einen handhabbaren Überblick verschaffen sollen.

Bibliografie

Fukai, Yuh: *Molecular Hydrogen for Medicine: The Art of Ancient Life Revived.* Singapur 2020.

Hamann, Brigitte: *Adaptogene.* Rottenburg 2019.

Hamann, Brigitte: *Geheimnisvolle Zirbeldrüse.* Rottenburg 2021.

Hamann, Brigitte: *Gehirnenergie.* Rottenburg 2023.

Levy, Thomas E.: *Superheilmittel Vitamin C.* Rottenburg 2017.

Nehls, Michael: *Das erschöpfte Gehirn: Der Ursprung unserer mentalen Energie und warum sie schwindet.* Hanau 2022.

Nehls, Michael: *Alzheimer ist heilbar: Rechtzeitig zurück in ein gesundes Leben.* Hanau 2017.

Rigden, John S.: *Hydrogen: The Essential Element.* Cambridge, Massachusetts, 2003.

Slezak, Jan: *Molecular Hydrogen in Health and Disease.* Cham 2024.

Sircus: Mark: *Wasserstoff-Medizin.* Rottenburg 2024.

Warnke, Ulrich: *Bionische Regeneration.* München 2021.

Warnke, Ulrich: *Bionisches Wasser.* München 2019.

Endnoten

1 Helfinger V, Freiherr von Gall F, Henke N et al.: »Genetic deletion of Nox4 enhances cancerogen-induced formation of solid tumors«. *Proc Natl Acad Sci USA,* 16. März 2021; 118(11): e2020152118.

2 Artamonov MY, Martusevich AK, Pyatakovich FA et al.: »Molecular Hydrogen: From Molecular Effects to Stem Cells Management and Tissue Regeneration«. *Antioxidants (Basel),* 3. März 2023; 12(3): 636.

3 Strocchi A, Levitt MD: »Maintaining intestinal H2 balance: credit the colonic bacteria«. *Gastroenterology,* April 1992; 102(4, Teil 1): 1424–1426.

4 Mitchell HH, Hamilton TS, Steggerda FR et al.: »The chemical composition of the adult human body and its bearing on the biochemistry of growth«. *Journal of Biological Chemistry,* 1945; 158(3): 625–637.

5 Ohta S: »Molecular hydrogen as a novel antioxidant: overview of the advantages of hydrogen for medical applications«. *Methods Enzymol,* 2015; 555: 289–317.

6 Slezák J, Kura B, Frimmel K et al.: »Preventive and therapeutic application of molecular hydrogen in situations with excessive production of free radicals«. *Physiol Res,* 19. September 2016; 65, Suppl. 1: 11–28.

7 Slezák J, Kura B, Frimmel K et al.: »Preventive and therapeutic application of molecular hydrogen in situations with excessive production of free radicals«. *Physiol Res,* 19. September 2016; 65, Suppl. 1: 11–28.

8 »Dr Mercola Interviews Tyler W LeBaron about Molecular Hydrogen«. *https://www.youtube.com/watch?v=70RRvh2odB8.*

9 Artamonov MY, Martusevich AK, Pyatakovich FA et al.: »Molecular Hydrogen: From Molecular Effects to Stem Cells Management and Tissue Regeneration«. *Antioxidants,* 2023; 12(3): 636.

10 Chen W, Mehlkop O, Scharn A et al.: »Nutrient-sensing AgRP neurons relay control of liver autophagy during energy deprivation«. *Cell metabolism,* 2. Mai 2023; 35(5): 786–806.e13.

11 Ma T, Yang L, Zhang B et al.: »Hydrogen inhalation enhances autophagy via the AMPK/mTOR pathway, thereby attenuating doxorubicin-induced cardiac injury«. *International Immunopharmacology,* Juni 2023; 119: 110071.

12 Shao A, Wu H, Hong Y et al.: »Hydrogen-rich saline attenuated subarachnoid hemorrhage-induced early brain injury in rats by suppressing inflammatory response: Possible involvement of NF-κB pathway and NLRP3 inflammasome«. *Mol Neurobiol,* 2016; 53: 3462–3476.

13 LeBaron TW, Kura B, Kalocayova B et al.: »A New Approach for the Prevention and Treatment of Cardiovascular Disorders. Molecular Hydrogen Significantly Reduces the Effects of Oxidative Stress«. *Molecules,* 31. Mai 2019; 24(11): 2076.

14 Jiao Y, Yu Y, Li B et al.: »Protective effects of hydrogenrich saline against experimental diabetic peripheral neuropathy via activation of the mitochondrial ATPsensitive potassium channel channels in rats«. *Mol Med Rep.,* Januar 2020; 21(1): 282–290.

15 Hatton IA, Galbraith ED, Merleau Nono SC et al.: »The human cell count and size distribution«. *Cell Biology,* 18. September 2023; 120(39): e2303077120.

16 Bratic I, Trifunovic A: »Mitochondrial energy metabolism and ageing«. *Biochimica Biophysica Acta (BBA) – Bioenergetics,* 2010; 1797(6–7): 961–967.

17 Sobotta MC, Liou W, Stöcker S et al.: »Peroxiredoxin-2 and STAT3 form a redox relay for H_2O_2 signaling«. *Nature Chemical Biology,* 2015; 11: 64–70.

18 Tian Y, Zhang Y, Wang Y et al.: »Hydrogen, a Novel Therapeutic Molecule, Regulates Oxidative Stress, Inflammation, and Apoptosis«. *Front Physiol,* 20. Dezember 2021; 12: 789507.

19 Zhang L, Tew KD: »Reductive stress in cancer«. *Adv Cancer Res,* 2021; 152: 383–413.

20 Lloret A, Fuchsberger T, Giraldo E et al.: »Reductive stress: a new concept in Alzheimer's disease«. Current Alzheimer Research, 2016; 13(2): 206–211.

21 Murakami Y, Ito M, Ohsawa I: »Molecular hydrogen protects against oxidative stress-induced SH-SY5Y neuroblastoma cell death through the process of mitohormesis«. *PLOS ONE,* 3. Mai 2017; 12(5): e0176992.

22 Shen M, Zhang H, Yu C et al.: »A review of experimental studies of hydrogen as a new therapeutic agent in emergency and critical care medicine«. *Med Gas Res,* 8. November 2014; 4: 17.

23 Yu Y, Feng J, Lian N et al.: »Hydrogen gas alleviates blood-brain barrier impairment and cognitive dysfunction of septic mice in an Nrf2-dependent pathway«. *Int Immunopharmacol,* August 2020; 85: 106585.

24 Yang Y, Rosenberg GA: »Blood-brain barrier breakdown in acute and chronic cerebrovascular disease«. *Stroke,* November 2011; 42(11): 33233328.

25 Sena LA, Chandel NS: »Physiological Roles of Mitochondrial Reactive Oxygen Species«. *Mol Cell,* 2012; 48: 158–167.

26 Delierneux C, Kouba S, Shanmughapriya S: »Mitochondrial Calcium Regulation of Redox Signaling in Cancer«. *Cells,* 2020; 9: 432.

27 Khan S, Zafar A, Naseem I: »Copper-redox cycling by coumarin-di(2-picolyl)amine hybrid molecule leads to ROS-mediated DNA damage and apoptosis: A mechanism for cancer chemoprevention«. *Chem Biol Interact,* 2018; 290: 64–76.

28 Perillo B, Di Donato M, Pezone A et al.: »ROS in cancer therapy: the bright side of the moon«. *Exp Mol Med,* 2020; 52: 192–203.

29 Ohsawa I, Ishikawa M, Takahashi K et al.: »Hydrogen acts as a therapeutic antioxidant by selectively reducing cytotoxic oxygen radicals«. *Nat Med,* 2007; 13: 688–694.

30 Ostojic SM, Stojanovic MD: »Hydrogen-rich water affected blood alkalinity in physically active men«. *Res Sports Med,* 2014; 22(1): 49–60.

31 Li L, Liu T, Liu L et al.: »Effect of hydrogen-rich water on the Nrf2/ARE signaling pathway in rats with myocardial ischemia-reperfusion injury«. *J Bioenerg Biomembr,* Dezember 2019; 51(6): 393–402.

32 World Cancer Research Fund/American Institute for Cancer Research: *Diet, Nutrition, Physical Activity and Cancer: a Global Perspective.* London 2018.

33 Hirano S-i, Ichikawa Y, Sato B et al.: »Potential therapeutic applications of hydrogen in chronic inflammatory disease: Possible inhibiting role on mitochondrial stress«. *Int J Mol Sci,* 2021; 22: 2549.

34 Liu T, Zhang L, Joo D et al.: »NF-κB signaling in inflammation«. *Signal Transduct Target Ther,* 2017; 2: 17023.

35 Sim M, Kim CS, Shon WJ et al.: Hydrogen-rich water reduces inflammatory responses and prevents apoptosis of peripheral blood cells in healthy adults: a randomized, double-blind, controlled trial«. *Sci Rep,* 22. Juli 2020; 10(1): 12130.

36 Yang M, Dong Y, He Q et al.: »Hydrogen: A Novel Option in Human Disease Treatment«. *Oxid Med Cell Longev,* 5. September 2020; 2020: 8384742.

37 Yang F, Yue R, Luo X et al.: »Hydrogen: A Potential New Adjuvant Therapy for COVID-19 Patients«. *Front Pharmacol,* 15. Oktober 2020; 11: 543718.

38 Makowski L, Chaib M, Rathmell JC: »Immunometabolism: From basic mechanisms to translation«. *Immunol Rev,* Mai 2020; 295(1): 5–14.

39 Kamimura N, Ichimiya H, Iuchi K et al.: »Molecular hydrogen stimulates the gene expression of transcriptional coactivator PGC-1α to enhance fatty acid metabolism«. *NPJ Aging Mech Dis,* 28. April 2016; 2: 16008.

40 Luciana B, Christin F, Amrita Net al.: »De novo fatty acid synthesis controls the fate between regulatory T and T helper 17 cells«. *Nat Med,* November 2014; 20(11): 1327–1333.

41 Northrop JH: »The Significance of the Hydrogen Ion Concentration for the Digestion of Proteins by Pepsin«. *J Gen Physiol,* 20. November 1920; 3(2): 211–227.

42 Zeng Y, Guan W, Wang, K et al.: »Effect of hydrogen/oxygen therapy for ordinary COVID-19 patients: a propensity-score matched case-control study«. *BMC Infect Dis,* 2023; 23: 440.

43 Perveen I, Bukhari B, Najeeb M et al.: »Hydrogen Therapy and Its Future Prospects for Ameliorating COVID-19: Clinical Applications, Efficacy, and Modality«. *Biomedicines,* 4. Juli 2023; 11(7): 1892.

44 Mastzellenhilfe. *https://www.mastzellenhilfe.de/botenstoffe-mastzellen-mcas.*

45 Chelombitko MA, Fedorov AV, Ilyinskaya OP et al.: »Role of Reactive Oxygen Species in Mast Cell Degranulation«. *Biochemistry (Mosc),* Dezember 2016; 81(12): 1564–1577.

46 Suzuki Y, Yoshimaru T, Inoue T et al.: »Role of oxidants in mast cell activation«. *Chem Immunol Allergy,* 2005; 87: 32–42.

47 Zhao W, Gan X, Su G et al.: »The interaction between oxidative stress and mast cell activation plays a role in acute lung injuries induced by intestinal ischemia-reperfusion«. *J Surg Res,* April 2014; 187(2): 542–552.

48 Atiakshin D, Kostin A, Volodkin A et al.: »Mast Cells as a Potential Target of Molecular Hydrogen in Regulating the Local Tissue Microenvironment«. *Pharmaceuticals,* 2023; 16(6): 817.

49 Murphy MP, Smith RA: »Drug delivery to mitochondria: the key to mitochondrial medicine«. *Adv Drug Deliv Rev,* 30. März 2000; 41(2): 235–250.

50 Herrmann JM, Neupert W: »Protein transport into mitochondria«. *Curr Opin Microbiol,* April 2000; 3(2): 210–214.

51 Cheng D, Long J, Zhao L et al.: »A Rising Star in Gas Medicine as a Mitochondria-Targeting Nutrient via Activating Keap1-Nrf2 Antioxidant System«. *Antioxidants (Basel),* 30. November 2023; 12(12): 2062.

52 LeBaron TW, Laher I, Kura B et al.: »Hydrogen gas: from clinical medicine to an emerging ergogenic molecule for sports athletes«. *Can J Physiol Pharmacol,* September 2019; 97(9): 797–807.

53 Chaoqun L, Yuqi Z, Shi Z et al.: »A Comparison of the Antioxidant Effects Between Hydrogen Gas Inhalation and Vitamin C Supplementation in Response to a 60-Min Treadmill Exercise in Rat Gastrocnemius Muscle«. *Front Physiol,* 14. Oktober 2021; 12: 745194.

54 Johnson J, Mercado-Ayon E, Mercado-Ayon Y et al.: »Mitochondrial dysfunction in the development and progression of neurodegenerative diseases«. *Arch Biochem Biophys,* 2021; 702: 108698.

55 Zhunina OA, Yabbarov NG, Grechko AV et al.: »The Role of Mitochondrial Dysfunction in Vascular Disease, Tumorigenesis, and Diabetes«. *Front Mol Biosci,* 7. Mai 2021; 8: 671908.

56 Miwa S, Kashyap S, Chini E et al.: »Mitochondrial dysfunction in cell senescence and aging«. *J Clin Invest,* 2022; 132: e158447.

57 Ito M, Ibi T, Sahashi K et al.: »Open-label trial and randomized, double-blind, placebo-controlled, crossover trial of hydrogenenriched water for mitochondrial and inflammatory myopathies«. *Med Gas Res,* 2011; 1: 24.

58 Zhang Y, Dong A, Xie K et al.: »Protective Effects of Hydrogen on Myocardial Mitochondrial Functions in Septic Mice«. *Biomed Res Int,* 30. Januar 2020; 2020: 1568209. Retraction in: *Biomed Res Int,* 20. März 2024; 2024: 9794810.

59 Akagi J, Baba H: »Hydrogen gas activates coenzyme Q10 to restore exhausted $CD8^+$ T cells, especially PD-1^+Tim3^+terminal $CD8^+$ T cells, leading to better nivolumab outcomes in patients with lung cancer«. *Oncol Lett,* 2020; 20: 258.

60 Akagi J, Baba H: »Hydrogen gas restores exhausted $CD8^+$ T cells in patients with advanced colorectal cancer to improve prognosis«. *Oncol Rep,* 2019; 41: 301–311.

61 Zhang X, Xie F, Ma S et al.: »Mitochondria: one of the vital hubs for molecular hydrogen's biological functions«. *Front Cell Dev Biol,* 7. November 2023; 11: 1283820.

62 Cheng D, Long J, Zhao L et al.: »Hydrogen: A Rising Star in Gas Medicine as a Mitochondria-Targeting Nutrient via Activating Keap1-Nrf2 Antioxidant System«. *Antioxidants,* 2023; 12(12): 2062.

63 Gvozdjáková A, Kucharská J, Sumbalová Z et al.: »Molecular Hydrogen: A New Treatment Strategy of Mitochondrial Disorders«. S. 55 ff. In: Slezak J, Kura B (Hg.): *Molecular Hydrogen in Health and Disease. Advances in Biochemistry in Health and Disease,* Band 27, Cham 2024.

64 Fu Z, Zhang J, Zhang Y: »Role of Molecular Hydrogen in Ageing and Ageing-Related Diseases«. *Oxid Med Cell Longev,* 18. März 2022; 2022: 2249749.

65 Somasudaram I, Jain SM, Blot-Chabaud M et al.: »Mitochondrial dysfunction and its association with age-related disorders«. *Front Physiol,* 2. Juli 2024; 15: 1384966.

66 Ohta S: »Molecular hydrogen is a novel antioxidant to efficiently reduce oxidative stress with potential for the improvement of mitochondrial diseases«. *Biochimica et Biophysica Acta (BBA) – General Subjects,* Mai 2012; 1820(5): 586–594.

67 Slezak J, Kura B, LeBaron TW et al.: »Oxidative Stress and Pathways of Molecular Hydrogen Effects in Medicine«. *Curr Pharm Des,* 2021; 27(5): 610–625.

68 Artamonov MY, Martusevich AK, Pyatakovich FA et al.: »Molecular Hydrogen: From Molecular Effects to Stem Cells Management and Tissue Regeneration«. *Antioxidants (Basel),* 3. März 2023; 12(3): 636.

69 Zhao P, Dang Z, Liu M et al.: »Molecular hydrogen promotes wound healing by inducing early epidermal stem cell proliferation and extracellular matrix deposition«. *Inflamm Regener,* 2023; 43: 22.

70 Artamonov MY, LeBaron TW, Pyatakovich FA et al.: »Mesenchymal Stem Cell Priming: Potential Benefits of Administration of Molecular Hydrogen«. *Pharmaceuticals (Basel),* 7. April 2024; 17(4): 469.

71 Tao H, Ge G, Liang X et al.: »ROS signaling cascades: dual regulations for osteoclast and osteoblast«. *Acta Biochim Biophys Sin (Shanghai),* 19. Oktober 2020; 52(10): 1055–1062.

72 Domazetovic V, Marcucci G, Iantomasi T et al.: »Oxidative stress in bone remodeling: role of antioxidants«. *Clin Cases Miner Bone Metab,* Mai–August 2017; 14(2): 209–216.

73 Jin LY, Huo SC, Guo C et al.: »GSK 650394 Inhibits Osteoclasts Differentiation and Prevents Bone Loss via Promoting the Activities of Antioxidant Enzymes *In Vitro* and *In Vivo*«. *Oxid Med Cell Longev,* 17. September 2022; 2022: 3458560.

74 Carnovali M, Banfi G, Mariotti M: »Molecular Hydrogen Prevents Osteoclast Activation in a Glucocorticoid-Induced Osteoporosis Zebrafish Scale Model«. *Antioxidants (Basel).,* 1. Februar 2023; 12(2): 345.

75 Artamonov MY, LeBaron TW, Pyatakovich FA et al.: »Molecular Hydrogen and Its Effect on Wound Healing and Tissue Regeneration«. In: Peter E. Everts und Robert W. Alexander (Hg.): *Wound Healing New Frontiers and Strategies.*

76 Bajgai J, Lee KJ, Rahman MH et al. »Role of Molecular Hydrogen in Skin Diseases and its Impact in Beauty«. *Curr Pharm Des,* 2021; 27(5): 737–746.

77 Chilicka K, Rogowska AM, Szyguła R: »Effects of Topical Hydrogen Purification on Skin Parameters and Acne Vulgaris in Adult Women«. *Healthcare,* 2021; 9(2):144.

78 Greider, CW: »Cellular responses to telomere shortening: Cellular senescence as a tumor suppressor mechanism«. *Harvey Lect,* 2000; 96: 33–50.

79 Chambers CR, Ritchie S, Pereira BA et al.: »Overcoming the senescence-associated secretory phenotype (SASP): A complex mechanism of resistance in the treatment of cancer«. *Mol Oncol,* 2021.

80 Gazzillo A, Volponi C, Soldani C et al.: »Cellular Senescence in Liver Cancer: How Dying Cells Becomev ›Zombie‹ Enemies«. *Biomedicines,* 21. Dezember 2023; 12(1): 26.

81 Bao C, Yang Z, Li Q et al.: »Aerobic Endurance Exercise Ameliorates Renal Vascular Sclerosis in Aged Mice by Regulating PI3K/AKT/mTOR Signaling Pathway«. *DNA Cell Biol,* Februar 2020; 39(2): 310–320.

82 Srivastava S: »The Mitochondrial Basis of Aging and Age-Related Disorders«. *Genes (Basel),* 19. Dezember 2017; 8(12): 398.

83 Natarajan V, Chawla R, Mah T et al.: »Mitochondrial Dysfunction in Age-Related Metabolic Disorders«. *Proteomics,* März 2020; 20(5–6): e1800404.

84 Begum R, Bajgai J, Fadriquela A et al.: »Molecular hydrogen may enhance the production of testosterone hormone in male infertility through hormone signal modulation and redox balance«. *Med Hypotheses,* Dezember 2018; 121: 6–9.

85 Zhang Y, Liu H, Xu J et al.: »Hydrogen Gas: A Novel Type of Antioxidant in Modulating Sexual Organs Homeostasis«. *Oxid Med Cell Longev,* 16. Januar 2021; 2021: 8844346.

86 Khalid M, Petroianu G, Adem A: »Advanced Glycation End Products and Diabetes Mellitus: Mechanisms and Perspectives«. *Biomolecules,* 4. April 2022; 12(4): 542.

87 Kajiyama S, Hasegawa G, Asano M et al.: »Supplementation of Hydrogen-Rich Water Improves Lipid and Glucose Metabolism in Patients with Type 2 Diabetes or Impaired Glucose Tolerance«. *Nutr Res,* März 2008; 28(3): 137–143.

88 Richter, D: »Mit 63 Jahren – Berlinerin bringt neuntes Kind zur Welt«. *Nordkurier,* 29. April 2022.

89 »Spätes Mutterglück. Mit 60 Jahren: Österreicherin bekommt Zwillings-Babys«. *Eltern,* 22. April 2021.

90 Begum R, Bajgai J, Fadriquela A et al.: »Molecular hydrogen may enhance the production of testosterone hormone in male infertility through hormone signal modulation and redox balance«. *Med Hypotheses,* Dezember 2018; 121: 6–9.

91 Zhang Y, Liu H, Xu J et al.: »Hydrogen Gas: A Novel Type of Antioxidant in Modulating Sexual Organs Homeostasis«. *Oxid Med Cell Longev,* 16. Januar 2021; 2021: 8844346.

92 Zhang Y, Liu H, Xu J et al.: »Hydrogen Gas: A Novel Type of Antioxidant in Modulating Sexual Organs Homeostasis«. *Oxid Med Cell Longev,* 16. Januar 2021; 2021: 8844346.

93 Bourlioux P, Koletzko B, Guarner F et al.: »The intestine and its microflora are partners for the protection of the host: report on the Danone Symposium ‘The Intelligent Intestinee,’ held in Paris, June 14, 2002«. *Am J Clin Nutr,* 2003; 78: 675–683.

94 Furusawa Y, Obata Y, Fukuda S et al.: »Commensal microbe-derived butyrate induces the differentiation of colonic regulatory T cells«. *Nature,* 2013; 504: 446–450.

95 Ichikawa Y, Yamamoto H, Hirano SI et al.: »The overlooked benefits of hydrogen-producing bacteria«. *Med Gas Res,* Juli–September 2023; 13(3): 108–111.

96 Appanna VD: »Dysbiosis, Probiotics, and Prebiotics: In Diseases and Health«. *Human Microbes – The Power Within,* 6. Februar 2018: 81–122.

97 Simrén M, Barbara G, Flint HJ et al.: »Rome Foundation Committee. Intestinal microbiota in functional bowel disorders: a Rome foundation report«. *Gut,* Januar 2013; 62(1): 159–176.

98 Wurm P, Spindelboeck W, Krause R et al.: »Antibiotic-Associated Apoptotic Enterocolitis in the Absence of a Defined Pathogen: The Role of Intestinal Microbiota Depletion«. *Crit Care Med,* Juni 2017; 45(6): e600–e606.

99 Hirano SI, Ichikawa Y, Kurokawa R et al.: »A 'philosophical molecule,' hydrogen may overcome senescence and intractable diseases«. *Med Gas Res,* Januar–März 2020; 10(1): 47–49.

100 Yoshida N, Emoto T, Yamashita T et al.: »Bacteroides vulgatus and Bacteroides dorei Reduce Gut Microbial Lipopolysaccharide Production and Inhibit Atherosclerosis«. *Circulation,* 27. November 2018; 138(22): 2486–2498.

101 Hasegawa S, Goto S, Tsuji H et al.: »Intestinal Dysbiosis and Lowered Serum Lipopolysaccharide-Binding Protein in Parkinson's Disease«. *PLOS ONE,* 5. November 2015; 10(11): e0142164.

102 Vaahtovuo J, Munukka E, Korkeamäki M et al.: »Fecal microbiota in early rheumatoid arthritis«. *J Rheumatol,* August 2008; 35(8): 1500–1505.

103 Ojima M, Motooka D, Shimizu K et al.: »Metagenomic Analysis Reveals Dynamic Changes of Whole Gut Microbiota in the Acute Phase of Intensive Care Unit Patients«. *Dig Dis Sci,* Juni 2016; 61(6): 1628–1634.

104 Vétizou M, Pitt JM, Daillère R et al.: »Anticancer immunotherapy by CTLA-4 blockade relies on the gut microbiota«. *Science,* 27. November 2015; 350(6264): 1079–1084.

105 Yoshida N, Emoto T, Yamashita T et al.: »Bacteroides vulgatus and Bacteroides dorei Reduce Gut Microbial Lipopolysaccharide Production and Inhibit Atherosclerosis«. *Circulation,* 27. November 2018; 138(22): 2486–2498.

106 Shiozaki A, Yoneda S, Yoneda N et al.: »Intestinal microbiota is different in women with preterm birth: results from terminal restriction fragment length polymorphism analysis«. *PLOS ONE,* 5. November 2014; 9(11): e111374.

107 Fukai Y: *Molecular Hydrogen for Medicine: The Art of Ancient Life Revived.* Singapur 2020.

108 Huang Y, Shi X, Li Z et al.: »Possible association of Firmicutes in the gut microbiota of patients with major depressive disorder«. *Neuropsychiatr Dis Treat,* 3. Dezember 2018; 14: 3329–3337.

109 Donaldson GP, Ladinsky MS, Yu KB et al.: »Gut microbiota utilize immunoglobulin A for mucosal colonization«. *Science,* 18. Mai 2018; 360(6390): 79–800.

110 Vaahtovuo J, Munukka E, Korkeamäki M et al.: »Fecal microbiota in early rheumatoid arthritis«. *J Rheumatol,* August 2008; 35(8): 15001505.

111 Suzuki Y, Sano M, Hayashida K et al.: »Are the effects of alpha-glucosidase inhibitors on cardiovascular events related to elevated levels of hydrogen gas in the gastrointestinal tract?«. *FEBS Lett,* 7. Juli 2009; 583(13): 2157–2159.

112 Seksik P, Rigottier-Gois L, Gramet G et al.: »Alterations of the dominant faecal bacterial groups in patients with Crohn's disease of the colon«. *Gut,* Februar 2003; 52(2): 237–242.

113 Hylemon PB, Harris SC, Ridlon JM: »Metabolism of hydrogen gases and bile acids in the gut microbiome«. *FEBS Lett,* Juni 2018; 592(12): 2070–2082.

114 Ogata H, Nishikawa K, Lubitz W: »Hydrogens detected by subatomic resolution protein crystallography in a [NiFe] hydrogenase«. *Nature,* 2015; 520: 571–574.

115 Wolf PG, Biswas A, Morales SE et al.: »H2 metabolism is widespread and diverse among human colonic microbes«. *Gut Microbes,* 2016; 7: 235–245.

116 Wolf PG, Biswas A, Morales SE et al.: »H2 metabolism is widespread and diverse among human colonic microbes«. *Gut Microbes,* 2016; 7: 235–245.

117 Adzavon YM, Xie F, Yi Y et al.: »Long-term and daily use of molecular hydrogen induces reprogramming of liver metabolism in rats by modulating NADP/NADPH redox pathways«. *Sci Rep,* 10. März 2022; 12(1): 3904.

118 Adzavon YM, Xie F, Yi Y et al.: »Long-term and daily use of molecular hydrogen induces reprogramming of liver metabolism in rats by modulating NADP/NADPH redox pathways«. *Sci Rep,* 2022; 12: 3904.

119 LeBaron TW, Singh RB, Fatima G: »The Effects of 24-Week, High-Concentration Hydrogen-Rich Water on Body Composition, Blood Lipid Profiles and Inflammation Biomarkers in Men and Women with Metabolic Syndrome: A Randomized Controlled Trial«. *Diabetes Metab Syndr Obes,* 24. März 2020; 13: 889–896.

120 Todorovic N, Fernández-Landa J, Santibañez A et al.: »The Effects of Hydrogen-Rich Water on Blood Lipid Profiles in Clinical Populations: A Systematic Review and Meta-Analysis«. *Pharmaceuticals (Basel),* 18. Januar 2023; 16(2): 142.

121 Adzavon YM, Xie F, Yi Y et al.: »Long-term and daily use of molecular hydrogen induces reprogramming of liver metabolism in rats by modulating NADP/NADPH redox pathways«. *Sci Rep,* 2022; 12: 3904.

122 Kajiyama S, Hasegawa G, Asano M et al.: »Supplementation of hydrogen-rich water improves lipid and glucose metabolism in patients with type 2 diabetes or impaired glucose tolerance«. *Nutr Res,* März 2008; 28(3): 137–143.

123 Ming Y, Ma QH, Han XL et al.: »Molecular hydrogen improves type 2 diabetes through inhibiting oxidative stress«. *Exp Ther Med,* Juli 2020; 20(1): 359–366.

124 Adzavon YM, Xie F, Yi Y et al.: »Long-term and daily use of molecular hydrogen induces reprogramming of liver metabolism in rats by modulating NADP/NADPH redox pathways«. *Sci Rep,* 10. März 2022; 12(1): 3904.

125 Nehls, M: *Das erschöpfte Gehirn: Der Ursprung unserer mentalen Energie und warum sie schwindet.* München 2022.

126 Nehls, M: *Alzheimer ist heilbar: Rechtzeitig zurück in ein gesundes Leben.* München 2017.

127 Nagata K, Nakashima-Kamimura N, Mikami T et al.: »Consumption of molecular hydrogen prevents the stress-induced impairments in hippocampus-dependent learning tasks during chronic physical restraint in mice«. *Neuropsychopharmacology,* Januar 2009; 34(2): 501–508.

128 Ohsawa I, Ishikawa M, Takahashi K et al.: »Hydrogen acts as a therapeutic antioxidant by selectively reducing cytotoxic oxygen radicals«. *Nat Med,* Juni 2007; 13(6): 688–694.

129 Ramanathan D, Huang L, Wilson T et al.: »Molecular hydrogen therapy for neurological diseases: a review of current evidence«. *Med Gas Res,* Juli–September 2023; 13(3): 94–98.

130 Chabot F, Caron A, Laplante M et al.: »Interrelationships between ghrelin, insulin and glucose homeostasis: Physiological relevance«. *World J Diabetes,* 15. Juni 2014; 5(3): 328–341.

131 Jiao Q, Du X, Li Y et al.: »The neurological effects of ghrelin in brain diseases: Beyond metabolic functions«. *Neurosci Biobehav Rev,* Februar 2017; 73: 98–111.

132 Hamann, B: *Gehirnenergie.* Rottenburg 2023.

133 Nehls, M: *Alzheimer ist heilbar. Rechtzeitig zurück in ein gesundes Leben.* München 2017.

134 Ono H, Nishijima Y, Adachi N et al.: »A basic study on molecular hydrogen (H2) inhalation in acute cerebral ischemia patients for safety check with physiological parameters and measurement of blood H2 level«. *Med Gas Res,* 23. August 2012; 2(1): 21.

135 Huang JL, Liu WW, Manaenko A et al.: »Hydrogen inhibits microglial activation and regulates microglial phenotype in a mouse middle cerebral artery occlusion model«. *Med Gas Res,* Juli–September 2019; 9(3): 127–132.

136 Li Q, Yu P, Zeng Q et al.: »Neuroprotective Effect of Hydrogen-Rich Saline in Global Cerebral Ischemia/Reperfusion Rats: Up-Regulated Tregs and Down-Regulated miR-21, miR-210 and NF-κB Expression«. *Neurochem Res,* Oktober 2016; 41(10): 2655–2665.

137 Yuan J, Wang D, Liu Y et al.: »Hydrogen-rich water attenuates oxidative stress in rats with traumatic brain injury via Nrf2 pathway«. *J Surg Res,* August 2018; 228: 238–246.

138 Wang JL, Zhang QS, Zhu KD et al.: »Hydrogen-rich saline injection into the subarachnoid cavity within 2 weeks promotes recovery after acute spinal cord injury«. *Neural Regen Res,* Juni 2015; 10(6): 958–964.

139 Wang JL, Zhang QS, Zhu KD: »Hydrogen-rich saline injection into the subarachnoid cavity within 2 weeks promotes recovery after acute spinal cord injury«. *Neural Regen Res,* Juni 2015; 10(6): 958–964.

140 Kawaguchi M, Satoh Y, Otsubo Y et al.: »Molecular hydrogen attenuates neuropathic pain in mice«. *PLOS ONE,* 18. Juni 2014; 9(6): e100352.

141 Hou C, Peng Y, Qin C et al.: »Hydrogen-rich water improves cognitive impairment gender-dependently in APP/PS1 mice without affecting Aβ clearance«. *Free Radic Res,* Dezember 2018; 52(11–12): 1311–1322.

142 Zhang L, Zhao P, Yue C et al.: »Sustained release of bioactive hydrogen by Pd hydride nanoparticles overcomes Alzheimer's disease«. *Biomaterials,* März 2019; 197: 393–404.

143 Yoshii Y, Inoue T, Uemura Y et al.: »Complexity of Stomach-Brain Interaction Induced by Molecular Hydrogen in Parkinson's Disease Model Mice«. *Neurochem Res,* September 2017; 42(9): 2658–2665.

144 Kobayashi Y, Imamura R, Koyama Y et al.: »Renoprotective and neuroprotective effects of enteric hydrogen generation from Si-based agent«. *Sci Rep,* 3. April 2020; 10(1): 5859.

145 Liu MY, Xie F, Zhang Y et al.: »Molecular hydrogen suppresses glioblastoma growth via inducing the glioma stem-like cell differentiation«. *Stem Cell Res Ther,* 21. Mai 2019; 10(1): 145.

146 Ono H, Nishijima Y, Ohta S et al.: »Hydrogen Gas Inhalation Treatment in Acute Cerebral Infarction: A Randomized Controlled Clinical Study on Safety and Neuroprotection«. *J Stroke Cerebrovasc Dis,* November 2017; 26(11): 2587–2594.

147 Ambani LM, Van Woert MH, Murphy S: »Brain peroxidase and catalase in Parkinson Disease«. *Arch Neurol,* 1975; 32: 114–118.

148 Lin YT, Shi QQ, Zhang L et al.: »Hydrogen-rich water ameliorates neuropathological impairments in a mouse model of Alzheimer's disease through reducing neuroinflammation and modulating intestinal microbiota«. *Neural Regen Res,* Februar 2022; 17(2): 409–417.

149 Fujita K, Nakabeppu Y, Noda M: »Therapeutic effects of hydrogen in animal models of Parkinson's disease«. *Parkinsons Dis,* 2011; 2011: 307875.

150 Hong CT, Hu CJ, Lin HY et al.: »Effects of concomitant use of hydrogen water and photobiomodulation on Parkinson disease: A pilot study«. *Medicine (Baltimore),* 29. Januar 2021; 100(4): e24191.

151 Yoritaka A, Abe T, Ohtsuka C et al.: »A randomized double-blind multi-center trial of hydrogen water for Parkinson's disease: protocol and baseline characteristics«. *BMC Neurol,* 12. Mai 2016; 16: 66. Erratum in: *BMC Neurol,* 20. Februar 2017; 17(1): 35.

152 Nagata K, Nakashima-Kamimura N, Mikami T: »Consumption of molecular hydrogen prevents the stress-induced impairments in hippocampus-dependent learning tasks during chronic physical restraint in mice«. *Neuropsychopharmacology,* 2009; 34: 501–508.

153 Ono H, Nishijima Y, Ohta S et al.: »Hydrogen Gas Inhalation Treatment in Acute Cerebral Infarction: A Randomized Controlled Clinical Study on Safety and Neuroprotection«. *J Stroke Cerebrovasc Dis,* November 2017; 26(11): 2587–2594.

154 Kuo HC, Chen KD, Li PC: »Molecular Hydrogen: Emerging Treatment for Stroke Management«. *Chem Res Toxicol,* 18. Dezember 2023; 36(12): 1864–1871.

155 Lucas K, Rosch M, Langguth P: »Molecular hydrogen (H_2) as a potential treatment for acute and chronic fatigue«. *Arch Pharm,* April 2021; 354(4): e2000378.

156 Hirano SI, Ichikawa Y, Sato B et al.: »Molecular Hydrogen as a Medical Gas for the Treatment of Myalgic Encephalomyelitis/Chronic Fatigue Syndrome: Possible Efficacy Based on a Literature Review«. *Front Neurol,* 11. April 2022; 13: 841310.

157 Mizuno K, Sasaki AT, Ebisu K et al.: »Hydrogen-rich water for improvements of mood, anxiety, and autonomic nerve function in daily life«. *Med Gas Res,* 22. Januar 2018; 7(4): 247–255.

158 Fülling C, Dinan TG, Cryan JF: »Gut Microbe to Brain Signaling: What Happens in Vagus …«. *Neuron,* 20. März 2019; 101(6): 998–1002.

159 Neuser MP, Teckentrup V, Kühnel A et al.: »Vagus nerve stimulation boosts the drive to work for rewards«. *Nat Commun,* 2020; 11: 3555.

160 Sha JB, Zhang SS, Lu YM et al.: »Effects of the long-term consumption of hydrogen-rich water on the antioxidant activity and the gut flora in female juvenile soccer players from Suzhou, China«. *Medical Gas Research,* 2019; 8: 135–143.

161 Sha JB, Zhang SS, Lu YM et al.: »Effects of the long-term consumption of hydrogen-rich water on the antioxidant activity and the gut flora in female juvenile soccer players from Suzhou, China«. *Medical Gas Research,* 2019; 8: 135–143.

162 Valdes AM, Walter J, Segal E et al.: »Role of the gut microbiota in nutrition and health«. *British Medical Journal,* 2018; 361: k2179.

163 Ostojic SM: »Hydrogen-rich water as a modulator of gut microbiota?« *Journal of Functional Foods,* März 2021; 78: 104360.

164 Vincent SM, Madani M, Dikeman D et al.: »Hydrogen-rich water improves sleep consolidation and enhances forebrain neuronal activation in mice«. *Sleep Adv,* 30. Dezember 2023; 5(1): zpad057.

165 Zanini D, Stajer V, Ostojic SM: »Hydrogen *vs.* Caffeine for Improved Alertness in Sleep-Deprived Humans«. *Neurophysiology,* 2020; 52: 67–72.

166 Erren TC, Morfeld P, Groß JV et al.: »IARC 2019: 'Night shift work' is probably carcinogenic: What about disturbed chronobiology in all walks of life?«. *J Occup Med Toxicol,* 2019; 14: 29.

167 Stangherlin A, Reddy AB: »Regulation of Circadian Clocks by Redox Homeostasis«. *Journal of Biological Chemistry,* 13. September 2013; 288(37): 26505–26511.

168 Masuda K, Sakurai T, Hirano A: »A coupled model between circadian, cell-cycle, and redox rhythms reveals their regulation of oxidative stress«. *Sci Rep,* 2024; 14: 15479.

169 Vincent SM, Madani M, Dikeman D et al.: »Hydrogen-rich water improves sleep consolidation and enhances forebrain neuronal activation in mice«. *SLEEP Advances,* 2024; 5(1): zpad057.

170 Levy, TE: *Superheilmittel Vitamin C.* Rottenburg 2017.

171 Chen Y, Wei Y, Tang W: »The role of hydrogen in the prevention and treatment of coronary atherosclerotic heart disease«. *European Journal of Pharmacology,* 5. Juni 2024; 972: 176586.

172 Qin S: »Role of Hydrogen in Atherosclerotic Disease: From Bench to Bedside«. *Curr Pharm Des,* 2021; 27(5): 713–722.

173 Sung H, Ferlay J, Siegel RL et al.: »Global cancer statics 2020: GLOBOCAN estimates of incidence and mortality worldwide for 36 cancers in 185 countries«. *CA Cancer J Clin.,* 2021; 71: 209–249.

174 Kasai H: »Analysis of a form of oxidative DNA damage, 8-hydroxy-2′-deoxyguanosine, as a marker of cellular oxidative stress during carcinogenesis«. *Mutat Res,* 1997; 387: 147–163.

175 Sircus M: »Why Hydrogen is a Primary Cancer Treatment«. 12. März 2024. *https://drsircus.com/hydrogen-medicine/why-hydrogen-is-a-primary-cancer-treatment/.*

176 Hirano, S-i, Ichikawa Y, Sato B et al.: »Molecular hydrogen as a potential clinically applicable radioprotective agent«. *Int J Mol Sci,* 2021; 22: 4566.

177 Sai L, Rongrong L, Xiaoyan S et al.: »Hydrogen Gas in Cancer Treatment«. *Front Oncol,* 6. August 2019; 9: 696.

178 Hirano S-i, Yamamoto H, Ichikawa Y et al.: »Molecular Hydrogen as a Novel Antitumor Agent: Possible Mechanisms Underlying Gene Expression«. *Int J Mol Sci,* 2021; 22(16): 8724.

179 Ye J, Li Y, Hamasaki T et al.: »Inhibitory effect of electrolyzed reduced water on tumor angiogenesis«. *Biol Pharm Bull,* 2008; 31: 19–26.

180 Chen JB, Kong XF, Qian W et al.: »Two weeks of hydrogen inhalation can significantly reverse adaptive and innate immune system senescence patients with advanced non-small cell lung cancer: a self-controlled study«. *Med Gas Res,* Oktober–Dezember 2020; 10(4): 149–154.

181 Meng J, Liu L, Wang D et al.: »Hydrogen gas represses the progression of lung cancer via down-regulating CD47«. *Biosci Rep,* 30. April 2020; 40(4): BSR20192761.

182 Chen JB, Pan ZB, Du DM et al.: »Hydrogen gas therapy induced shrinkage of metastatic gallbladder cancer: A case report«. *World J Clin Cases,* 6. August 2019; 7(15): 2065–2074.

183 Chen J, Mu F, Lu T et al.: »Brain Metastases Completely Disappear in Non-Small Cell Lung Cancer Using Hydrogen Gas Inhalation: A Case Report«. *Onco Targets Ther,* 17. Dezember 2019; 12: 11145–11151.

184 Kıvrak EG, Yurt KK, Kaplan AA et al.: »Effects of electromagnetic fields exposure on the antioxidant defense system«. *J Microsc Ultrastruct,* Oktober–Dezember 2017; 5(4): 167–176.

185 Asghari A, Khaki AA, Rajabzadeh A et al.: »A review on Electromagnetic fields (EMFs) and the reproductive system«. *Electron Physician,* 25. Juli 2016; 8(7): 2655–2662.

186 Chuai Y, Qian L, Sun X et al.: »Molecular hydrogen and radiation protection«. *Free Radic Res,* September 2012; 46(9): 1061–1067.

187 Kochman J, Jakubczyk K, Bargiel P et al.: »The Influence of Oxidative Stress on Thyroid Diseases«. *Antioxidants,* 2021; 10(9): 1442.

188 Wang B, Li Z, Mao L et al.: »Hydrogen: A Novel Treatment Strategy in Kidney Disease«. *Kidney Diseases,* 2022; 8(2): 126–136.

189 Fu Z, Zhang J: »Molecular hydrogen is a promising therapeutic agent for pulmonary disease«. *J Zhejiang Univ Sci B,* 15. Februar 2022; 23(2): 102–122.

190 Timón R, Olcina G, González-Custodio A et al.: »Effects of 7-day intake of hydrogen-rich water on physical performance of trained and untrained subjects«. *Biol Sport,* Juni 2021; 38(2): 269–275.

191 Mikami T, Tano K, Lee H et al.: »Drinking hydrogen water enhances endurance and relieves psychometric fatigue: a randomized, double-blind, placebo-controlled study«. *Can J Physiol Pharmacol,* September 2019; 97(9): 857–862.

192 Aoki K, Nakao A, Adachi T et al.: »Pilot study: Effects of drinking hydrogen-rich water on muscle fatigue caused by acute exercise in elite athletes«. *Med Gas Res,* 12. Juli 2012; 2: 12.

193 Ostojic SM, Vukomanovic B, Calleja-Gonzalez J et al.: »Effectiveness of oral and topical hydrogen for sports-related soft tissue injuries«. *Postgrad Med,* September 2014; 126(5): 187–195.

194 Matsumoto A, Yamafuji M, Tachibana T et al.: »Oral ›hydrogen water‹ induces neuroprotective ghrelin secretion in mice«. *Sci Rep,* 20. November 2013; 3: 3273.

195 Qian L, Wu Z, Cen J et al.: »Medical Application of Hydrogen in Hematological Diseases«. *Oxid Med Cell Longev,* 28. November 2019; 2019: 3917393.

196 Qi B, Yu Y, Wang Y et al.: »Perspective of Molecular Hydrogen in the Treatment of Sepsis«. *Curr Pharm Des,* 2021; 27(5): 667–678.

197 Li S-Y, Xue R-Y, Wu H et al.: »Novel Role of Molecular Hydrogen: The End of Ophthalmic Diseases?«. *Pharmaceuticals,* 2023; 16(11): 1567.

198 Fransson AE, Videhuit P, Risling M: »Inhalation of Molecular Hydrogen, a Rescue Treatment for Noise-Induced Hearing Loss«. *Front Cell Neurosci,* 1. Juni 2021; 15: 658662.

199 Okada M, Ogawa H, Takagi T et al.: A double-blinded, randomized controlled clinical trial of hydrogen inhalation therapy for idiopathic sudden sensorineural hearing loss«. *Front Neurosci,* 24. November 2022; 16: 1024634.

200 Li Y, Li G, Suo L et al.: »Recent advances in studies of molecular hydrogen in the treatment of pancreatitis«. *Life Sci,* 1. Januar 2021; 264: 118641.

201 Ostojic SM, Stojanovic MD: »Hydrogen-rich water affected blood alkalinity in physically active men«. *Res Sports Med,* 2014; 22(1): 49–60.

202 Dohi K, Kraemer BC, Erickson MA et al.: »Molecular hydrogen in drinking water protects against neurodegenerative changes induced by traumatic brain injury«. *PLOS ONE,* 24. September 2014; 9(9): e108034.

203 Hu HW, Chen ZG, Liu JG et al.: »Role of hydrogen in traumatic brain injury: a narrative review«. *Med Gas Res,* Juli–September 2021; 11(3): 114–120.

204 Shimouchi A, Nose K, Shirai M et al.: »Estimation of Molecular Hydrogen Consumption in the Human Whole Body After the Ingestion of Hydrogen-Rich Water«. *Advances in Experimental Medicine and Biology,* 2012; 737: 245–250.

205 Zhu Q, Wu Y, Li Y et al.: »Positive effects of hydrogen-water bathing in patients of psoriasis and parapsoriasis en plaques«. *Sci Rep,* 2018; 8: 8051.

206 Tanaka Y, Xiao L, Miwa N: »Hydrogen-rich bath with nano-sized bubbles improves antioxidant capacity based on oxygen radical absorbing and inflammation levels in human serum«. *Med Gas Res,* Juli–September 2022; 12(3): 91–99.

207 Asada R, Saitoh Y, Miwa N: »Effects of hydrogen-rich water bath on visceral fat and skin blotch, with boiling-resistant hydrogen bubbles«. *Med Gas Res,* April–Juni 2019; 9(2): 68–73.

208 Li SY, Xue RY, Wu H et al.: »Novel Role of Molecular Hydrogen: The End of Ophthalmic Diseases?«. *Pharmaceuticals (Basel),* 7. November 2023; 16(11): 1567.

209 Oharazawa H, Igarashi T, Yokota T et al.: »Protection of the Retina by Rapid Diffusion of Hydrogen: Administration of Hydrogen-Loaded Eye Drops in Retinal Ischemia-Reperfusion Injury«. *Invest Ophthalmol Vis Sci,* 2010; 51(1): 487–492.

210 Li H, Ma HY, Hua WL et al.: »Trend of research on the medical use of molecular hydrogen: a bibliometric analysis«. *Med Gas Res,* Oktober bis Dezember 2023; 13(4): 212–218.

Bildquellen

Adobe Stock: C Davids/peopleimages.com(7), Double Brain(7), kite_rin(12), chanidapa(12), unicusx(16), Aura(16), Azat Valeev(18), kiatipol(20), Zizo(20), PH-HY(22), T Mdlungu/peopleimages.com(24), Sebastian(24), Vector Tradition(25), Kawee(26), sabelskaya(26), Georgios Kollidas(28), PH-HY(29), Dee-sign(30), Bulgakova Kristina(30), designua(33), VectorMine (35) Konstantin Yuganov(36), designua(36), 黒蜜きなこ(38), Allistair/peopleimages.com(39), Feodora(40), Zizo(41), Julee Ashmead(43), Alila Medical Media(44), Марина Демешко(45), Julee Ashmead (46), Svetlana Sokolova(47), Henrik Dolle(49), Elnur(49), Elnur(49), Tatiana Sidenko(49), DisobeyArt(50), adimas(52), reineg(52), New Africa(54), Prostock-studio(55), SHOTPRIME STUDIO(56), EVERST(57), amenic181(58), eddows(59), Yakobchuk Olena(60), baibaz(61), kleberpicui(62), pikovit(63), Jo Panuwat D(64), Rafa Jodar(65), Grady R/peopleimages.com(66), uday(67), dusanpetkovic1(68), freshidea(70), goir(71), millaf(72), designua(73), Aldona(74), Dusan Kostic(75), N Katie/peopleimages.com(76), Louis-Photo(78), Giovanni Cancemi(78), Christoph Burgstedt(80), Pixel-Shot(82), Olga(82), WavebreakmediaMicro(84), onimate(84), cicisbeo(86), Aleksandr Rybalko(88), topvectors(88), mi_viri(90), Monkey Business(92), PH-HY(94), Rido(95), dobino(97), palangsi(98), pressmaster(100), LIGHTFIELD STUDIOS(101), uut(102), sonyakamoz(104), Aleksey(106), VectorMine(107), VectorMine(108), VectorBum(109), Gecko Studio(110), Viktoriia(112), Silvana(113), skif(114), SKT Studio(116), Andrey Popov(117), Ayla(118), GraphicsRF(120), zinkevych(122), Jordan C/peopleimages.com(122), Aldona(124), kieferpix(125), Soloviova Liudmyla(126), Pixel-Shot(128), matis75(129), Axel Kock(130), reineg(132), Jacob Lund(134), Viacheslav Yakobchuk(136), bnenin(136), KOTO(138), puhhha(140), Taleseedum(141), Lee(142), Africa Studio(144), marigold_88(145), Daniel Laflor/peopleimages.com(146), logo3in1(148), Pixel-Shot(149), Tatiana(150), Clement Coetzee/peopleimages.com(152), Vallabh soni(153), My Ocean studio(154), H_Ko(154), Drazen(156), Sebastian Kaulitzki(156), cherryandbees(158), magui RF(160), studioworkstock(161), Maridav(162), JenkoAtaman(164), contrastwerkstatt(166), nataliaderiabina(168), NDABCREATIVITY(170), steph photographies(170), A. Frank/peopleimages.com(172), galitskaya(174), bgpsh(176), mintra(177), PhotoHunter(178), Africa Studio(180), M(181), Petro(182), Drobot Dean(185), Drobot Dean(186), Lumos sp(188), kucherav(190)

Kopp Verlag: (208)

Die Autorin

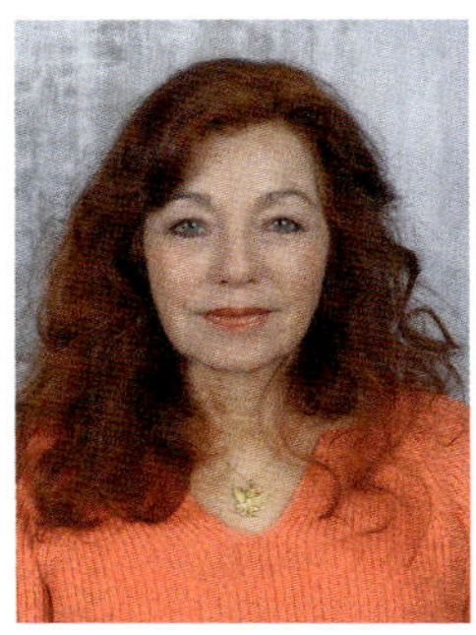

Brigitte Hamanns Leidenschaft galt lebenslang der Frage, wie wir seelisch und körperlich gesund sein und uns wohlfühlen können. Ihr über Jahrzehnte gewachsenes, solides naturheilkundliches und medizinisches Wissen vermittelt sie als Gesundheitsjournalistin in zahlreichen Büchern und Artikeln. Neben der Naturheilkunde stehen Psychosomatik und Psychoneuroimmunologie im Mittelpunkt ihrer Arbeit. Ausbildungen in systemischer Beratung, Hypnose und Aufstellungsarbeit schenkten ihr wichtige Einsichten in die menschliche Natur. Sie bilden die Grundlage ihrer ganzheitlichen Beratungen zu Lebensfragen.

Ausgewählte Publikationen der Autorin:

- Praxisbuch CDL – Effektiv vorbeugen und heilen mit Chlordioxid
- Melatonin – 12 Gründe, warum Melatonin die Basis für Ihre Gesundheit ist
- Geheimnisvolle Zirbeldrüse
- Drehen Sie die Jahre zurück mit Kollagen
- Kostbare Samen des Glücks – Geschichten, die Herz und Geist berühren
- Haarausfall ist heilbar! – Der natürliche Weg zu vollem und gesundem Haar
- Magnesiumöl – Das Wundermineral einfach & effektiv über die Haut aufnehmen
- Wie Sie Ihre Selbstheilungskräfte aktivieren – Das Geheimnis von Gesundheit, Vitalität und Glück
- Tinnitus natürlich heilen – Erfolgreiche Therapien gegen die quälenden Ohrgeräusche
- Heilen mit Gold – Kolloidales Gold und weitere Goldarzneien